Einführung in die Aurachirurgie

AF199495

Meinen Eltern gewidmet.

Mathias Künlen

Einführung in die
Aurachirurgie

Medizin im
21. Jahrhundert

Impressum:
Herausgeber: IFA Institut für Aurachirurgie AG, Fürstentum Liechtenstein
Autor: Dr. Mathias Künlen
Lektorat: Petra Kienle, Irmgard Wagner
Layout: Carsten Kienle
Umschlaggestaltung: Dr. Mathias Künlen, Carsten Kienle
Internet: www.aurachirurgie.me
E-mail: info@aurachirurgie.me

© 2018
Herstellung und Verlag: BoD – Books on Demand, Norderstedt.
ISBN: 9783744814577

Bibliografische Information der Deutschen Nationalbibliothek

Die Deutsche Nationalbibliothek verzeichnet diese Publikation in der Deutschen National-
bibliografie; detaillierte bibliografische Daten sind im Internet über http://dnb.d-nb.de
abrufbar

HINWEIS: Wie jede Wissenschaft ist die Medizin ständigen Entwicklungen unterworfen.
Forschung und klinische Erfahrung erweitern unsere Erkenntnisse, insbesondere was die
Behandlung von Krankheiten anbelangt.

Herausgeber und Verlag haben große Sorgfalt darauf angewandt, dass alle Empfehlungen dem
aktuellen medizinischen Wissensstand entsprechen. Für Angaben von Applikationsformen und
Therapiehinweisen kann vom Autor und Verlag keine Gewähr übernommen werden. Jeder
Benutzer ist angehalten, durch sorgfältige Prüfung und gegebenenfalls nach Konsultation
eines Spezialisten festzustellen, ob die beschriebenen Therapiemöglichkeiten im konkreten
Fall anwendbar sind. Jede Therapieanwendung geschieht auf eigene Gefahr des Benutzers.
Autor und Verlag appellieren an jeden Benutzer, ihm etwa auffallende Ungenauigkeiten
mitzuteilen.

Alles, was wir sind, ist das Ergebnis dessen, was wir gedacht haben.
Buddha, 623 v. Chr.

Inhalt

Einleitung

Die physiko-chemische Methodik der hochgradig technisierten, von Spezialistentum und Ökonomisierung geprägten Schulmedizin ist an ihre Grenzen gelangt. Der schulmedizinisch ausgebildete Arzt konzentriert sich in einem hohen Maß auf Morphologien sowie auf die Messung objektivierbarer technischer Befunde. Er bekämpft die körperlichen Symptome, ohne deren Bedeutungen und energetisch-informatorischen Aspekte in ausreichender Weise zu würdigen und ohne ein Verständnis für das Wesen der Natur und das Geheimnis des Lebens zu entwickeln. Es gilt, von der befundorientierten zu einer mehr befindensorientierten Medizin zu kommen. Die zu stellende Frage lautet: Welche Botschaft geht von einer Erkrankung aus? Gibt es jenseits der heute etablierten Methoden wirksame Zugänge zum Patienten, die zur Heilung führen? Existieren neue interdisziplinäre Ansätze, die in diesem Zusammenhang verwendet werden können? Gibt es alternative Diagnose- und Therapiekonzepte, statt innerhalb der geltenden Paradigmen immer weiter in die Tiefe zu gehen, in der Hoffnung, darin die Lösung zu finden? All dies wäre insbesondere im Bereich der schulmedizinisch oft schwer therapierbaren und enorm kostenintensiven chronischen Erkrankungen von hohem Wert.

Beim Versuch der Klärung dieser Frage ist von den etablierten Universitäten nicht viel zu erwarten. Ein Zitat des weltberühmten Schweizer Psychiaters Carl Gustav Jung (*1875; †1961) verdeutlicht das Dilemma: *„Ich weiß, dass die Universitäten aufgehört haben, als Lichtbringer zu wirken. Man ist des wissenschaftlichen Spezialistentums und des rationalistischen Intellektualismus überdrüssig geworden. Man will von Wahrheit hören, die nicht enger macht, sondern weiter, die nicht verdunkelt, sondern erleuchtet, die an einem nicht abläuft wie Wasser, sondern ergreifend bis ins Mark der Knochen dringt."* Die im vorliegenden Buch vorgestellte Aurachirurgie repräsentiert den Schritt in die Medizin des 21. Jahrhunderts, wie ihn große Denker und Wissenschaftler schon lange vorhergesagt haben. Sie trifft in den Menschen eine tiefe Sehnsucht nach Erkenntnis: Die menschliche Seele zu ergründen, besser zu verstehen oder gar therapeutisch zu adressieren, um zu Heilung zu kommen. Die Aurachirurgie bietet solche Möglichkeiten: Die Konkretheit in der Anwendung verblüfft und die menschliche Seele wird in überraschend einfacher Weise zugänglich gemacht.

Ich danke meiner Ehefrau Christine Waldhauser-Künlen für ihre Inspiration und Unterstützung beim Verfassen dieses Buchs. Sie hat mich als ausgebildeten Schulmediziner auf Grund einer persönlichen Erfahrung auf die Aurachirurgie aufmerksam gemacht und gemäß ihrem Leitspruch „Hilf Dir selbst, dann hilft

Dir Gott" davon überzeugt, dass es zwischen Himmel und Erde noch mehr gibt als das mechanistisch-deterministische Denken des skeptischen Schulmediziners. Durch ihre geistig-energetische Unterstützung und nicht zuletzt auf Grund meiner langjährigen Erfahrung im Umgang mit Energien im Rahmen von Karate und Kyusho Jitsu wurde mein tiefes Interesse für dieses spannende Thema geweckt, woraus dann schließlich dieses Buch der Aurachirurgie entstand.

Ich danke Gerhard Klügl, bei dem ich die Aurachirurgie habe erlernen dürfen. Danke sage ich Quirin Waldhauser für seine zahlreichen und wohl überlegten Anregungen. Dank gebührt meinem Freund Herbert Mansdorfer, Heilpraktiker in Kirchheim bei München, für seine Unterstützung. Gerne danke ich Irmgard Wagner, Petra und Carsten Kienle für Lektorat, Layout und gestalterische Unterstützung. Danken möchte ich meinen Karatemeistern Fritz Oblinger (8. DAN) und Lothar Ratschke (8. DAN), bei denen ich die energetischen Prinzipien des Kyusho Jitsu lernen durfte. Durch die Anwendung entsprechender energetischer Techniken wird die Aurachirurgie zu einer noch wirksameren und für die Patienten heilsamen Disziplin.

Hinweis: Wenn in diesem Buch von „Arzt" die Rede ist, so wird dies verstanden im Sinne dessen, der heilt. Der Begriff umfasst somit auch Heilpraktiker, Therapeuten und Heiler. Dabei beinhaltet der Begriff „Arzt" sowohl den männlichen Arzt als auch die weibliche Ärztin. Ebenso bezieht sich der Begriff „Patient" auch auf „Patientin". Um die Lesbarkeit des Textes zu erhöhen, werden hier nur die männlichen Formen verwendet.

Dieses Lehrbuch mit theoretischen Überlegungen zur Aurachirurgie bildet die Ergänzung zum praktischen Teil, der als separates Buch erhältlich ist. Im „Lehrbuch der Aurachirurgie" sind theoretischer und praktischer Teil zusammengefasst. Dieses Buch soll dazu anhalten, über alternative Möglichkeiten zur Heilung nachzudenken. Es richtet sich an alle Zielgruppen, an Ärzte, Heilpraktiker und Therapeuten wie auch an Patienten und interessierte Laien.

Triesen, Liechtenstein im Juli 2019.

Kapitel 1
Was ist Aurachirurgie?

Definition

Aurachirurgie repräsentiert eine feinstoffliche Chirurgie, bei der Operationen ausschließlich im Energiekörper (Aura) des Patienten und damit extrakorporal erfolgen. Eine direkte Berührung des Patienten durch den Arzt ist nur in Ausnahmefällen vorgesehen. Wir sprechen auch von „Operationen in der Aura". Heilen als zentrale Aufgabe und Ziel ärztlichen Handelns erfolgt im Kontext der Aurachirurgie durch den energetisch-informatorischen Austausch zwischen Arzt und Patient mittels handelsüblichen chirurgischen Instrumentariums. Entsprechende Prinzipien leiten sich aus den interdisziplinären Erkenntnissen der Quantenphysik, der Traditionellen Chinesischen Medizin (TCM), der Informatik und der asiatischen Kampfkünste ab.

Die Methodik der Aurachirurgie eröffnet neue Möglichkeiten, wie sie mit herkömmlichen medizinischen Verfahren und Methoden nicht denkbar sind. *Energie und Information als die Grundbausteine des Lebens*[1] bilden die Grundlage ärztlichen Handelns. Der Arzt führt mit den im Folgenden beschriebenen Bewusstseinstechniken und operativen Verfahren in der Aura gezielt zu Neuprogrammierungen auf zellulärer Ebene und im Bewusstsein des Patienten.

Aurachirurgie ist gekennzeichnet durch eine methodische Konkretheit, die sich im täglichen Medizinbetrieb effektiv umsetzen lässt. Sie bietet im 21. Jahrhundert die Grundlage für eine neue und gleichzeitig kostensparende Medizin, die durch Menschlichkeit, Wirksamkeit, Einfachheit, Präzision und das Fehlen von Nebenwirkungen besticht.

Aurachirurgie versteht sich als Ergänzung zu etablierten Medizinsystemen wie der Schulmedizin oder der Komplementärmedizin. Sie erhebt explizit keinen Anspruch auf Alleingültigkeit und sollte hinsichtlich ihrer Indikationsstellung stets vergleichend abgewogen und unter Umständen ergänzend angewendet werden.

Aurachirurgie erfordert keine besondere Begabung, sondern ist durch jeden lern- und anwendbar. Als beseelte Geistwesen sind alle Menschen in der Lage, durch

---

[1] Ulrich Warnke: „Quantenphilosophie und Interwelt", 2013

Einsatz von Energien und Informationen nach den im Folgenden erläuterten Prinzipien untereinander heilend zu wirken.

Aura

Aura beschreibt mehr als der Begriff der „Ausstrahlung" dies tut. Die Aura ist das den Organismus durchdringende und umgebende biophysikalische Energiefeld, das nach bisherigen schulmedizinisch-wissenschaftlichen Kriterien nicht nachgewiesen werden kann, das sich aber eindrucksvoll und reproduzierbar in seiner Wirkung z.B. in den asiatischen Kampfkünsten als „Qi"[2] darstellen lässt.

Kampfsituationen erzeugen Stress bei den beteiligten Personen, was zum einen zu einer Erhöhung des Cortisolspiegels im Blut führt, gleichzeitig aber auch eine negative Auswirkung auf die Aura besitzt: Die Homogenität der Ausstrahlung nimmt ab. Je geübter der Kämpfer in der Verarbeitung von kampfbedingten Stressreaktionen ist, desto mehr strahlt er diese energiegeladene Eigenschaft der Souveränität und Gelassenheit über seine Aura aus. Es existieren Berichte über Samurai-Kämpfer, die allein durch die Gegenüberstellung einen Zweikampf entscheiden konnten, ohne dass es dabei zu physischen Kampfhandlungen gekommen wäre. Allein durch die Abschätzung der Aura war es den Kämpfern mög-

---

[2] Der chinesische Begriff Qi (in Japan „Ki", in Indien „Prana", in der westlichen Welt „Orgon") bedeutet Energie, Atem oder Fluidum, kann aber wörtlich übersetzt auch Luft, Gas, Dampf, Hauch, Äther sowie Temperament, Kraft oder Atmosphäre bedeuten. Außerdem bezeichnet Qi die Emotionen des Menschen und steht nach moderner daoistischer Auffassung auch für die Tätigkeit des neurohormonalen Systems. Wenig Qi findet sich bei Angst, Sorge, Trauer, Depression, viel Qi bei Freude, zu viel und überschießendes Qi bei Manie. Die Idee eines den Körper durchströmenden Qi-Stromes ist wesentlicher Teil des daoistischen Weltbildes und basiert auf sehr frühen chinesischen Vorstellungen. Da das traditionelle daoistische Denken nicht in gleichem Maße wie die westliche naturwissenschaftliche Sicht zwischen objektiv-äußerer und subjektiv-innerer Wirklichkeit unterscheidet, stellen die unterschiedlichen Bedeutungsinhalte des Begriffs (Emotionen des Menschen, Atem, Dampf, Energie usw.) keinen Widerspruch dar. Die Hochkulturen Indiens und Chinas entwickelten schon vor drei- bis viertausend Jahren Meditationstechniken und Heilungsmethoden, um durch die Erhöhung und Konzentration der vitalen Essenz Krankheiten vorzubeugen und zu heilen. In Indien waren dies die vor allem in den Veden und Upanishaden dargelegten verschiedenen Systeme des körperlichen und geistigen Yoga wie zum Beispiel Hatha-Yoga, Bhakti-Yoga und Raja-Yoga. In China wurden bereits frühzeitig verschiedene Formen des Qi differenziert wahrgenommen und zur Heilung verwendet. Obwohl Paracelsus und Mesmer, europäische Ärzte des 16. und 18. Jahrhunderts, noch mit dem Begriff der „Lebensenergie" arbeiteten und heilten, haben die Kenntnis und der Umgang mit der vitalen Essenz in der westlichen Schulmedizin durch die einseitige Bevorzugung des physikalisch und chemisch Messbaren stark an Bedeutung verloren. Während die Amerikaner des vorigen Jahrhunderts mit dem Konzept der Lebensenergie nichts zu tun haben wollten, stellten die Sowjets, auch aus militärisch-strategischen Gründen, ausgedehnte Experimente über die Lebenskraft an, die in ihrer Terminologie „Bioplasma" hieß. Ein Resultat dieser Forschungen ist die Kirlianfotographie.

lich, zu entscheiden, wer als Sieger hervorgehen sollte. Gleichzeitig führt große körperliche Nähe von Menschen untereinander zu Stress, mit Puls- und Blutdruckerhöhung bei beiden Personen, was ebenfalls als Änderung der jeweiligen Aura gemessen werden kann. Manche Ärzte machen sich dieses Phänomen zu diagnostischen Zwecken zunutze, indem sie die Verträglichkeit bzw. Wirkung von Substanzen auf den Patienten an den Veränderungen in der eigenen Aura testen, z.B. durch Ertastung des Pulses an der eigenen Arteria radialis.

Die Aura, die alle Lebewesen haben, setzt sich aus mehreren Energiefeldern verschiedener Dichte zusammen (Ätherleib, Astralfeld, Mentalfeld, Kausalfeld). Die Klarheit und Intensität hängt von der Bewusstseinsstufe ihres Trägers ab. Eine energiegeladene Aura fungiert als Schutzschild und ermöglicht es, Liebe und Frieden auszusenden und sich zugleich für zerstörerische Kräfte wie Angst, Hass, Gier etc. unempfänglich zu machen.

Die Aura kann mit Hilfe der Kirlianfotographie dargestellt werden. Auch bezeichnet als Koronaentladungsfotografie oder Hochfrequente Hochspannungsfotografie stellt die Kirlianfotographie ein fotografisches Verfahren zur Visualisierung von Glimm- oder Korona-Entladungen dar. Sie wurde ab 1937 von dem sowjetischen Ehepaar Semjon Kirlian und Walentina Kirliana entwickelt. Eine Korona-Entladung (von lat. corona: „Krone", „Kranz", „Ring") ist eine elektrische Entladung in einem nicht leitenden Medium, beispielsweise in Luft. Oft kommt sie als Spitzenentladung vor und ist mit einer Leuchterscheinung verbunden. In der Natur wird sie als sog. Elmsfeuer beobachtet.

HINWEIS: Die Aura im Zusammenhang mit der Aurachirurgie darf nicht verwechselt werden mit der in der Schulmedizin üblichen Bezeichnung der Aura im Rahmen eines Migräneanfalls. Charakteristisch sind dort dynamische, meist visuelle oder andere sensorische Wahrnehmungsstörungen, die in der Regel als Skotome in ca. 20% der Fälle auftreten.

Die Aura des Menschen als biologisches Energiefeld unterliegt fortlaufenden Veränderungen. Man sollte sich die Aura nicht als statisches energetisches Gebilde vorstellen, unter Umständen gar durchsetzt von „festen Löchern", wie dies vielfach beschrieben wird, sondern die Aura variiert über den Tag hinweg, strahlt zu verschiedenen Tageszeiten mehr und weniger und zeigt damit ein hohes Maß an Dynamik, in Abhängigkeit von Vitalität und Hydratation (Bewässerung) des Organismus.

Krankheiten in biologischen Organismen zeigen sich in einer generell verminderten oder spezifisch gestörten Ausstrahlung der Aura. Menschen mit Störungen im Bereich des Magen-Darmtrakts, z.B. durch Übersäuerung, Erkrankung der bakteriellen Besiedelung im Dünndarm oder im Bereich des Dickdarms präsentieren eine Störung in der Aura, die sich lokalisatorisch gut dem jeweiligen Areal des betroffenen Organs zuordnen lässt. Entsprechend kommt es zu einer verminderten Ausstrahlung über dem Magen, über dem Dünndarm oder über den verschiedenen Bereichen des Dickdarms. Tumorpatienten zeigen eine verminderte Aura, die in der Regel den gesamten Organismus betrifft. Menschen, die stark unter dem Einfluss von Elektrosmog leiden, präsentieren ebenfalls eine erhebliche Störung ihrer Aura, die in der Regel erst durch konsequente Beseitigung der Strahlenquellen oder durch geeignete Abschirmmaßnahmen wiederhergestellt werden kann. Gerade der Elektrosmog ist ein massives Problem unserer Zeit, von vielen sehr kontrovers diskutiert und bewertet, das sich jedoch in der täglichen Praxis als ein immer größeres Gesundheitsrisiko entpuppt. Dieses Thema wird in einem späteren Kapitel noch ausführlich dargestellt.

Die Aura kann als Indikator für einen Therapieerfolg gemessen werden, Veränderungen der Aura lassen sich im Rahmen von aurachirurgischen Behandlungen in Echtzeit verfolgen. Abgebildet ist hier das Kirlianbild einer Patientin, 47 Jahre alt, mit chronischem Kopfschmerz links und Knieschmerzen rechts.

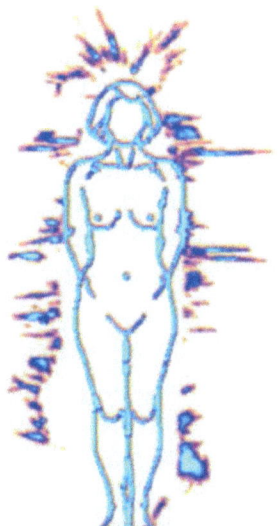 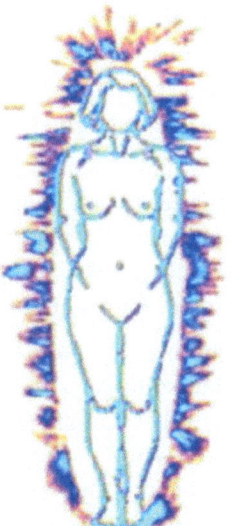

Zeit: 19. Juli 2001, Ort: Human Energy Systems Laboratory, University of Arizona, Tucson, Arizona, Therapeut: Gerhard Klügl

Abb. 1.1: *Befund präoperativ, mit schweren Störungen in der Aura, nicht nur im Bereich der linken Schläfe, sondern verteilt über den gesamten Körper.*

Abb. 1.2: *Befund postoperativ, die Aura ist gleichmäßig über den Körper verteilt und intensiv ausgeprägt. Links temporal zeigt sich noch eine leicht gestörte Ausstrahlung.*

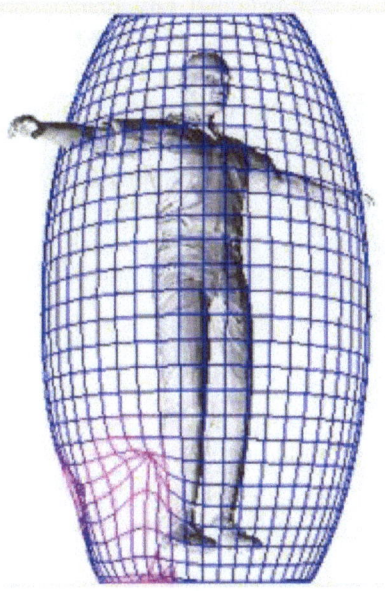

Abb. 1.3: *Auradarstellung: Patient mit Sprunggelenksschmerzen rechts.*

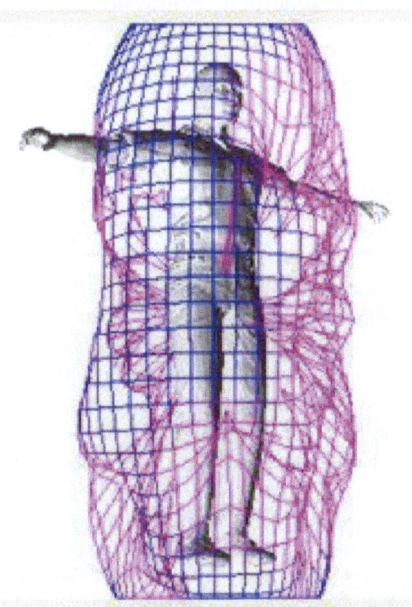

Abb. 1.4: *Auradarstellung: Patient mit LWS-Beschwerden und schmerzhafter Ausstrahlung in beide Beine.*

Verlorene Aura lässt sich wiederherstellen. Ein geschwächter Organismus zeigt sich in einer schwachen energetischen Ausstrahlung und damit in einer verringerten Aura. Die Erholung des Organismus durch ausreichende Flüssigkeitszufuhr, gesunde Ernährung, gute Lebensführung und einen ruhigen, strahlungsfreien Schlafplatz mit ausreichend Schlaf führt zu einer Auffüllung der Aura und zeigt sich in einer wieder zunehmenden energetischen Ausstrahlung der betreffenden Person. Auch die Wegnahme von schädlichen geistigen Energien, z.B. durch Al Hijama[3], hilft, die Aura zu verbessern. Der Patient zeigt nach einiger Zeit und regelmäßigen Behandlungen einen klareren Blick, präsentiert eine gesündere Hautfärbung und mehr Lebensenergie.

Ziel

Aurachirurgie begnügt sich nicht mit Symptomlinderung. Stattdessen verfolgt sie das Ziel, die der Krankheit zugrunde liegenden energetisch-informatorischen Muster zu erkennen, zu interpretieren und zu behandeln, um zu einer dauerhaften Heilung zu gelangen.

Diese Zielsetzung entspricht im Prinzip derjenigen der psychosomatischen Medizin, wenngleich sich die Verfahren und Methoden der Aurachirurgie von denen der psychosomatischen Medizin grundlegend unterscheiden. Während die psychosomatische Medizin im Sinne von Gesprächstherapien sehr stark über das gesprochene Wort arbeitet, wird in der Aurachirurgie eher wenig gesprochen. In

---

[3] Al Hijama beschreibt die arabische Art des blutigen Schröpfens. Der Arzt macht multiple kleine Stiche in die Haut an verschiedenen Körperstellen, setzt mehrere Sauglocken auf und zieht kleine Mengen an Blut durch Unterdruck ab. Üblicherweise wird diese Behandlung alle 4 Wochen durchgeführt. Der Ursprung dieser Methode geht auf die antiken Griechen und Perser zurück, und auch Hippokrates erwähnt sie in seinen Schriften. Al Hijama besticht durch einfache Anwendbarkeit und insbesondere durch seinen „wegnehmenden" Charakter, d.h. es werden keine zusätzlichen Medikamente gegeben, sondern es wird körpereigene Flüssigkeit entfernt. Zwar stellt dies eine physische Flüssigkeitsentnahme aus dem Körper dar, allerdings ist der Umfang der Entnahme viel zu gering, um im Sinne der grobstofflichen Therapie eine materiell wirksame Maßnahme zu sein. Vielmehr handelt es sich bei Al Hijama um eine feinstoffliche Therapie, ganz im Sinne des geistigen Heilens, bei der nicht nur „altes, peripher liegendes" Blut entfernt wird, sondern insbesondere der in diesem Blut enthaltene „schlechte Geist" (Shen in der TCM), was in der arabischen Literatur zu Al Hijama immer wieder betont wird. Nach Erfahrung vieler Ärzte zeigt die wiederholte Behandlung auch bei schweren Erkrankungen nachhaltig stabilisierende Erfolge. So kann die Dosis der Medikation bei Parkinson-Patienten deutlich reduziert werden. Patienten mit chronisch degenerativen Erkrankungen und unangenehmem Schwitzen, insbesondere in der Nacht, schwitzen deutlich weniger, sobald sie sich in gewissen zeitlichen Abständen regelmäßig einer Al Hijama Therapie unterziehen. Im späteren Teil dieses Buches wird ein Beitrag zur Therapie von Demenzen beschrieben. Darüber hinaus existieren zahlreiche weitere Indikationen, die für Interessierte im Internet nachzulesen sind.

der Aurachirurgie wird, wie der Begriff bereits ausdrückt, stattdessen operiert. Auch gibt es Unterschiede in der Interpretation des Begriffs „Bewusstsein", wie dies später noch erläutert wird.

Wichtig ist, dass sich Aurachirurgie nicht nur therapeutisch verwendet wird, sondern auch im Rahmen der Diagnostik entscheidende Aussagen hinsichtlich energetisch-informatorischer Zusammenhänge und Hintergründe liefert. Diese gilt es zunächst mit den im Folgenden beschriebenen Verfahren zu explorieren, um auf der Basis der sich ergebenden Erkenntnisse dann die geeignete aurachirurgische Therapie einzuleiten.

Abgrenzung

Mit ihrer *energetisch-informatorischen Methodik* steht die Aurachirurgie in Abgrenzung bzw. in Ergänzung zur *physiko-chemischen Methodik* der westlichen Schulmedizin. Betrachtet man die Komplementärmedizin, so finden sich Begrifflichkeiten wie „Energiemedizin", „Informationsmedizin", „Regulationsmedizin" oder „Quantenmedizin", die sich letztlich alle mit dem gleichen zugrunde liegenden Prinzip befassen wie die Aurachirurgie. Allerdings unterscheidet sich die Aurachirurgie durch den ausschließlich extrakorporalen Zugang zum Patienten über dessen Aura.

Aurachirurgie findet ihr Alleinstellungsmerkmal somit durch die im Folgenden beschriebene spezifische Methodik der extrakorporalen Energie- und Informationssteuerung durch die Verwendung anatomischer Abbildungen bzw. Modelle und handelsüblichen chirurgischen Instrumentariums. Darüber hinaus symbolisiert Aurachirurgie die Verbindung zur Spiritualität, was sie in besonderer Weise auszeichnet.

Wirkgesetz

Aurachirurgische Behandlungen erfolgen entweder unmittelbar in der Aura des Patienten und somit in der Nähe seines Körpers oder durch Einsatz von sog. „Surrogaten" wie Anatomieatlas oder anatomischen Modellen als energetische Platzhalter des Patienten. Die Tatsache, dass die aurachirurgische Behandlung extrakorporal im Energiekörper und damit ohne direkte Verbindung zum somatischen Körper des Patienten stattfindet, ist kein Selbstzweck, sondern offenbart eine tiefere Bedeutung. Erst durch die Extrakorporiertheit werden feinstoffliche Verbindungen zwischen Arzt und Patient in Gang gesetzt, die bei einer direkten Einwirkung z.B. im Rahmen einer Handauflegung, einer Massage, einer Injektionsbehandlung, einer schulmedizinischen Operation oder einer herkömmlichen

Akupunkturbehandlung nicht möglich wären. Solche „direkten Eingriffe" „manipulieren" den Patienten bzw. überdecken die feinstofflichen energetischen Informationsübertragungen zwischen Arzt und Patient, die eben typischerweise erst dann zustande kommen, wenn der Patient in innerer Ruhe ohne körperliche Einflussnahme von außen auf sein inneres Empfinden in Achtsamkeit fokussiert und reagiert. Dieses Prinzip der Resonanzbildung (von lateinisch „resonare" = „widerhallen") wird im Folgenden noch eingehend dargestellt.

Durch die extrakorporale Arbeit mit Einsatz von sog. Surrogaten ist es dem Arzt möglich, Energien und Informationen zielgenau an den „Ort des krankhaften Geschehens" zu vermitteln. So schlägt der Arzt z.B. den Anatomieatlas auf der Seite der Gallenblasendarstellung auf, legt das Buch auf den Schoß des Patienten und bittet den Patienten, dieses Buch mit beiden Händen zu halten. Danach führt der Arzt anhand der Abbildung mit chirurgischem Instrumentarium eine Gallenblasenoperation beim Patienten durch, ohne während der gesamten Prozedur dessen Körper real zu berühren.

Diese Aussage klingt paradox und steht im Widerspruch zur Schulmedizin: Wie sollte der Arzt durch das Arbeiten *außerhalb* des Patientenkörpers einen unmittelbaren Zugang und einen direkten Kontakt zum Krankheitsherd *innerhalb* dieses Patienten erhalten? Die Fachdisziplin der schulmedizinischen Chirurgie geht seit jeher davon aus, dass eine operative Intervention nur durch unmittelbaren Kontakt des Chirurgen mit dem Krankheitsherd möglich ist. Selbst vermeintlich extrakorporale Therapien wie z.B. die Stoßwellenlithotripsie zur Behandlung von Gallen-, Harnleiter- oder Nierensteinen funktionieren, auch wenn die Bezeichnung anderes vermittelt, letztlich nur bei direktem Kontakt des Patientenkörpers mit den durch das Lithotripsiegerät ausgesendeten fokussierten Stoßwellen und sind somit nach dem Verständnis der Aurachirurgie keine tatsächliche extrakorporale Therapie.

Eine berührungsfreie extrakorporale Therapie ist in der Schulmedizin bislang unbekannt und somit ein Alleinstellungsmerkmal für die Aurachirurgie. Aurachirurgie wird nur dadurch möglich, als es sich bei dieser Therapieform nicht um mechanische Vorgänge, sondern um Programmierungen auf Bewusstseinsebene handelt. Der Aspekt der extrakorporalen Therapie ohne direkten Kontakt zum Patientenkörper steht im Mittelpunkt jeder aurachirurgischen Behandlung und macht diese Methode so einzigartig wie wirkungsvoll.

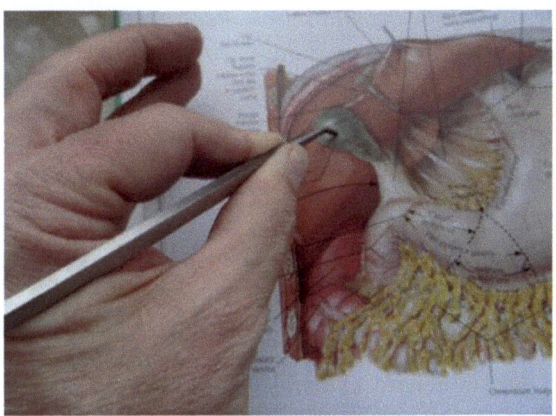

Abb. 1.5: *Aurachirurgische Gallenblasenoperation an einer Abbildung im Anatomieatlas als anatomisches Surrogat.*

Aurachirurgie bietet die Möglichkeit, an Schmerzpatienten feinstofflich zu arbeiten, selbst wenn sie im akuten Zustand des Schmerzes für eine grobstoffliche Therapie im Sinne einer Physiotherapie oder einer Osteopathie nicht zugänglich sind. So wird ein Patient mit einem Schmerzsyndrom der Halswirbelsäule eine grobstoffliche Therapie auf Grund der damit verbundenen Schmerzhaftigkeit nicht tolerieren, vielfach besteht gar eine Kontraindikation für eine solche Behandlung angesichts von möglicherweise eintretenden klinischen Verschlechterungen. Ein Beispiel hierfür sind Läsionen der Bandscheiben im Bereich der HWS, die im Fall einer grobstofflichen Behandlung z.B. durch manuelles Einrenken Gefahr laufen, therapieinduzierte Paresen und Querschnittsymptomatiken zu verursachen. Für eine aurachirurgische Intervention gelten indes solche Restriktionen nicht. Vielmehr kann in jedem Stadium der Erkrankung, ob akut oder chronisch, eine entsprechende Therapie durchgeführt werden.

Das Wirkgesetz der Aurachirurgie gliedert sich in Energie, Information und Kraftwirkung auf die Materie, vermittelt durch Wille, Bewusstsein, Seele und Geist. Ulrich Warnke beschreibt die Situation folgendermaßen: *„Was beim flüchtigen Blick erst einmal vage klingt, hat eine handfeste physikalische Basis. Sowohl Energie als auch Information sind physikalische Wirkkomponenten, wenn auch Geist und Seele nicht wissenschaftlich messbar und beweisbar sind. Doch die Quanten-Feldtheorie der modernen Physik liefert uns wichtige Belege für die Existenz eines kosmischen Universalgeistes, der ordnend und organisierend in der Alltagswelt in Erscheinung tritt. Mit dem Begriff der Felder beschreibt die Relativitätstheorie Übergänge von Energie zu Masse und umgekehrt. Die Materie ist im Ursprung ein energetisch-informatives Feld. Sie entsteht durch Be-*

wusstsein, Seele, Geist, und sie wird auch weiterhin durch diese geistig-energetischen Felder beeinflusst, bis hin zur Rückverwandlung in ihren Ursprungszustand. Dabei handelt es sich nicht um eine materiell beschränkte Hirntätigkeit, denn alles, was Geist und Seele erschaffen, gehört in den größeren Kontext eines kosmischen Ganzen."[4]

Teildisziplinen

Aurachirurgie umfasst zwei Teildisziplinen:

1. Auflösung Karmischer Muster.
2. Energetisch-informatorische Operationen an anatomischen Surrogaten, ohne dabei den Patientenkörper zu berühren.

Die Aufgabe der Aurachirurgie besteht darin, durch energetisch wirksame Verfahren heilende Informationen zu übertragen und Neuprogrammierungen im Bewusstsein des Patienten anzustoßen. Die Teildisziplinen beschreiben jeweils exakte Indikationsstellungen und Behandlungsprozesse, was die Aurachirurgie in ihrer Anwendung so überzeugend und hilfreich macht.

Indikationen

Aurachirurgie lässt sich sowohl bei körperlichen als auch bei psychischen Leiden wirkungsvoll einsetzen. Während körperliche Leiden nach dem im Folgenden beschriebenen somatischen (körperbezogenen) Konzept behandelt werden, sind psychische Leiden einem somatopsychischen Prinzip zugänglich. Das bedeutet, dass die somatische Behandlung eine Heilung psychischer Beschwerden nach sich zieht, somit die Umkehrung der Idee der Psychosomatik, bei der durch Behandlung der Psyche körperliche Leiden behandelt werden. Dieses somatopsychische Prinzip ist nicht neu, sondern wird in der Akupunkturlehre der TCM z.B. in der Ohrakupunktur seit langem erfolgreich eingesetzt.

Sowohl funktionale Beschwerden ohne entsprechende objektivierbare Manifestationen als auch organische Erkrankungen mit manifesten messbaren Befunden werden aurachirurgisch behandelt. Die Aurachirurgie erreicht Ergebnisse, wie sie in dem „logisch-rationalen und materiellen Weltbild" schulmedizinischer Verfahren insbesondere im Bereich von chronischen Krankheiten undenkbar sind. Es gilt, die energetische Seite einer Krankheit zu bewerten, um z.B. karmi-

---

[4] Ulrich Warnke: „Quantenphilosophie und Interwelt", 2013

sche Belastungen adäquat zu behandeln. Deutung und Auflösung karmischer Muster gehören zu den zentralen Aufgaben der Aurachirurgie.

Selbstbehandlungen sind nach Meinung vieler Aurachirurgen nicht sinnvoll, zumal der Patient sich selbst gegenüber nicht neutral ist und entsprechend das Prinzip der Aurachirurgie dadurch unterlaufen wird. Neutralität und Objektivität sind in der Aurachirurgie letztlich entscheidend. Ebenso wenig sei es möglich, sich selbst Energien zuzuführen oder abzuziehen. Viele Aurachirurgen sind andererseits sehr wohl der Meinung, dass Selbstbehandlungen möglich und sinnvoll sind: So wie ein Akupunkteur sich selbst akupunktieren kann und damit eine therapeutische Wirkung erzielt, kann auch der Arzt, ja selbst der Patient bei entsprechender Sachkenntnis sich selbst aurachirurgisch behandeln. Wir kennen dies auch aus der Meditation: Der Meditierende sendet bewusst und absichtlich Energien in verschiedene Körperregionen und lässt das Qi imaginativ durch den Körper wandern. Dass dies in der Aurachirurgie funktioniert, liegt insbesondere in der Tatsache begründet, dass nicht etwa der Patientenkörper an sich therapiert wird, sondern immer nur ein Teilaspekt des Körpers in Form eines Organs oder einer Gewebsstruktur anhand eines anatomischen Surrogats. Wenn der Patient z.B. den Anatomieatlas in die Hand nimmt und dem Surrogat mittels Bewusstseinstechniken energetische und/oder informatorische Anweisungen erteilt, wie dies später noch erläutert wird, so führt dies zu einer therapeutischen Wirkung am adressierten Organ bzw. der Gewebsstruktur des Patienten, ohne dass der Patient in seiner Gesamtheit nennenswert energetisch be- oder entladen wird. In diesem Sinne beschreibt die Aurachirurgie eine energetisch/informatorische Selbstreferenzialität.[5] Der große Vorteil gegenüber anderen geistigen Selbstheilungsmethoden besteht darin, dass die Aurachirurgie konkrete Strategien und praktische Techniken anbietet, die ein äußerst gezieltes Vorgehen ermöglichen. Jeder Mensch ist somit in der Lage, mit den Methoden und Verfahren der Aurachirurgie eine erfolgreiche Selbstbehandlung durchzuführen. Ja, es lässt sich sogar noch weitergehend formulieren: Die Aurachirurgie bietet hier enorme Potenziale und eröffnet allen Menschen neue Möglichkeiten zur geistigen Selbstheilung.

Fernbehandlungen werden kontrovers diskutiert, von einigen Aurachirurgen erfolgreich eingesetzt, von anderen dagegen abgelehnt, weil der persönliche Kontakt mit den Patienten für den therapeutischen Erfolg als unabdingbar eingeschätzt wird. Es gilt zu bedenken: Allein der Weg zum Heiler ist ein Teil der Heilung. Sofern eine Fernbehandlung durchgeführt werden soll, kann eine Per-

---

[5] Vgl. Selbstreferenzialität: Die Selbstreferenzialität (von lat. referre „sich auf etwas beziehen") ist ein Begriff, der beschreibt, wie ein Symbol, eine Idee oder Aussage auf sich selbst Bezug nimmt.

sonalisierung bzw. eine Verbindung zum Patienten dadurch hergestellt werden, indem der Arzt den Anatomieatlas mit der Abbildung des entsprechenden Organs aufschlägt, den Namen des Patienten auf einen Zettel schreibt und diesen unter die Abbildung legt. Danach drückt er mit der Präpariersonde auf die Organabbildung und erhält bei Behandlungsbedarf eine entsprechende Resonanz zum Patienten, der mit dem Arzt telefonisch verbunden ist. Auch erfolgreiche aurachirurgische Operationen über Skype Internet-Sitzungen sind bekannt. Hier besteht der Vorteil darin, dass Arzt und Patient sich nicht nur hören, sondern auch sehen können.

Aurachirurgie hat sowohl eine heilende als auch eine vorbeugende Wirkung. Sobald beispielsweise karmische Muster, die im Folgenden noch näher beschrieben werden, entfernt sind, kommt es nicht mehr zu den Krankheiten, die typischerweise mit dem jeweils entfernten Muster in Verbindung stehen. In einem späteren Teil dieses Buches finden Sie dazu noch ausführliche Beschreibungen.

Feinstoffliche Chirurgie

Aurachirurgie steht als nicht-invasive „feinstoffliche" Chirurgie auf der Grundlage eines energetisch-informatorischen Konzepts in Abgrenzung zur invasiven „grobstofflichen" Chirurgie, wie sie auf der Grundlage eines morphologischen Konzepts in der Schulmedizin praktiziert wird. Der Begriff „feinstofflich" impliziert somit, dass der menschliche Organismus nicht nur eine morphologische, sondern auch eine energetisch-informatorische Einheit darstellt. In Abgrenzung zum „Strukturkörper" bzw. „Materiekörper" sprechen wir in diesem Zusammenhang vom „Energiekörper" oder auch vom „Informationskörper", eine Vorstellung, die die Schulmedizin nicht akzeptiert. Während der schulmedizinisch tätige Chirurg mittels chirurgischen Instrumentariums an Organen mechanisch arbeitet, operiert der Aurachirurg mit Hilfe des gleichen chirurgischen Instrumentariums virtuell an den Abbildungen dieser Organe bzw. an deren energetischen Repräsentationen. Dass ausgerechnet chirurgische Techniken und Instrumente verwendet werden, um feinstofflich und somit auf geistiger Ebene eine Heilung zu erzielen, bildet auf den ersten Blick geradezu ein Paradoxon, das sich, wie zu einem späteren Zeitpunkt erläutert wird, jedoch einfach erklären lässt.

Der bekannte Benediktinermönch, Zen-Meister und Mystiker Willigis Jäger schreibt: „*Neben den physischen Energien, die wir heute als etwas Selbstverständliches hinnehmen, gibt es auch feinstoffliche, metaphysische Energien, die nicht weniger wirksam sind. Manche erfahren diese Energien auf der physischen Ebene. Schütteln, Prickeln oder Zuckungen können ungewollt und unkontrollierbar auftreten. Manche Energien reichen über den physischen Körper hinaus, so z.B. Telekinese, Telepathie, Präkognition u.v.m.".*[6] Leider werden diese Phänomene von der Schulmedizin schlicht als neuronale Fehlverschaltungen des Gehirns oder auch als pure „Einbildung" abgetan. Willigis Jäger schreibt weiter: *„Es gibt durchaus Energien, welche durch unsere Hände und durch unseren Körper strahlen, wenn wir uns positiv einer Person oder einer Situation zuwenden. Segnen oder positive Energien aussenden kann man mit Worten, mit Gebärden, mit Handauflegung, aber auch mit einem Mantra oder mit Gebetsgebärden".*

Aurachirurgie beruht auf eben diesen Energien und ereignet sich im Bewusstsein des Patienten. Sie geht davon aus, dass es vor der Erkrankung eines Organs immer eine gestörte Funktion gibt, der wiederum eine gestörte Information vorausgeht (gestörte Information -> gestörte Funktion –> organische Krankheit). Ohne diese meist um Jahre oder gar Jahrzehnte vorausgehende Störinformation zu eliminieren, wird eine dauerhafte Heilung eines Organs nicht gelingen. Im Umkehrschluß lässt sich formulieren: Wenn es gelingt, auf der höchsten Ebene, d.h. in der Bearbeitung der gestörten Information anzusetzen, kann Heilung stattfinden. Je weiter „unten" der Arzt arbeitet, desto geringer sind die Chancen auf eine dauerhafte Heilung. Wenn folglich die Behandlung ausschließlich auf der morphologischen Ebene geschieht, wie dies in der Schulmedizin üblicherweise praktiziert wird, dann sind die Aussichten auf einen bleibenden Erfolg gering. Die heilenden Informationen werden in der Aurachirurgie auf energetisch-informatorischer Basis übertragen, als geistige Intention vom Arzt auf den Patienten, eine Formkorrektur mittels Energie und Information durch den Arzt.

Der Auftrag der Aurachirurgie ist es, die „Sprache der Organe" zu verstehen und die hinter den Symptomen liegenden Botschaften zu erkennen, zu interpretieren und sie in ein Therapiekonzept zu integrieren. Der Organismus als Informationsspeicher teilt sich dem Arzt über die Aura mit. Dies stellt eine wesentliche Ergänzung zur reinen Symptomenlehre der Schulmedizin dar, die auf messbare Befunde und Morphologien reduziert ist. Der heutige Medizinbetrieb investiert wenig Zeit und Mühe, um in dieser Beziehung auf den Patienten einzugehen, energetisch-informatorisch zu kommunizieren und die Informationen zu entschlüsseln, die dieser aussendet. Der schulmedizinisch ausgebildete Arzt konzentriert sich in einem hohen Maß auf durch Messung objektivierbare technische Werte und bekämpft die entsprechenden Krankheitssymptome, meist ohne die hinter den Symptomen stehenden tieferen Botschaften zu erkennen oder zu akzeptieren. Ziel der Aurachirurgie ist die körperliche, geistige, seelische und soziale Gesundheit, die Erfahrung der Selbstheilungskräfte und die Überwin-

---

[6] Willigis Jäger, „Wohin unsere Sehnsucht führt"

dung von Krankheiten. Wer aus der Schulmedizin kommt, für den erscheint dieser Gedanke zunächst abstrakt, zumal es hier um ein eher organisch-materielles Verständnis geht, wo Krankheit eine Funktionsstörung des Materiekörpers darstellt. Entsprechend setzt die Schulmedizin auch genau dort an: Mit diagnostischen Methoden und Messverfahren, die sich nur auf erkrankte Körperpartien beschränken und die Endergebnisse eines sich über lange Zeit hinweg entwickelten Krankheitsprozesses abbilden. Dieses Denken findet sich auch in bestimmten Begrifflichkeiten wie z.B. in der Bezeichnung der „Krebsvorsorge". Diese ist in der heute praktizierten Form streng genommen keine „Vorsorge", sondern dient der „Früherkennung" eines bereits bestehenden krankhaften morphologischen Befundes.

Geistheilung

Wir bezeichnen die Energie der Aura als Geist, wie das später noch ausgeführt wird. Energie und Geist sind äquivalente Größen. Aurachirurgie beschreibt die Behandlung und Heilung über den Geist, welcher heilenden Einfluss auf Organismen als dynamische Raum-Zeit-Konstrukte ausübt. Im Vergleich zu vielen anderen Verfahren der Geistheilung[7] bedient sich die Aurachirurgie konkreter und standardisierter Verfahren und Methoden, die im Folgenden ausführlich dargestellt werden. Die Tatsache, dass definierte Standardverfahren in Diagnose und Therapie angewendet werden, ist dabei von eminenter Wichtigkeit, zumal gerade in geistheilerischen Tätigkeiten vielfach die Akzeptanz an der mangelhaften Strukturierung und Prozessorientierung in der täglichen Arbeit scheitert. Therapeutisches Arbeiten funktioniert dann besonders gut, wenn klar definierte und transparente Prozesse existieren, die sowohl Arzt als auch Patient ein Gefühl der Souveränität und der professionellen Routine vermitteln. Gerade für zweifelnde Patienten ist die Akzeptanz geistiger Heilung gering, wenn bei ihnen das Gefühl aufkommt, der Arzt würde quasi nur rein spekulativ agieren, wenn sich methodische Beschreibungen nur im Ungefähren bewegen, ohne konkreten Plan und klares Konzept. Ganz anders verhält es sich in der Aurachirurgie: Mittels anatomischer Surrogate, chirurgischer Instrumente und unter Anwendung von klar definierten Operations- und Bewusstseinstechniken überträgt der Arzt über die Geist-Materie-Verbindung die Energie seines Geistes auf die Materie bzw. die Organe des Patienten, sendet Informationen, verändert damit das Zellbe-

---

[7] Behandlungsmethoden, die der Geistheilung zugeordnet werden, sind zum Beispiel: Gebetsheilung, Handauflegen, Huna, mediumistisches Heilen, Tierkommunikation, Prana, Reiki, Schamanismus, Seelsorge, Familienaufstellung, Therapeutic Touch, teilweise auch Kinesiologie u.v.m.

wusstsein[8] und induziert dort die Selbstheilungskräfte, was sich schließlich „materiell" auswirkt. Willigis Jäger schreibt: *„Der Mensch ist eine Einheit von Leib, Seele und Geist. Darum ist es möglich, durch das Bewusstwerden unserer Zellen in den transpersonalen Raum vorzudringen. Dort erfahren wir uns als Einheit, die Unterteilung in Körper, Psyche und Geist fällt weg. Dass wir den Menschen überhaupt so einteilen, ist bereits ein Ergebnis des Denkens und nicht des Erfahrens. Erfahren können wir uns immer nur als Ganzes. Denken können wir uns als zusammengesetzte Dreiheit".*[9]

Der deutsche Arzt und Psychoanalytiker Alexander Mitscherlich (*1908; †1982) sagt in „Krankheit als Konflikt", Krankheit entstehe, wenn Bewusstsein von einem Organ abgezogen werde. Führt der Arzt ein erkranktes Organ wieder in das Bewusstsein zurück, so initiiert er den Patienten, die natürlichen Selbstheilungskräfte zu erkennen und anzuwenden. Das Ziel besteht somit in einer gezielten Bewusstseinsänderung, die im Sinne der Geist-Materie-Verbindung zu funktionellen und gar organisch-materiellen Manifestationen führt.[10]

Morphische Felder

Der englische Biochemiker Rupert Sheldrake (*1942) bezeichnet die geistige Steuerungsebene im Sinne der Feinstofflichkeit als morphische Felder.[11] Zu diesen gehören als Untereinheit die morphogenetische Felder (= formgebende Felder). Morphische Felder kennzeichnen sich durch die sog. morphische Resonanz, die ein immanentes Gedächtnis enthalten.

In einem seiner vielen Bücher[12] schreibt Sheldrake: *„Seit den zwanziger Jahren des vorigen Jahrhunderts sind viele Biologen, die die Entwicklung von Pflanzen und Tieren untersucht haben, davon überzeugt, dass es zusätzlich zu den Genen organisierende Felder innerhalb des sich entwickelnden Organismus geben müsse, sog. morphogenetische Felder. Diese Felder enthalten gewissermaßen unsichtbare Pläne oder Blaupausen für die verschiedenen Organe und für den Organismus als Ganzen. In mathematischen Modelle von morphogenetischen Feldern werden die Ziele des morphogenetischen Prozesses als Attraktoren dar-*

---

[8] Die Vorstellung eines eigenständigen Zellbewusstseins wird in der Schulmedizin nicht akzeptiert. Im Sinne der Aurachirurgie ist Bewusstsein hingegen allgegenwärtig, durchdringt alle Strukturen und somit auch die Zellen eines Organismus.

[9] Willigis Jäger, „Wohin unsere Sehnsucht führt"

[10] Alexander Mitscherlich, „Krankheit als Konflikt"

[11] Quelle: Rupert Sheldrake, „Das schöpferische Universum"

[12] Quelle: Rupert Sheldrake, „Der siebte Sinn des Menschen"

gestellt. Diese Attraktoren liegen innerhalb von „Attraktionsbecken" in einem vieldimensionalen Phasenraum und ziehen den sich entwickelnden Organismus zu den Entwicklungszielen hin. Die Entwicklung einer Maus wird von Mausfeldern, die Entwicklung einer Kiefer von Kieferfeldern gestaltet. Mit Hilfe dieser Felder lässt sich nicht nur die normale Entwicklung, sondern auch die Regeneration erklären. Schneidet man einen Weidenbaum oder einen Plattwurm in Stücke, kann sich jedes Stück regenerieren, um einen völlig neuen Organismus zu bilden. Wie andere Arten von Feldern sind morphogenetische Felder an sich ganzheitlich. Die isolierten Teile besitzen die Fähigkeit, einen ganzen Organismus neu zu bilden, da jeder Teil noch mit dem Feld des ganzen Organismus verbunden ist. Das Problem ist nur, dass niemand genau weiß, was morphogenetische Felder sind oder wie sie funktionieren. Die meisten Biologen gehen davon aus, dass sie sich irgendwann einmal mit Hilfe der konventionellen Physik und Chemie erklären lassen. Aus den verschiedensten Gründen bin ich nicht dieser Meinung. Ich glaube, dass sie eine neue Art von Feldern sind, die die Physik noch nicht kennt. Die morphischen Felder aller Arten haben eine Geschichte und enthalten aufgrund des Prozesses, den ich morphische Resonanz nenne, ein immanentes Gedächtnis. Diese Resonanz findet zwischen Aktivitätsmustern in selbstorganisierenden Systemen aufgrund ihrer Ähnlichkeit statt, unabhängig davon, wie weit sie auseinander liegen. Die morphische Resonanz wirkt über Raum und Zeit hinweg, von der Vergangenheit in die Gegenwart".

Andere Arten morphischer Felder sind zum Beispiel die Verhaltensfelder, die dem Verhalten und den Instinkten von Tieren zugrunde liegen. Entsprechende morphische Felder enthalten ein kollektives Gedächtnis der Art. Sheldrake drückt es wie folgt aus: *„Wenn ein Kätzchen heranwächst, werden seine Instinkte und sein Verhalten durch morphische Resonanz von zahllosen Katzen in der Vergangenheit geformt. Diese Felder interagieren mit dem Nervensystem und dem Gehirn, indem sie andernfalls indeterminierten oder chaotischen Prozessen in ihnen Muster und Ordnung vermitteln."*

Morphische Felder liegen auch unseren Wahrnehmungen, Gedanken und anderen geistige Prozessen zu Grund. Die morphischen Felder geistiger Tätigkeiten heißen mentale Felder. Durch mentale Felder erstreckt sich der erweiterte Geist via Aufmerksamkeit und Absicht in die Umwelt hinein und stellt Verbindungen zu anderen Mitgliedern sozialer Gruppen her. Mit Hilfe dieser Felder lassen sich Telepathie, das Gefühl des Angestarrtwerdens, Hellsehen und Psychokinese erklären. Vielleicht lassen sich damit auch Vorahnungen und Präkognitionen verstehen, nämlich durch Absichten, die in die Zukunft projiziert werden.

Morphische Felder eines Körpers treten mit den morphischen Feldern von z.B. körperfremden Bakterien oder Viren in Verbindung, bilden eine Resonanz, wodurch der Körper für die Erreger anfällig wird. Entsprechend der Vorstellung über das immanente Gedächtnis existierten morphische Felder von körperfremden Erregern sogar noch weiter im menschlichen Organismus, selbst wenn die Bakterien, Viren, Pilze oder Parasiten durch das körpereigene Immunsystem eliminiert sind. In solch einem Fall würden allein die morphischen Felder der körperfremden Erreger sich nachteilig auf den Organismus auswirken und ihn in seiner physiologischen Funktion wie auch in seiner strukturellen Integrität stören oder gar schädigen. Eine aurachirurgische Behandlung wird entsprechend nicht antibakteriell im Sinne der Schulmedizin wirken, um entsprechende Bakterien als Organismen zu bekämpfen, sondern begleitend zur Antibiose die während und nach der Antibiose noch vorhandenen morphischen Felder und Informationen eliminieren bzw. antagonisieren, welche per se den Wirtsorganismus nachhaltig schädigen bzw. schwächen.

Solche Schädigungen und Schwächungen bereiten den Nährboden für weiteres bakterielles Wachstum, da ein energetisch geschwächtes Immunsystem nicht in der Lage ist, ausreichend Widerstand gegen die Erreger zu erzeugen. Der Patient bewegt sich damit in einem Teufelskreis, der durch eine aurachirurgische Umprogrammierung durchbrochen und dauerhaft gelöst werden kann. In diesem Sinne ist es eine neue Betrachtungsweise, die eine sinnvolle und entscheidende Ergänzung zur isoliert schulmedizinischen Bewertung der Antibiose darstellt. Störende oder gar schädigende morphische Felder können jedoch auch aus anderen Quellen herrühren, beispielsweise durch schicksalshafte Erlebnisse oder grausame Szenerien, die der Patient in der Vergangenheit beobachten musste und die sich als Erinnerungen bzw. Informationen festgesetzt haben.

Morphogenetische Felder formen nicht nur Zellen, Gewebe, Organe und lebende Organismen, sondern sind auch auf der molekularen Ebene wirksam. Die morphogenetischen Felder von Proteinmolekülen gestalten die Art und Weise, wie sich Ketten von Aminosäuren auf die richtige Weise zusammenfalten, um den Proteinen ihre charakteristische Form zu geben. Gene spezifizieren zwar die Abfolge, in der Aminosäuren miteinander verknüpft werden, aber sie entscheiden nicht darüber, wie sich diese Ketten von Aminosäuren zusammenfalten. Irgendeine Kette könnte sich potenziell zu einer astronomischen Anzahl verschiedener Formen zusammenfalten. Eine typische Kette aus 100 Aminosäuren ergäbe Billiarden möglicher dreidimensionaler Formen. Würde sie sich zusammenfalten, indem sie diese Formen nach Belieben „erforscht", bis sie die energetisch stabilste Form gefunden hat, könnte dies länger dauern als das gesamte Universum existiert. Dieser Umstand wird nach dem Molekularbiologen Cyrus Levinthal (*1922; † 1990) als das Levinthal'sche Paradox bezeichnet. Tatsächlich dauert der Faltprozess nur ein paar Sekunden, höchstens ein paar Minuten.

Darüber hinaus haben Proteine nicht nur eine einzige mögliche Form mit einem Minimum an Energie. Berechnungen zufolge sind viele alternative Minimum-Energie-Formen möglich. In der Literatur über Proteinfaltung spricht man vom „Problem des multiplen Minimums". Die gelungenen mathematischen Modelle des Faltprozesses verstehen die endgültige Form des Proteins als Attraktor oder als Attraktionsbecken. Diese Modelle stimmen mit der Vorstellung überein, dass das Falten von einem morphogenetischen Feld determiniert wird.

Noch weiter geht die Überlegung, wenn man morphische Felder mit in Betracht zieht, die sich von einer Generation zur nächsten fortpflanzen bzw. auf diese übertragen werden, was keine Unmöglichkeit darstellt, wenn man davon ausgeht, dass morphische Felder als speicherbare Informationen über Generationen fortbestehen können. Eine solche Überlegung würde letztlich dazu führen, den Gedanken des „Wiedergeborenwerdens" in einem neuen Kontext zu verstehen, indem nicht der leibliche Organismus wiedergeboren wird, sondern die Informationen vergangener Generationen in Form von morphischen Feldern in folgenden Generationen in Teilen fortbestehen.

Im Jahre 1945 postulierte der österreichische Physiker und Nobelpreisträger von 1933 Erwin Schrödinger (*1875; †1961): *„Der Organismus saugt fortwährend Ordnungen aus der Umwelt in sich auf. Dadurch hält er sich selbst auf einer hohen Ordnungsstufe. Entscheidend sind offenbar die speziellen Wechselwirkungen des Organismus mit der Umwelt. Diese Ordnung aufrechtzuerhalten, sprich gesund zu bleiben, scheint primär nicht davon abhängig zu sein, dass Substanzen aufgenommen werden, sondern dass die Reize gleichzeitig wirken und sie sich gegenseitig löschen und verstärken."*[13]

Viele Menschen berichten von Angstzuständen mit Tachykardien und Schweißausbrüchen, Schlafstörungen, Panikattacken, Albträumen, sobald sie Fleisch, insbesondere Schweinefleisch, essen. Die Symptome treten meistens unmittelbar nach Verzehr auf und bleiben über mehrere Stunden bestehen. Im Sinne der morphischen Felder überträgt sich hier die Todesangst und der Stress der geschlachteten Tiere auf den Konsumenten.[14]

Auch in der Transplantationsmedizin spielen morphische Felder eine wichtige Rolle. Der Forscher Prof. Gary Schwartz von der Universität von Arizona fand bei einer Studie insgesamt 70 Fälle weltweit, bei denen Transplantationspatienten die Eigenschaften des Spenders „geerbt" haben sollen. Er nennt das Phä-

---

[13] Erwin Schrödinger, „Mind and Matter", 1956

[14] "Tiere sind meine Freunde, und ich esse meine Freunde nicht", Zitat: George Bernard Shaw (*1856; †1950), irischer Dramatiker und Satiriker

nomen „Zell-Gedächtnis". *„Wenn das Organ verpflanzt wird, werden möglicherweise die in dem Organ gespeicherten Informationen und die Energie an den Empfänger weitergegeben"*, vermutet Schwartz. Er fand zum Beispiel den Fall einer Patientin, deren Höhenangst nach der Transplantation verschwunden war. Das Organ stammte von einem Bergsteiger. Auch von ehemaligen Nichtrauchern wird berichtet, die nach der Transplantation eines Organs zu rauchen begannen, und sich herausstellte, dass der Spender seinerzeit ebenfalls Raucher gewesen war.[15]

Der niederländische Pfarrer und bekannte Buchautor Hans Stolp beschreibt in seinem Buch[16], dass die morphischen Felder von transplantierten Organen den Empfänger in einer charakteristischen Weise beeinflussen und damit dessen Persönlichkeit verändern. Es kommt seiner Ansicht nach zu einer Seelenverstrickung zwischen Spender und Empfänger, indem sich die in der Aura des übertragenen Organs enthaltenen Informationen mit denen des Empfängers vermischen. Unterschiedliche Organe speichern dabei jeweils spezifische Erinnerungen: Die Niere speichert alles, was mit festen Gewohnheiten und Kommunikation zu tun hat, die Leber alles, was mit Stimmungen zu tun hat, die Lunge alles, was mit Fakten zu tun hat und das Herz alles, was mit moralischen Werten zu tun hat. So beschreibt der Autor, dass

- Nierentransplantierte Patienten anders kommunizieren und mit Mitmenschen umgehen als vor der Transplantation.
- Lebertransplantierte die unverarbeiteten Erfahrungen des Spenders übertragen bekommen, so dass Gefühle auftreten, die gar nicht zu einem selbst, sondern in das Leben des Spenders gehören.
- Lungentransplantierte typischerweise in ihren Einsichten, Intuitionen und Ideen verändert werden.
- Herztransplantierte Erinnerungen des Verstorbenen präsentieren, unter Umständen sogar aus dessen früheren Inkarnationen.

Bekannt geworden ist nach Schilderung durch Hans Stolp die Geschichte von einem herztransplantierten Mädchen in den USA, das nachts regelmäßig grausame Szenen träumte und dabei einen Mann sah, dessen Aussehen sie in bemerkenswert genauer Weise beschreiben konnte. Sie erzählte dies ihrer behandelnden Ärztin, die wiederum wusste, dass das Mädchen das Herz eines anderen etwa gleichaltrigen Mädchens transplantiert bekommen hatte, welches von ei-

---

[15] Quelle: Gary E. Schwartz, William L. Simon, and Deepak Chopra (Foreword). The Afterlife Experiments (Mar 1, 2002) ISBN 0-7434-3658-X

[16] Quelle: Hans Stolp, Organspende, Crotona Verlag 2016

nem bislang unbekannten Täter ermordet worden war. Die Ärztin entschloss sich, die Polizei zu kontaktieren, nachdem ihre Patientin das Aussehen des Mannes und auch dessen Wohnort ziemlich genau beschreiben konnte. Die Polizei wurde aktiv und es gelang einen Mann an dem von dem Mädchen beschriebenen Ort festzunehmen, der sich im Laufe der weiteren Ermittlungen tatsächlich als der Mörder herausstellte, seiner Tat überführt und verurteilt werden konnte.

Hans Stolp geht noch einen Schritt weiter: Er postuliert, dass die Entfernung eines Organs den letztendlichen Loslösungsprozess aus dem Leben auf Seiten des Spenders behindert und damit dessen Tod im energetisch-spirituellen Zusammenhang „unvollständig" bleibt. Der Spender eines Organs bringt in dieser Hinsicht ein großes karmisches Opfer, wenn irdische Erfahrungen in der folgenden Inkarnation erneut durchlebt werden müssen. So fehlt dem Spender eines Herzens nach dem Tod zu einem gewissen Maß das persönliche Urteilsvermögen, was dazu führt, dass er in der geistigen Welt nicht vorwärts kommt bzw. sich nicht entsprechend entwickeln kann. Nach Meinung von Hans Stolp entsteht für den Spender ein Verlustgefühl, das dazu führt, dass er nach dem Tod seine Aufmerksamkeit weiterhin auf die Erde bzw. auf das, was hinter ihm liegt, richtet, allerdings nicht auf die geistige Welt, die sich vor ihm ausbreitet. Stolp schreibt: *„Er (der Spender) bleibt auf die Vergangenheit konzentriert und öffnet sich nicht der Zukunft. In der geistigen Welt gilt jedoch das Gesetz: Das, worauf man seien Aufmerksamkeit nicht ausrichtet – und wofür man folglich kein Bewusstsein hat – kann man auch nicht wahrnehmen. Also bleibt ein Teil der geistigen Welt für den Spender verborgen. Solange der Empfänger lebt, bleibt dem Spender der Zugang zur geistigen Ebene des gespendeten Organs verschlossen. Stirbt der Empfänger, wird diese zwar wieder zugänglich, allerdings hat sich durch den Charakter und die Lebensbedingungen des Empfängers die geistige Ebene umgeformt, so dass der Spender nicht mehr das zurückerhält, was er einst gespendet hat. "*

Die Konsequenz der Seelenverstrickung ist gravierend: Der Spender eines Organs büßt seine Entwicklung als geistiges Individuum ein.

Bewertung durch die Schulmedizin

Lebensprozesse werden in der westlichen Schulmedizin mit biochemischen Reaktionsabläufen erklärt und dargestellt. Dabei lehrt die Biochemie nur das „Wie", nicht jedoch das „Warum". Auch eine bakterielle Infektionskrankheit beschreibt in letzter Konsequenz nicht das „Warum", sondern nur das „Wie" eines entsprechenden Krankheitsverlaufs. Ob eine Infektion einen Menschen befällt oder nicht, hängt nicht nur von der Infektiosität oder Menge der Erreger ab, sondern insbesondere auch von der immunologischen Situation, die der Mensch zum Zeitpunkt der Exposition gegenüber den Erregern präsentiert. So zeigt sich bei Epidemien, dass eben nur einige, aber keineswegs alle von dem entsprechenden Erreger befallen werden. Gleichzeitig sind Menschen in ihren jeweiligen Lebensphasen in unterschiedlichem Ausmaß anfällig für Infektionskrankheiten, auch wenn sie sich durchweg in gleichem Umfang gesund ernähren und konstante Lebensbedingungen haben. Hinter der in der Schulmedizin üblichen Formulierung „geschwächtes Immunsystem" verbirgt sich letztlich nichts anderes als eine mangelhafte energetische Ausstattung der immunologischen Zellverbände, um sich mit der notwendigen Dynamik den Erregern zu präsentieren und sie auszuschalten. Immunologische Zellen als morphologische Einheiten repräsentieren somit nur einen Teil im Gesamtgeschehen, viel wichtiger sind die hinter den Morphologien stehenden vitalen Kräfte, um eine wirkungsvolle Abwehrreaktion zu leisten. Ohne die notwendige energetische Vitalität sind immunologische Zellverbände wirkungslos. Wiederum also ein geistig-energetisches Prinzip, das hier wirkt und das die Energien über die Morphologien stellt. Immunologische Zellen an sich sind wertlos, solange sie keine energetische Potenz in sich tragen. Einen großen Einfluss haben entsprechend Stimmung und „geistig-energetische Konstitution", die einen Menschen für Erreger anfällig werden lassen. Interessant sind in diesem Zusammenhang die Untersuchungen über Einflussnahme von Stress und der Erkältungswahrscheinlichkeit, aus denen hervorgeht, dass nur etwa 20–60% der Menschen, die Erkältungsviren ausgesetzt sind, davon tatsächlich krank werden.

In einer vielbeachteten Arbeit im New England Journal of Medicine untersuchten die Forscher Cohen, Tyrrell und Smith die Auswirkung von Stress auf die Wahrscheinlichkeit, sich zu erkälten. 17 Freiwillige wurden gebeten, eine Woche in einem Forschungsinstitut in Südengland zu verbringen. Um den vorhandenen Stress zu quantifizieren, listeten die Teilnehmer zunächst die Ereignisse auf, die in jüngerer Zeit einen negativen Einfluss auf ihre Leben gehabt hatten. Anschließend bekamen die Probanden Nasentropfen, die entweder Erkältungsviren oder lediglich physiologische Kochsalzlösung enthielten. Danach wurden sie isoliert untergebracht, so dass sie keinen Kontakt zu anderen Personen hatten. Bei denjenigen Personen, die viel Stress erlebt hatten, war die Wahrscheinlichkeit größer, dass sie sich mit der Erkältung infizierten. Von denen, die das geringste Stressniveau angegeben hatten, erkrankten 27 Prozent an einer Erkältung. Diese Rate stieg, je mehr Stress erlebt worden war, konti-

---

[17] Quelle: Cohen S, Tyrrell DA, Smith AP.: Psychological stress and susceptibility to the common cold. – NCBI, Engl J Med. 1991 Aug 29;325(9):606-12

nuierlich bis zu einem Höhepunkt von 50 Prozent in der Gruppe, die den meisten Stress angezeigt hatte. Dieser Zusammenhang wurde auch dann festgestellt, als man andere Einflussfaktoren für die Ansteckung mit Erkältungskrankheiten mit in Betracht zog, wie beispielsweise die Jahreszeit, in der die Versuchspersonen an der Studie teilnahmen, sowie Alter, Gewicht und der Probanden Geschlecht. Diese Studie bestätigt zusammen mit anderen vergleichbaren Studien, dass ein stärkeres Stresserleben mit einer niedrigeren Immunität gegenüber Krankheiten verbunden ist.[18]

So naheliegend diese Untersuchungsergebnisse auf den ersten Blick anmuten, so klar muss festgestellt werden, dass es in der Schulmedizin keine Messmethoden gibt, die über die geistig-energetische Konstitution Aussagen treffen. Entsprechend werden solche Betrachtungen auch nicht näher ins Kalkül gezogen, sondern man beschränkt sich in der klinischen Bewertung immunologischer Konstitutionen auf das Messbare, nämlich die quantitative Auszählung von Immunzellen und Antikörpern gegen definierte Erreger oder auch gegen körpereigene Strukturen (Autoantikörper). Die Aurachirurgie stellt die geistige Konstitution in den Vordergrund der Betrachtungen und beschäftigt sich somit weniger mit dem „Wie" als vielmehr mit dem „Warum" einer Erkrankung, ähnlich wie dies die psychosomatische Medizin oder die TCM tut. Im Vergleich zur psychosomatischen Schulmedizin geht die Aurachirurgie jedoch noch einen Schritt weiter, indem sie morphische Felder und deren Interaktionen im Sinne eines transpersonalen, übergeordneten Bewusstseins zugrunde legt und Krankheiten eben nicht nur als Entgleisungen einer psychischen Problematik begreift, die „nur" aus dem „bewussten Erleben" innerhalb des Patienten resultieren.

Beide Ansätze, sowohl Aurachirurgie als auch Schulmedizin, repräsentieren empirische Wissenschaften, die durch Sammeln von Daten zu entsprechenden Schlüssen gelangen. Dabei wird die Schulmedizin gemäß ihrem Selbstverständnis auch gerne als exakte Wissenschaft dargestellt, was sie aber de facto nicht ist. Sonst würde sie sämtliche für das Krankwerden, für die Heilung und für das Gesundbleiben eines Organismus maßgeblichen Gesetze und Faktoren umfassend erforschen, diese in ihrem Zusammenwirken und in ihren Wechselwirkungen auswerten und über ausnahmslos funktionierende Heilverfahren verfügen. Mit ihr könnte der Arzt für jeden Organismus eine vollständige und nachhaltige Gesundheit erreichen. Eine solche exakte Wissenschaft der Medizin gibt es jedoch bis heute nicht, denn exakte Wissenschaften beschreiben umfassend und

---

[18] Quelle: Doyle, W. J., Gentile, D. A., & Cohen, S.: Cold Study Publication: (2006). Emotional style, nasal cytokines and illness expression after experimental rhinovirus exposure. Brain, Behavior and Immunity, 20, 175-181.

ausnahmslos geltende Naturgesetze, die von jedem beobachtet und überprüft werden können, die deshalb für sich selbst sprechen und nicht verteidigt werden müssen. Nicht exakte Wissenschaften, die nicht ausschließlich Naturgesetze beschreiben und mit solchen arbeiten, benötigen Dogmen, die nicht alle Phänomene und Beobachtungen in einem Bereich erklären können und die deshalb gegen Phänomene und Beobachtungen autoritär verteidigt werden müssen, die nicht mit den Dogmen übereinstimmen. So entstehen die in der Schulmedizin heute üblichen „Lehrmeinungen".

Viele revolutionäre Forschungsergebnisse brauchen lange, bis sie von der Schulmedizin ernst genommen werden, und für engagierte Forscher bedeutet es häufig ein großes berufliches Risiko, wenn sie ihre Entdeckungen in einem Bereich zu machen versuchen, dem sich die Wahrnehmungsbereitschaft der Masse von Kollegen noch nicht geöffnet hat. Noch geringeres Ansehen genießen diejenigen, die praktische Erfahrungen machen und mit dieser Ausrüstung erfolgreich arbeiten, ohne ein annähernd „wissenschaftliches" theoretisches Konzept oder gar „Beweise" vorlegen zu können. Die Homöopathie, die ebenfalls auf einem energetischen Modell beruht, und die Akupunktur – mit den Neuentwicklungen der Elektroakupunktur und Laserakupunktur – haben dennoch längst Einzug in die medizinische Praxis gehalten. Und gelegentlich wird die Not zur Tugend gemacht, wie etwa in den englischen Krankenhäusern, in denen Geistheiler hinzugezogen werden, wenn nichts anderes mehr hilft.

Interessant ist in diesem Zusammenhang ein Artikel aus „Die Welt", der einen deutlichen Interessenskonflikt in der „unabhängigen" Medizinforschung aufzeigt: *„Eine mangelhafte Ausbildung sieht die Deutsche Forschungsgesellschaft (DFG) als Hinderungsgrund für gute medizinische Forschung in Deutschland. Es mag hier viele gute Ärzte geben, doch qualifizierte Wissenschaftler gibt es unter den ‚Drs. med.' nur wenige. ‚Die Durchführung klinischer Studien verlangt ein hohes Maß an Professionalität, das derzeit in den Kliniken nur in Ausnahmen vorhanden ist', beklagt die DFG. Dissertationen und Habilitationen der Ärzte erreichten nicht annähernd das Niveau, das in anderen Fächern üblich sei. Zu fordern sei ‚eine vertiefte akademische Grundausbildung mit einer dem Standard in den Naturwissenschaften ebenbürtigen Promotion', schreibt Professor Johannes Dichgans (*1938), Vizepräsident der DFG, in einer Publikation der Gesellschaft. Dichgans plädiert für eine Trennung der akademischen Laufbahnen: Der eine solle sich für den klinischen Weg entscheiden, der andere für die Forschung. Das Ideal vom Generalisten, der gleichermaßen kompetent Patienten betreut und Forschung betreibt, sei nicht mehr zu halten, sagt der DFG-Vize. Im Übrigen plädiert er im Forschungsbereich auch für eine leistungsorientierte Zusatzbesoldung. All das schützt jedoch nicht vor wissentlichen Ma-*

nipulationen, etwa der Taktik, Studienergebnisse aufzubauschen und allgemeine Aussagen zu treffen, obwohl eigentlich nur Ergebnisse zu einem Teilbereich vorliegen. Oft beruht mangelnde Qualität auch darauf, dass Studienleiter im Auftrag von 'Sponsoren' arbeiten und daher von vornherein bestimmte Ergebnisse im Visier haben. Laut 'Transparency International', dem Verein zur Bekämpfung der Korruption, sind in Deutschland mindestens 40 Prozent der klinischen Daten geschönt und gefälscht". Bei vielen Studien geht es nicht um Erkenntnisgewinn, sondern um Marketingvorteile. Wobei auffällt, dass die Anzahl der Fälschungen umso mehr zunimmt, je wirkungsloser ein Medikament ist. Wer glaubt, sich auf medizinischen Kongressen objektiv informieren zu können, ist auf dem Holzweg. Der Grund: Während die Texte in Fachzeitschriften von mehr oder weniger unabhängigen Gutachtern gegengelesen werden, machen sich einige der vortragenden 'Kapazitäten' auf Kongressen nicht einmal die Mühe, ihre Reden selbst zu schreiben. Sie lassen sie gleich in den Marketingbüros der Pharmaunternehmen anfertigen."[19]

Vielfach gilt das Prinzip „Wertschöpfung statt Wertschätzung". Ein Artikel aus dem Münchner Merkur beschreibt die weit verbreitete Vorgehensweise in der Schulmedizin: *„Gesetzliche Krankenkassen schummeln nach Darstellung der Techniker Krankenkasse (TK) im großen Stil bei der Abrechnung von Leistungen. Ihr Vorstandsvorsitzender Jens Baas räumt in einem Gespräch mit der Frankfurter Allgemeinen Sonntagszeitung ein: 'Es ist ein Wettbewerb zwischen den Kassen darüber entstanden, wer es schafft, die Ärzte dazu zu bringen, für die Patienten möglichst viele Diagnosen zu dokumentieren'. Dann gebe es mehr Mittel aus dem Risikostrukturausgleich, der Geld aus dem Gesundheitsfonds je nach Schwere der Erkrankung der Versicherten zuweist. 'Die Kassen bezahlen zum Beispiel Prämien von Zehn Euro je Fall für Ärzte, wenn sie den Patienten auf dem Papier kränker machen'. Es gebe sogar Verträge mit Ärztevereinigungen, die mehr oder schwerwiegendere Diagnosen zum Ziel hätten. Die Kassen ließen sich zudem in dieser Richtung von Unternehmensberatern beraten. Besonders intensiv würden die regionalen Kassen diese Schummelei betreiben. 'Sie bekommen 2016 voraussichtlich eine Milliarde Euro mehr als sie für die Versorgung ihrer Versicherten benötigen'."[20]*

Die Schulmedizin als empirische Disziplin ist geprägt von den heute üblichen physiko-chemischen Therapiemöglichkeiten. Diese Verfahren sind schnell wirksam, messbar, reproduzierbar und in ihren jeweiligen Wirkzusammenhängen vielfach gut erforscht. Das Geschäft mit Medikamenten boomt: So stieg z.B. die

---

[19] Quelle: Medizin als exakte Wissenschaft ist ein Mythos, aus „Die Welt", Jörg Zittlau, 21.8.2002

[20] Quelle: TK-Chef: Kassen ermogeln Geld, aus „Münchner Merkur", 10.10.2016

Menge an verordneten Antidepressiva im Zeitraum von 1991 bis 2014 um 700 Prozent an. In vielen Fällen werden Medikamentenwirkungen erheblich überschätzt. Trotzdem setzen Ärzte mangels besserer Optionen Medikamente ein, obwohl die Therapie keine kausale, sondern allenfalls eine symptomatische Wirkung ausübt und obwohl der statistische Wert des Medikamenteneffekts vielfach kaum über dem eines Placebos liegt. Um eine definierte Wirkung zu erreichen, müssen Patienten häufig zahlreiche Nebenwirkungen mit daraus resultierenden chronischen Beeinträchtigungen in Kauf nehmen.

Eine Publikation der Frankfurter Rundschau zeigt, dass zahlreiche Medikamente in der Schulmedizin eingesetzt werden, deren Nutzen keineswegs erwiesen ist, deren Nebenwirkungen aber zum Teil erheblich sind: *„Der Expertenstreit ist für viele Menschen von enormer Bedeutung. Etwa jeder Sechste erkrankt mindestens einmal im Leben an einer Depression. Antidepressiva werden in Deutschland immer häufiger verschrieben: Für 2011 listet der Arzneiverordnungsreport 1,27 Milliarden Tagesdosen auf. Zehn Jahre zuvor waren es 481 Millionen Tagesdosen. 2011 machten die Hersteller mit Antidepressiva einen Bruttoumsatz von 766 Millionen Euro. Besonders häufig erhalten ältere Menschen Antidepressiva. Doch ausgerechnet in dieser Altersgruppe kann auch die Gibbons-Studie keinen Nutzen belegen. Die Mittel haben es schwer in Untersuchungen, weil etwa dreißig Prozent der Depressiven auch mit einem Placebo aus der Krise herauskommen. Daran gemessen wirkt die Erfolgsquote der Medikamente von 43 Prozent in der neuen Studie recht mäßig. Dazu kommen die Nebenwirkungen. Die in den 80er-Jahren eingeführten Wirkstoffe quälen die Patienten zwar weniger als ihre Vorgänger mit Mundtrockenheit, Verstopfung und Sehproblemen. Doch auch Fluoxetin (,Prozac') und seine Verwandten fordern ihren Preis. Schon lange ist bekannt, dass sie nicht nur für Magenbeschwerden und mangelnden Appetit sorgen können, sondern auch für sexuelle Probleme. Doch je genauer Wissenschaftler hinsehen, desto mehr verborgene Risiken finden sie. So untersuchten Forscher mehrerer taiwanesischer Universitäten um Chia-Ming Chang, wie sich Antidepressiva auf die Fahrtauglichkeit auswirken. Ergebnis der gerade online vorab veröffentlichten Studie mit Daten von mehr als 36.000 Autofahrern: Wer die Pillen schluckt, verursacht fast doppelt so oft einen Unfall. Um auszuschließen, dass die Depressionen selbst dazu führen, erfassten die Wissenschaftler die Besuche bei Psychiatern und korrigierten ihre Ergebnisse entsprechend. Gleich eine ganze Welle von neuen Studien legt Vorsicht beim Einsatz in der Schwangerschaft nahe. Bei den werdenden Müttern erhöhen Antidepressiva die Gefahr, an Bluthochdruck zu erkranken. Bei den Babys wiederum wird häufiger Lungenhochdruck registriert. Außerdem wächst die Gefahr einer Frühgeburt. Das Risiko für Autismus verdoppelt sich sogar. Nachdem unterschiedliche Behandlungen gleich wirken, argumentieren die Forscher, kommt es* *womöglich gar nicht darauf an, was gegen Depressionen unternommen wird. Sie greifen damit eine These auf, die der renommierte Psychiatrie-Professor Jerome Frank[21] vor einem halben Jahrhundert in seinem Buch ‚Die Heiler' entwickelt hat: Entscheidend ist demnach, dass der Patient gründlich untersucht wird, eine Erklärung für sein Leiden erhält, Hoffnung schöpft und schließlich ein therapeutisches Ritual mit einem anerkannten Experten praktiziert. Ob der Spezialist eine Arznei verabreicht oder Akupunktur-Nadeln sticht, ist nicht wichtig, solange der Patient daran glaubt. Mit dieser Erklärung der Erfolge der Depressionsbehandlung dürfte für weitere Diskussionen gesorgt sein."[22]*

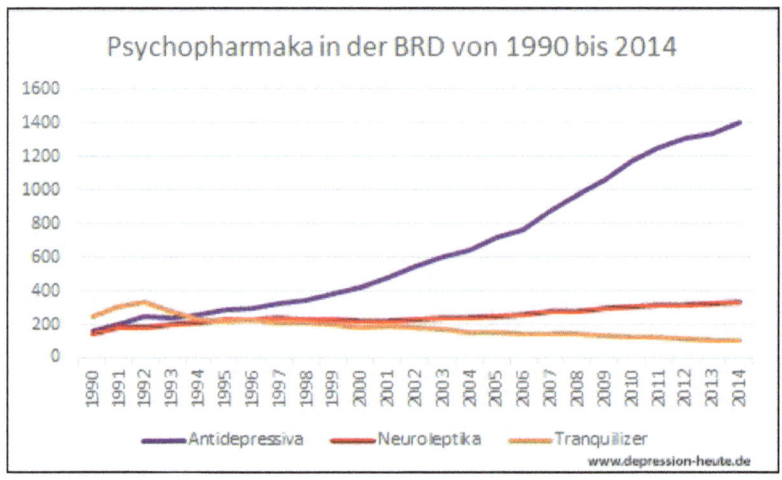

Abb. 1.6: *Quelle: www.depression-heute.de*

Keineswegs ist garantiert, dass jedes Medikament bei allen Patienten gleichermaßen gut wirkt, denn es gibt individuell unterschiedliche Resorptionsraten, Bioverfügbarkeiten und Response-Raten. Insofern eine sehr heterogene Konstellation, was verwundert, zumal doch alle Körper über die gleichen biologischen Strukturen und Rezeptoren verfügen, die solch große Unterschiede nicht wirklich befriedigend erklären. Und so spielen auch hier metabolisch-energetische Unterschiede der resorbierenden und metabolisierenden Zellen zwischen den Patienten die entscheidende Rolle, die an sich jedoch nicht zu verifizieren, geschweige denn zu standardisieren sind. Die meisten Medikationen werden in

---

[21] Quelle: Jerome D. Frank: PERSUASION & HEALING: Comparative Study of Psychotherapy (Englisch) Taschenbuch – 13. Januar 1963

[22] Quelle: Experten bezweifeln Nutzen von Antidepressiva, von Jochen Paulus, Frankfurter Rundschau, 20.2.2013

der Regel nicht bezogen auf das individuelle Körpergewicht und die Stoff-wechselaktivität des Patienten verordnet, sondern in Standarddosierungen, z.B. 3∗1 Tablette pro Tag, so dass manche Patienten über-, andere unterdosiert blei-ben. Auch die Compliance (Therapietreue) der Patienten ist unterschiedlich: Man geht davon aus, dass viele Patienten die ihnen verordneten Medikamente nicht einnehmen, sondern aufbewahren oder in den Müll werfen. Laut Welt-gesundheitsorganisation (WHO) haben im Durchschnitt nur 50% der Patienten eine gute Compliance.[23]

Auch verteilt sich der in einer Tablette enthaltene Wirkstoff stets über den arteriellen Systemkreislauf in den ganzen Körper, ohne sich am Krankheitsherd zu konzentrieren. Dies wiederum führt zu teils erheblichen unerwünschten Wir-kungen, ohne dass die erwünschte Wirkung damit in ausreichendem Umfang zur Geltung kommt. Ein typisches Beispiel bilden hier die Antiparkinsonika: Ziel der Parkinsontherapie ist die Substitution des in der Substantia nigra (Mittelhirn, Mesencephalon) zu wenig produzierten Dopamin. Dopamin an sich kann die Bluthirnschranke nicht überwinden, weshalb es keinen Sinn macht, Dopamin in Tablettenform einzunehmen. Stattdessen wird L-Dopa verwendet, welches die Bluthirnschranke passieren kann. Bedauerlicherweise wird L-DOPA zum größ-ten Teil schon in der Peripherie durch die DOPA-Decarboxylase in Dopamin umgewandelt, das, wie erwähnt, die Bluthirnschranke nicht durchdringt. Daher erreicht bei alleiniger Gabe von L-Dopa nur etwa 1% der verabreichten L-DOPA-Dosis das Gehirn. Zusätzlich zu der Passageproblematik an der Bluthirn-schranke gibt es noch eine weitere Komplikation: Dopamin verursacht in der Peripherie zahlreiche unangenehme Nebenwirkungen – vor allem gastrointesti-nale Störungen wie Übelkeit, Erbrechen, Appetitlosigkeit und Hypotension. Ent-sprechend kombiniert die Pharmaindustrie L-DOPA mit sog. peripheren DOPA-Decarboxylasehemmern, die allerdings an sich wiederum Übelkeit, Erbrechen, Tachykardien und Halluzinationen auslösen können. Gleichzeitig muss L-Dopa in relativ hoher Dosierung eingenommen werden, um einen ausreichend hohen Wirkspiegel im Gehirn zu erreichen, denn durch die Unfähigkeit des Körpers, das Medikament ausschließlich am Ort des Geschehens (Substantia nigra) zu konzentrieren, bleibt die extrazerebrale Konzentration im Blut hoch und erzeugt die bereits beschriebenen Nebenwirkungen. Man sieht: Medikamentöse Thera-pien sind hinsichtlich der Lokalisierung hochgradig unspezifisch und der Ver-such, ein Problem zu lösen, führt vielfach zu einem neuen Problem.

Des Weiteren stellt jede physiko-chemische Therapie eine mehr oder weniger starke Beeinflussung eines ausgewogenen Regelkreises dar. Jeder künstliche

---

[23] Quelle: WHO 2013: ADHERENCE TO LONG-TERM THERAPIES: EVIDENCE FOR ACTION

Eingriff in ein biologisches Regelkreissystem ist mit größter Vorsicht durchzuführen, was aktuell von vielen Patienten wie auch Ärzten allzu leicht übersehen wird. Wirkstoffe im Blut interferieren miteinander, drängen sich gegenseitig aus der Plasmaeiweißbindung (sofern sie über Transportproteine im Blut befördert werden) und erhöhen damit die pharmakologisch verfügbaren (nicht proteingebundenen und somit freien) Wirkstoff-Konzentrationen anderer Substanzen, die dann wiederum eine zu starke Wirkung entfalten. So kann z.b. die in der Epilepsietherapie verwendete Valproinsäure andere Medikamente wie z.b. das Warfarin aus der Plasmaeiweißbindung verdrängen und dadurch zu unerwarteten Wirkspiegelerhöhungen und Blutungsneigung führen. Analoges findet sich im Rahmen der sog. Enzyminduktion, indem bestimmte Wirkstoffe wie z.b. Cumarine zu einer verstärkten Enzymaktivität von abbauenden Enzymen in der Leber führen. Dies hat dann einen verstärkten Abbau aller Wirkstoffe, die über die Leber metabolisiert werden, zur Folge, was dann in Konsequenz zu einer zu geringen Konzentration und zu einem Wirkungsverlust führt. So führen z.b. Barbiturate zu einer starken hepatischen Enzyminduktion und beeinflussen damit die Kinetik parallel verordneter anderer Wirksubstanzen wie Antikoagulantien oder Antikonzeptiva, Schlaganfälle oder unerwünschte Schwangerschaften können die Folge sein.

Je mehr Medikamente auf einmal eingenommen werden, desto komplexer und unübersichtlicher werden die Interaktionsmuster und desto schwieriger wird eine wirksame Behandlung überhaupt. Sinnvoller ist eine Therapie, die zu keinen Störungen von physiologischen Regelkreisen führt, sondern in der Regelkreise per se konsistent bleiben und durch eine wie auch immer geartete übergeordnete Beeinflussung von außen wieder regulär zu arbeiten beginnen. Eine solche Situation kennen wir aus der Akupunkturlehre der TCM, in der energetische Regelkreise reguliert und dadurch heilende Effekte erzielt werden, ohne von außen z.b. in Form von Medikamenten unmittelbar in die biochemischen Regelkreise einzugreifen. Gleiches gilt für die Aurachirurgie, wo Zellen durch energetische Informationen beeinflusst werden: Die Information formt die Funktion, die Funktion formt das Organ.

Paradigmenwechsel

Aurachirurgie bedeutet einen medizinischen Paradigmenwechsel, weg von der aktuell im Vordergrund stehenden physiko-chemischen hin zu einer energetisch-informatorischen Ebene der Medizin. Biochemische Prozesse werden in diesem Zusammenhang nur noch als nachgeordnete Instanzen einer übergeordneten, nach quantenphysikalischen Prinzipien organisierten, geistigen Steuerung betrachtet. In seinem Buch *„Einführung in eine submolekulare Biologie"* beschreibt der spätere Medizin-Nobelpreisträger Albert von Szent-Györgyi 1960[24] die Bedeutung der Quantenphysik für biologische Systeme, allerdings ohne große Zustimmung bei seinen Kollegen der damaligen Zeit zu finden: *„Nach wie vor versuchen Wissenschaftler, die Bewegungen von Proteinmolekülen nach den Gesetzen der Newtonschen Physik zu berechnen. Dieser Versuch scheitert jedoch, da diese Bewegungen nicht den Newtonschen Prinzipien folgen, sondern den quantenphysikalischen"*.

Im Wissenschaftsmagazin *Nature* veröffentlichten V. Pophristic und L. Goodman im Jahr 2000 einen Artikel, der eben diesen Paradigmenwechsel beschreibt: *„Hunderte von wissenschaftlichen Studien haben in den letzten fünfzig Jahren festgestellt, dass die unsichtbaren Kräfte aus dem elektromagnetischen Spektrum eine tiefgreifende Wirkung auf alle biologischen Regelsysteme haben. Zu diesen Kräften gehören Mikrowellen, akustische Frequenzen und Skalarwellen. Spezifische Frequenzen und elektromagnetische Strahlungsmuster steuern die DNS-, RNS- und Proteinsynthese, verändern Form und Funktion von Proteinen, kontrollieren Genregulation, Zellteilung, Zelldifferenzierung und Morphogenese, d.h. den Prozess, in dem sich die Zellen zu Organen und Geweben zusammenschließen"*.

Auch Hormonausschüttungen, Nervenwachstum und Nervenfunktionen unterliegen diesen steuernden geistigen Prinzipien. Der amerikanische Biochemiker und Autor Bruce Lipton (*1944) schreibt: *„Alle Organismen, auch Menschen, nehmen ihre Umgebung durch Energiefelder wahr und kommunizieren durch sie. Weil wir Menschen vorwiegend auf die gesprochene und geschriebene Sprache fixiert sind, haben wir unsere Wahrnehmung der energetischen Kommunikation vernachlässigt. Wie jede biologische Funktion verkümmert sie aber, wenn sie nicht gebraucht wird. Die Ureinwohner Australiens nutzen diese hypersensorischen Fähigkeiten auch heute in ihrem täglichen Leben, ihre Wahrnehmung ist noch nicht verkümmert. Ein australischer Ureinwohner kann z.B. tief unter dem Sand Wasser spüren, und Schamanen aus dem Amazonasgebiet kommunizieren mit ihren Heilpflanzen."*[25]

Dass physiko-chemische Therapien eine Wirkung in Organismen zeigen, steht außer Frage, doch stehen sie in der prozesshaften Betrachtung eines therapeutischen Vorgehens nicht an erster, sondern an letzter Stelle. Provozierend lässt sich formulieren: Das Zeitalter der biochemischen Medizin mit ihren schädlichen Nebenwirkungen darf nun zu Ende gehen, da wir durch die Aurachirurgie über die Möglichkeit verfügen, in das quantenphysikalische Zeitalter der Medi-

---

[24] Quelle: Introduction to a Submolecular Biology, ISBN: 978-0-12-395612-5

[25] Quelle: Bruce Lipton, *„Intelligente Zellen"*

zin einzutreten. Wenn es gelingt, die übergeordnete energetisch-informatorische Ebene gezielt und wirksam zu beeinflussen, stehen dem Arzt im Vergleich zu den bisherigen Therapieerfolgen deutlich mehr Erfolg versprechende Optionen zur Verfügung.

Die später beschriebenen Bewusstseinstechniken realisieren dabei die Schnittstelle zwischen Geist und Materie. Bewusstseinstechniken wiederum gehören in den Bereich der Mystik, wie sie z.B. auch im Rahmen von Meditationen eingesetzt werden. Dadurch verbindet sich die Welt der Wissenschaft mit der Welt der Mystik. Bereits 1975 schreibt der österreichisch-amerikanische Physiker Fritjof Capra (*1939): *„Science does not need mysticism and mysticism does not need science, but man needs both".*[26] Über die enge Verbindung zwischen wissenschaftlicher Rationalität und Mystik schreibt Willigis Jäger: *„Dabei gibt es Formen des Verstehens, die über unsere Logik und Rationalität hinausgehen und daher die Möglichkeit bieten, Wirklichkeitsdimensionen zu erschließen, die zwar unserem Intellekt verschlossen, einer spirituellen Erfahrung aber zugänglich sind. Gute Naturwissenschaftler haben das begriffen. Sie akzeptieren die Beschränktheit des logisch-rationalen Zugangs und entdecken die Mystik als Chance zum besseren Verstehen des Kosmos. Aufgrund dieser Einsicht in die Komplexität der Wirklichkeit und ihrer Fähigkeit zur Thematisierung derselben ist die Naturwissenschaft umgekehrt in der Lage, der mystischen Spiritualität Bilder und Begriffe zu liefern, mittels derer sie sich artikulieren und selbst verstehen kann."*[27] Und der amerikanische Physiker Gary Zukav (*1942), der im subatomaren Bereich forscht, schreibt: *„Falls die zeitgenössische Physik Bohms oder eine ähnliche Physik in Zukunft zur Hauptrichtung der Physik werden sollte, könnten die Weltsichten des Ostens und des Westens in außerordentlicher Harmonie ineinander übergeben. Seien Sie nicht überrascht, wenn die Vorlesungsverzeichnisse über Physik im 21. Jahrhundert Vorlesungen über Meditation enthalten."*[28]

Durch den Einsatz energetisch-informatorischer Prinzipien bieten sich ganz neue therapeutische Möglichkeiten: Rückbildungen von bislang als unheilbar geltenden degenerativen Erkrankungen, die Regeneration von nicht mehr funktionstüchtigen Organen, ja selbst das Nachwachsen von verloren gegangenen Organen sind in diesem Zusammenhang denkbare Optionen. Mehr denn je wird es in der Medizin des 21. Jahrhunderts auf den direkten Kontakt zwischen Arzt und

---

[26] Quelle: Fritjof Capra, „The Tao of Physics: An Exploration of the Parallels Between Modern Physics and Eastern Mysticism"

[27] Quelle: Willigis Jäger: Die Welle ist das Meer, Seite 42

[28] Quelle: Gary Zukav: Die tanzenden Wu Li Meister, Hamburg 1997, S. 351

Patient im Sinne der erfolgreichen Kommunikation zweier „Energiewesen" ankommen. Freilich wird es eine Übergangszeit zwischen „alter" und „neuer" Medizin geben: Die aurachirurgische Vorbereitung eines Patienten, der sich in der Folge einer konventionellen schulmedizinischen Operation unterzieht, führt zu einem komplikationsfreien postoperativen Verlauf. Ebenso können postoperative aurachirurgische Maßnahmen durchgeführt werden, beispielweise wenn eine Schraube aus der schulmedizinisch angebrachten Metallschiene am Unterschenkel vorsteht und Schmerzen verursacht: Durch das virtuelle Eindrehen der Schraube in der Aura lässt sich die energetische Wirkung und damit auch die Symptomatik entsprechend aurachirurgisch nachhaltig reduzieren.

Gestaltung der Welt

Der Geist gestaltet die Welt. Ulrich Warnke beschreibt die Situation folgendermaßen: *„Geist und Seele verfügen über universale Energien und Informationen und verwandeln sie in messbare Kräfte. Die Welt ist nicht gegeben, sondern wir machen die Welt zur Welt, wie wir sie wahrnehmen. Keine Eigenschaft kann getrennt von allen anderen Eigenschaften in einem Organismus geändert werden, denn jede dieser Eigenschaften ist untrennbar mit allen anderen verbunden. Eine Veränderung an einem Punkt zieht daher die Veränderung aller anderen Punkte nach sich. Der immens große Reichtum an Verknüpfungen lässt das System selbst entscheiden, welche Optimierung jeweils vorgenommen wird."*[29] Unter diesem Aspekt sind die Selbstheilungskräfte zu betrachten, die im Rahmen der Aurachirurgie als Prozess aktiviert werden. Ulrich Warnke schreibt weiter: *„Dabei spielt der Geist die zentrale Rolle, denn aus der Energie des Geistes wird Materie, oder anders formuliert: Alle Materie ist aus geistiger Energie entstanden. Materie an sich gibt es nicht. Nach dem Äquivalenzprinzip von Einstein $E=m*c^2$ kann nicht nur Energie aus Masse entstehen, sondern umgekehrt die Masse entsteht aus der Energie."*

So abstrakt die Einstein'sche Äquivalenzformel $E=m*c^2$ zunächst für viele erscheint, so bedeutsam und selbstverständlich ist sie für unser alltägliches Leben. Es gilt sich dieses Umstandes klar zu werden, dann sind Materialisierungen aus geistigen Energien plötzlich nichts Besonderes, sondern natürlicher und völlig normaler Bestandteil des Daseins. Gerade auch diejenigen Schulmediziner, die in ihrem morphologisch-deterministischen Denken Körper und Geist als voneinander getrennte Instanzen wahrnehmen, realisieren, dass Materie und Geist eins sind und ineinander umwandelbare physikalische Größen darstellen.

---

[29] Quelle: Ulrich Warnke: „Quantenphilosophie und Interwelt", 2013

Aus dieser Erkenntnis gewinnt dann auch der Begriff der „Geistheilung" eine ganz neue Bedeutung.

In der christlichen, aber auch in fast allen anderen Schöpfungsgeschichten können wir die Reihenfolge exemplarisch verfolgen. Zuerst ist die Idee, der Gedanke, das Wort oder der Ton, und dann erst kommt es zur Verkörperung. Der österreichische Arzt Rüdiger Dahlke (*1951) schreibt: *„Der Ausdruck aus dem Johannesevangelium ‚Am Anfang war das Wort, und das Wort war bei Gott (Johannes 1,1)' und weiter ‚das Wort ward Fleisch (Johannes 1,14)' gibt die Reihenfolge vor. Denkt man in Hierarchien, wäre also dem Geistig-Seelischen durchaus die erste Stelle vor dem Körper zuzubilligen. In der Auseinandersetzung mit Krankheit bewährt es sich trotzdem, beide als annähernd gleichwertig zu betrachten und jedenfalls nicht der nachgeordneten körperlichen Ebene den Vorzug oder gar einen Alleinvertretungsanspruch einzuräumen. So wenig wie Körper und Seele im Leben wirklich zu trennen sind, so wenig bewährt es sich in der Medizin."*[30]

C.G. Jung schreibt dazu: *„Ich glaube, dass Heilen auf nicht materiellem Weg, durch geistige Methoden, eine Zukunft ungeahnter Möglichkeiten hat. Und ich glaube, dass ihr Bereich allmählich über das, was wir heute, zu Recht oder Unrecht, als funktionell bezeichnen, hinauswachsen und auch alles Organische umschließen wird. Ich sehe die Morgenröte einer neuen Zeit vor mir aufleuchten, in der man gewisse chirurgische Eingriffe, z.B. an inneren Gewächsen, als bloße Flickarbeit ansehen wird, voller Entsetzen, dass es überhaupt einmal ein so beschränktes Wissen um Heilmethoden gab. Dann wird kaum noch Raum sein für althergebrachte Arzneimittel. Es liegt mir fern, die moderne Medizin und Chirurgie irgendwie herabzusetzen, ich hege im Gegenteil große Bewunderung für beide. Aber ich habe Blicke tun dürfen in die ungeheuerlichen Energien, die der Persönlichkeit selbst innewohnen, und solche außerhalb liegenden Quellen, die unter gewissen Bedingungen durch sie hindurchströmen und die ich nicht anders als göttlich bezeichnen kann. Kräfte, die nicht allein funktionelle Störungen heilen können, sondern auch organisch bedingte, die sich als bloße Begleiterscheinungen seelisch-geistiger Störungen herausstellten."*

---

[30] Quelle: Rüdiger Dahlke, „Krankheit als Symbol"

Kapitel 2
Terminologie

„Materie", „Energie", „Seele", „Geist", „Bewusstsein", „Information", und „Kommunikation" bilden die Grundlage der Aurachirurgie. Dabei unterliegen diese Begriffe sehr unterschiedlichen Interpretationen, weshalb es wichtig ist, sie im Sinne der Aurachirurgie möglichst prägnant zu definieren und in ihrem spezifischen Verständnis abzugrenzen.

Materie

Materie (von lateinisch materia = Stoff, Thema, Ursache) ist eine Bezeichnung für die Substanz, aus der alle Dinge der Welt bestehen, unabhängig von ihrer Erscheinungsform. Die nähere Bestimmung dieses allgemeinen Begriffs prägt die Naturbetrachtung in Physik und Philosophie seit ihren Ursprüngen und ist bis heute Gegenstand von Erklärungsversuchen.

Das Primat der Materie gegenüber dem Bewusstsein ist das Fundament des „Materialismus". Im „Dualismus" werden sowohl Geist als auch Materie als unabhängig voneinander existierend anerkannt. René Descartes (*1596; †1650) geht bei der Betrachtung des Leib-Seele-Problems davon aus, dass beide aufeinander einwirken können. Gottfried Wilhelm Leibniz (*1646; †1716) geht noch einen Schritt weiter und lehnt eine Interaktion zwischen Geist und Körper ab. Der „Monismus" ist die philosophische oder metaphysische Position, wonach sich alle Vorgänge und Phänomene der Welt auf ein einziges Grundprinzip zurückführen lassen. Der Monismus bezieht damit die Gegenposition zum Dualismus und Pluralismus.

Die Aurachirurgie folgt dem monistischen Ansatz, indem Geist und Materie eine Einheit bilden und nach der Einstein'schen Äquivalenzformel sogar ineinander überführt werden können. Ulrich Warnke schreibt: *„Die enge Verflechtung zwischen Materiellem und Geistigem zeigt sich bereits bei einer genauen Analyse von Materie im subatomaren Bereich. Von einem Atom ist nur 10^{-9} des beanspruchten Raumes tatsächliche Materie in Form des Zellkerns und der umgebenden Elektronen, der Rest des Raums ist leer bzw. durch das Quantenfeld durchströmt. Übertragen auf den menschlichen Körper als materielles Objekt bedeutet dies, dass 99,99% aus dem leeren Raum des Informationsfeldes = Quantenfeldes bestehen. Würde man diesen Raum zwischen Atomkern und Elekt-*

ronen und zwischen den Atomen entfernen, würde der menschliche Körper auf wenige Mikrometer Körpergröße zusammenschrumpfen."[1]

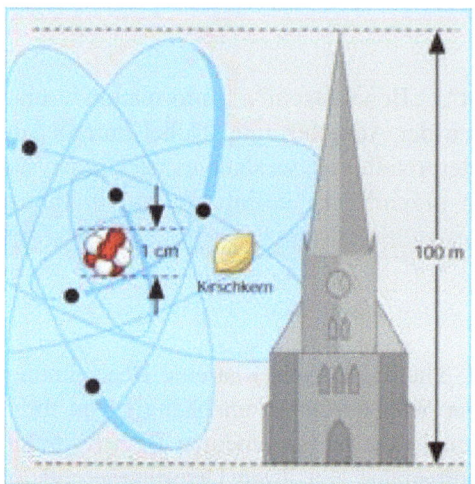

Abb. 2.1: *Größenverhältnisse zwischen Zellkern und Elektronenhülle*

Provozierend formuliert bedeutet dies: Während sich die Schulmedizin mit 0,01% der Materie befasst, um wie viel umfassender wird dann die Medizin des 21. Jahrhunderts, die sich mit den restlichen 99,99% beschäftigt. Willigis Jäger schreibt: *„Unser Körper ist so leer wie interstellarer Raum. Der Körper ist zusammengesetzt aus Atomen und subatomaren Teilchen, die mit Lichtgeschwindigkeit erscheinen und verschwinden, kollidieren und sich neu verbinden. Sie sind keine materiellen Objekte, auch wenn sie uns für weniger als einen Augenblick so erscheinen. Wir sind fluktuierende Energie in einem Feld von Energie, das uns umgibt. Wenn wir unseren Körper sehen könnten, wie er wirklich ist, würden wir eine gähnende Leere erkennen. Jedes Atom ist ein vollkommenes Solarsystem für sich, ein leerer Raum mit einigen Punkten und elektrischen Entladungen. Leerheit ist der eigentliche Grund unseres Seins und des Seins überhaupt. Leerheit aber ist nicht nichts. Sie ist vielmehr höchstes Bewusstsein, das sich im materiellen Körper ausdrückt. Der Körper kommt und geht, aber Bewusstsein bleibt für immer. Es ist jenseits von Raum und Zeit."[2]*

Der deutsche Physiker, Nobelpreisträger von 1918 und Begründer der Quantenphysik Max Planck (*1858; †1947) stellte bereits in seinem 1944 gehaltenen

---

[1] Quelle: Ulrich Warnke: „Quantenphilosophie und Interwelt", 2013

[2] Quelle: Willigis Jäger, „Wohin unsere Sehnsucht führt"

Vortrag über „Das Wesen der Materie" fest: *„Als Physiker sage ich Ihnen nach meinen Erforschungen des Atoms dieses: Es gibt keine Materie an sich! Alle Materie entsteht und besteht nur durch die eigene Kraft, welche die Atomteilchen in Schwingung bringt und sie zum winzigsten Sonnensystem des Atoms zusammenhält. Wir müssen hinter dieser Kraft einen bewussten intelligenten Geist annehmen. Dieser Geist ist der Urgrund aller Materie! Nicht die sichtbare, aber vergängliche Materie ist das Reale, wahre Wirkliche, sondern der unsichtbare, unsterbliche Geist ist das Wahre. Da es aber Geist an sich allein ebenfalls nicht geben kann, sondern jeder Geist einem Wesen gehört, müssen wir zwingend Geistwesen annehmen."*[3]

Der deutsche Autor Armin Risi (*1962) schreibt: *„Die materialistische Theorie ist unhaltbar, denn Verbindungen von Aminosäuren, Proteinmolekülen, Kohlenhydraten, Fetten usw. bilden zwar organische Materie, aber keine Lebewesen. Wären Lebewesen ein Produkt von Materie, müsste es möglich sein, im Labor aus chemischen Elementen zumindest ein keimfähiges Samenkorn zu produzieren. Man weiß bis ins Detail, aus welchen Bestandteilen ein Samenkorn besteht, aus dem wiederum Pflanzen wachsen. Das Entstehen von Proteinen und Enzymen hat noch nichts mit dem Entstehen von Lebewesen zu tun. Ein synthetisch hergestellter Proteinstrang ist tote organische Materie, und Millionen von Proteinsträngen ebenso. In einem toten Körper sind diese chemischen Elemente allesamt noch vorhanden, doch sind sie nicht mehr in der Lage, zusammenzuarbeiten wie zuvor. Das zeigt, dass nicht die Proteine und Enzyme das Leben hervorbringen. Wenn ein Körper tot ist, fällt die körperliche Struktur zusammen, und das Einzelleben der im Körper vorhandenen Bakterien nimmt überhand. Diese Mikroorganismen waren auch schon im Körper anwesend, als er noch lebendig war, aber irgendeine geheimnisvolle Lebenskraft hatte sie so koordiniert, dass sie dem Leben des Gesamtkörpers dienten. Der Körper an sich hat diese Kraft nicht, vielmehr ist er von dieser Lebenskraft abhängig, die demnach nicht einfach ein Mechanismus des Körpers ist. Die Annahme, organische Materie bringe irgendeinmal ‚Leben' und beim Menschen als Nebenprodukt Bewusstsein hervor, steht also im Widerspruch zu jeder Beobachtung und Logik. Es ist eine höhere, nichtphysische Lebenskraft, die den Körper formt, indem sie bewirkt, dass sich alle Einzelteile (Atome, Proteine, Enzyme usw.) zu einem Ganzen zusammenfügen. Das Ganze ist mehr als die Summe seiner Bestandteile, denn das Ganze beruht auf einer übergeordneten Struktur, die nicht einfach aus einer zufälligen Kombination der einzelnen Teile entsteht. Der einfache Beweis hierfür ist, dass der Körper sogleich in einen unumkehrbaren Zerfallsprozess übergeht,*

---

[3] Quelle: Max Planck, in : Zeitschrift für Erfahrungsheilkunde, Heft 12/90, S. 807

wenn diese Kraft nicht mehr anwesend ist."[4] Zusammenfassend lässt sich sagen: Es verhält sich so ähnlich wie bei einer Uhr: Wenn man eine Uhr in ihre Einzelteile zerlegt, die Zahnräder und deren Ineinanderwirken studiert, die Zeiger betrachtet, und am Ende zu wissen glaubt, was Zeit sei. Letztlich lässt sich das Phänomen „Leben" an sich nicht definieren. Alles, was wir wahrnehmen, sind stets nur die Auswirkungen dieses Lebens.

Masse- und Energieerhaltungssatz: Interessante Hinweise auf die Aura und deren Verhalten als Masse liefern verschiedene wissenschaftliche Untersuchungen. Der US-amerikanische Arzt Duncan MacDougall (*1866; †1920) versuchte das „Gewicht der Seele" durch Wiegen sterbender Patienten zu bestimmen. Nach MacDougall's Vorgehen und seinen Ergebnissen präsentierte der mexikanische Regisseur Alejandro González Iñárritu (*1963) 2003 seinen Film „21 Gramm". Dr. Klaus Volkamer (*1939), ein deutscher Chemiker, untersucht seit Jahren mit digitalen Hochpräzisionswaagen das gleiche Phänomen bei Menschen im Schlaf und kommt zu folgenden Ergebnissen: Ab Schlafbeginn verliert der Mensch fortlaufend an Gewicht, was insbesondere durch den Wasserverlust mit der Atemluft zusammenhängt. Wird der Mensch wach, bleibt dieser kumulierte Gewichtsverlust jedoch nicht erhalten, sondern das Gewicht nimmt in der Phase des Erwachens wieder zu. Die Messexperimente werden als Beweis für die Feinstofflichkeit gesehen, indem der Aurakörper im Schlaf aus dem Körper entweicht und bei Erwachen wieder in den Körper zurückkehrt. Aura hat somit ein Eigengewicht und kann im Sinne der Einstein'schen Äquivalenzformel von Masse und Energie $E=m*c^2$ erklärt werden. Der Masseerhaltungssatz bedeutet, dass die zuvor verschwundene Energie in Form der abgewanderten Aura sich als Masseverlust manifestiert und nach Rückeintritt in den Körper wieder zur identischen Massezunahme führt. Aurachirurgie postuliert, dass die Energie, die der Arzt durch Fokussierung seiner Aufmerksamkeit auf den Patienten richtet, nicht einfach verschwindet, sondern sich in gezielter Form manifestiert, sei es durch Energieaufnahme oder durch Materialisierung gemäß der Formel $E=m*c^2$. Denkbar ist in diesem Zusammenhang die Materialisierung als Knorpelsubstanz in Gelenken, die der Arzt energetisch intendiert und mit den im Folgenden beschriebenen Methoden im Patienten umsetzt. „Out-of-body"-Erfahrungen zeigen einen weiteren Aspekt dieser Erkenntnis: Geist bzw. Aura entfernen sich vom Körper und betrachten das Geschehen von außen, was z.B. klinisch tote Menschen berichten, nachdem sie wieder ins Leben zurückgeholt wurden. Sie schildern, wie sie sich aus einer erhöhten Position als Körper haben liegen sehen und beobachten konnten, wie das Reanimationsteam ihren Körper bearbeitete. In der

---

[4] Quelle: Armin Risi, „Ihr seid Lichtwesen", Seite 120

Hirnforschung wird eine solche Schilderung nur als „fehlerhafte neuronale Verschaltung auf Grund von Sauerstoffmangel" abgetan, ohne dem Phänomen eine übergeordnete geistige Ebene zuzugestehen.

Masseänderungen während einer aurachirurgischen Therapie: Dr. Klaus Volkamer wies zusammen mit Gerhard Klügl nach, dass es während einer aurachirurgischen Behandlung fortlaufend zu Gewichtsveränderungen beim Patienten kommt, die nicht durch Flüssigkeitsverlust in der Atemluft erklärbar sind. Auch ein systematischer Messfehler kann ausgeschlossen werden.

Die folgende Abbildung zeigt, wie nach jedem Behandlungsteilschritt (Auflösung verschiedener karmischer Muster) Gewichtsveränderungen unterschiedlicher Ausprägung auftreten, ausgehend von einem initial gemessenen Nullpunkt. Auch die zu erwartende physiologische Gewichtsabnahme durch Flüssigkeitsverlust in der Atemluft ist eingezeichnet. Erklärt wird das Phänomen der unterschiedlichen Gewichtsveränderungen durch geistig-materielle Umwandlungen gemäß der Formel $E=m*c^2$, die durch die Behandlung in der Aura ausgelöst werden.

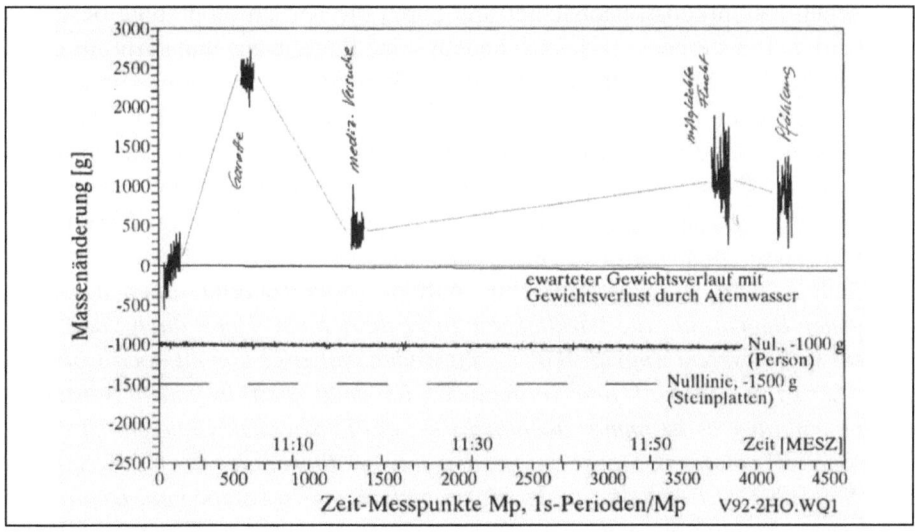

Abb. 2.2: Messungen nach Dr. Klaus Volkamer: Interessanterweise verändern sich die Gewichte im Rahmen der einzelnen Behandlungsschritte einmal nach oben, dann wieder nach unten. Bislang ist unbekannt, warum manche Behandlungen zu Gewichtszunahmen, andere wiederum zu Gewichtsabnahmen führen.

Energie

Energie ist eine fundamentale physikalische Größe, die in allen Teilgebieten der Physik sowie in der Technik, Chemie, Biologie und der Wirtschaft eine zentrale Rolle spielt. Ihre Einheit ist Joule. Energie ist die Größe, die aufgrund der Zeit-invarianz der Naturgesetze erhalten bleibt, das heißt, die Gesamtenergie eines abgeschlossenen Systems kann weder vermehrt noch vermindert werden (Ener-gieerhaltungssatz).

Energie und Geist sind in der Aurachirurgie äquivalente Größen: Energie ist Geist, Geist ist Energie. *„Energie fungiert als der Übermittler von Information an die Materie, Information ist durch Strukturierung verschlüsselte Energie."*[5] Empfänger der Energie ist die Zelle mit ihrem Energiekörper als energetischem Äquivalent, im weiteren Prozess die DNS, die von den in der Energie enthalte-nen Informationen gesteuert wird.

Energien steuern den Organismus und bestimmen unser Leben. Und doch sind nicht alle Energieformen messbar oder für jeden sichtbar, sondern können im Fall der Aura nur in ihrer Wirkung, beispielsweise in der Heilung oder in der asiatischen Kampfkunst, beobachtet und durch die Kirlianfotographie beschrie-ben werden. Ein sterbender Mensch haucht seine Energie aus und stirbt für einen Außenstehenden von der einen zur anderen Sekunde. Es ist dieser kurze finale Moment, in dem man erkennt, dass aus einem lebenden Mensch ein Toter geworden ist, obwohl sich an den organischen Strukturen morphologisch nichts geändert hat. Diese Unvermittelbarkeit des Aushauchens von Leben und der unmittelbare Übergang in den Tod machen stutzig und demütig, lassen aber erkennen, dass hier Energien im Spiel sind, die nach schulmedizinischem Verständnis nicht zu begreifen sind. Willigis Jäger schreibt: *„Leben ist ein geeigneter Begriff, um die Wirklichkeit zu kennzeichnen. Denn auch das Leben entzieht sich unserem Zugriff. Wir wissen weder, woher es kommt noch wohin es geht. Leben ist überall und nirgendwo. Es zeigt sich in jedem einzelnen Lebewesen, aber es ist immer auch mehr als ein Lebewesen. Genauso ist es mit der Ersten Wirklichkeit. Sie ist da, ist aber nur greifbar in der Form, die sie sich gibt. Sie selbst ist Leerheit, die der Form bedarf, um zu erscheinen. Denn ohne die Leerheit könnte es auch keine Form geben, da die Form immer Form der Leerheit ist. Genauso ist es mit dem Leben: Das Leben ist in jedem Lebewesen, denn ohne Leben wäre ein Lebewesen kein Lebewesen. Aber das Leben geht nie*

---

[5] Quelle: Bruce Lipton, *„Intelligente Zellen"*

in einem bestimmten Lebewesen auf. Es ist immer größer als das einzelne Wesen. Es kommt und geht mit den Lebewesen und bleibt doch unfassbar."[6]

Biologische Systeme besitzen eine Vielfalt von elektrischen, magnetischen und elektromagnetischen Feldern bzw. werden von diesen Feldern beeinflusst, ohne deren Einbeziehung weder Gesundheit noch Krankheit in befriedigender Weise erklärt werden können. Jeder Versuch, die Funktionen und Reaktionen in einem biologischen System allein auf der Grundlage von zufälliger thermischer Bewegung erklären zu wollen, ignoriert die vielfältigen und tief greifenden Einflüsse der elektrischen, magnetischen und elektromagnetischen Felder und ist deshalb unvollständig. In der Schulmedizin ist der Begriff der Energie nur im Zusammenhang mit der Energiegewinnung durch Mitochondrien üblich. Die Wirkung elektrischer, magnetischer und elektromagnetischer Felder, die jeden Organismus umgeben und durchdringen, ist zwar grundsätzlich bekannt, wird aber zu wenig beachtet. So werden bis heute Fachpublikationen über die Auswirkung von Handystrahlen „nur" im Zusammenhang mit der Entwicklung von thermischer Energie erwähnt, entsprechende elektrische oder gar elektromagnetische Wirkungen aber außer Acht gelassen. Vorgänge wie die Zellteilung benötigen eine Form einer übergeordneten Signalübermittlung, die die gezielte, vollständige und fehlerfreie Zellverdoppelung steuert. Allein durch thermische Prozesse lässt sich dieser komplexe Vorgang nicht hinreichend erklären. Folglich müssen eine oder mehrere übergeordnete Steuerungsebenen existieren, um die hohe Präzision und Komplexität der Vorgänge in lebenden Organismen zu steuern. Die Forschungsergebnisse der letzten Jahrzehnte legen es nahe, dass die nächst höhere Steuerungsebene kohärenter elektromagnetischer Natur ist. Zwar verwendet die Schulmedizin Elektromagnetismus im Rahmen der bildgebenden Diagnostik der Kernspintomographie, eine Anerkennung im Sinne einer Steuerungsinstanz für den menschlichen Organismus fehlt jedoch bislang. In der Aurachirurgie stehen insbesondere Wechselwirkungen zwischen elektromagnetischen Feldern im Zentrum des Interesses, wo sich Organismen untereinander austauschen bzw. miteinander kommunizieren.

Energiesignatur: Jeder Mensch, ja selbst jedes Organ, trägt eine spezifische Energiesignatur, mit der er mit seiner Umgebung in Kontakt tritt, wie dies im Kapitel der „Energiesteuerung" noch erläutert wird. Unterschiedliche Energiesignaturen verschiedener Menschen treten miteinander in Wechselwirkung, ergänzen sich, ziehen sich an oder stoßen sich ab. Wir kennen dieses Phänomen im Bereich der Mutter-Kind-Beziehung, in der eine nonverbale Kommunikation über energetische Verbindungen stattfindet. Eine Mutter spürt, wenn das Kind

---

[6] Quelle: Willigis Jäger: Die Welle ist das Meer, Seite 83

nachts unruhig wird, lange bevor es zu schreien beginnt (Ammenschlaf). Energiesignaturen sind individuell spezifisch, unterliegen aber situations- und befindlichkeitsabhängigen Variationen.

Energetische Symptomvielfalt: Symptome korrelieren typischerweise nicht streng mit den organisch objektivierbaren Befunden z.B. im Rahmen von bildgebenden Verfahren, sondern können nur durch ein übergeordnetes energetisches Muster erklärt werden. Zwar ist davon auszugehen, dass z.B. schwere arthrotische Veränderungen der Schulter in der Regel zu größeren Beschwerden führen als leichte, doch ist man als Arzt vielfach überrascht, dass objektiv ausgeprägte organische Befunde im Computertomogramm nur geringe Schmerzsymptomatik verursachen. Umgekehrt ist zu beobachten, dass objektiv harmlose organische Befunde im Computertomogramm massive Schmerzsymptomatik verursachen. Das Gleiche erlebt der Pathologe, wenn er bei der Untersuchung eines Verstorbenen erkennen muss, dass manchmal nur diskrete Veränderungen an Organen zum Tod führen, während andere Patienten erst nach geradezu vollständiger Zerstörung der gleichen Organe versterben. Offensichtlich besteht eine deutliche Diskrepanz, die sich mit rein organisch-biologischen Denkschemata nicht wirklich befriedigend erklären lassen. Die vielfältigen Paradoxons imponieren im klinischen Alltag immer wieder und bieten einen Hinweis darauf, dass es interindividuelle Variabilitäten der energetischen Aktivitäten des jeweiligen Organs geben muss, die für dieses Phänomen mit verantwortlich sind. Auch therapeutische Erfolge der Aurachirurgie korrelieren nicht zwingend mit dem Umfang des organischen Befundes an den behandelten Organen. Steht die geistige Dimension der Erkrankung im Vordergrund, bei nur gering ausgeprägtem morphologischem Befund, so kann es lange dauern, bis sich der morphologische Therapieerfolg nach einer aurachirurgischen Intervention einstellt, weil die geistige Umprogrammierung und Problemlösung Zeit erfordert. Steht dagegen eher die körperliche Dimension der Erkrankung im Vordergrund, bei nur gering ausgeprägter geistiger Belastung, so kann sich der Therapieerfolg nach einer aurachirurgischen Intervention sehr schnell oder gar unmittelbar in einer Änderung der Morphologie darstellen. Das bedeutet: Hat es der Arzt mit einem eher diskreten körperlichen Befund zu tun, heißt das deshalb nicht automatisch, dass auch der Geist nur diskret erkrankt ist, und umgekehrt. Aurachirurgisch operierte Gallensteine können sonographisch nach einem halben Jahr verschwunden sein oder auch nicht, in Abhängigkeit von der zugrunde liegenden geistigen Dimension. Entscheidend ist, dass sie nach einer aurachirurgischen Intervention nicht mehr energetisch aktiv sind und keine klinischen Beschwerden mehr machen. In vielen Fällen bleiben die Gallensteine dauerhaft bestehen und zeigen sich weiterhin in den bildgebenden Untersuchungen, verursachen jedoch keine Symptome, weil sie energetisch nicht aktiv sind.

Phantomschmerzen auf Grund von Gliedmaßenamputationen sind der Schulmedizin seit langem bekannt. Typischerweise kann der Betroffene einzelne Partien wie z.B. Zehen als schmerzhaft exakt an jenen „virtuellen" Stellen und somit in seiner Aura lokalisieren, wo sie tatsächlich früher vorhanden waren. Die Medizin spricht hier von einer Somatotopie der Schmerzsymptomatik. Als Somatotopie bezeichnet man die Abbildung von Körperregionen bzw. -strukturen auf bestimmte Nervenzellareale des Gehirns. Erklärbar ist dieses Phänomen durch eine energetische Repräsentation des amputierten Organs. Das Gleiche gilt für innere Organe wie z.B. schulmedizinisch entfernte Ovarien oder Nieren, die postoperativ in vielen Fällen energetisch weiterhin bestehen bleiben.

Seele

Der Begriff „Seele" stammt vom germanischen Wort „saiwaz" (See) und geht auf den Glauben zurück, dass die Seelen der Menschen vor bzw. nach der „Verkörperung" in Seen leben. Seele hat vielfältige Bedeutungen, je nach den unterschiedlichen mythischen, religiösen, philosophischen oder psychologischen Traditionen und Lehren, in denen er vorkommt. Im heutigen Sprachgebrauch ist oft die Gesamtheit aller Gefühlsregungen und geistigen Vorgänge beim Menschen gemeint. In diesem Sinne ist Seele weitgehend mit dem Begriff Psyche synonym. Seele kann aber auch ein Prinzip bezeichnen, von dem angenommen wird, dass es diesen Regungen und Vorgängen zugrunde liegt, sie ordnet und auch körperliche Vorgänge herbeiführt oder beeinflusst.

Die Seele ist hinsichtlich ihrer Existenz vom Körper und damit auch dem physischen Tod unabhängig und unsterblich. Seele ist somit ewig, unendlich und unabhängig von Zeit und Raum. Sie bildet eine direkte Verbindung zwischen den Menschen und dem Schöpfer und trägt sein Wissen in sich. Die Seele befindet sich in ständiger Veränderung und Entwicklung. Sie projiziert sich über den Geist in das Bewusstsein.

Die Seele ist frei von irdischen Interessen. Sie ist an Frieden und Freiheit interessiert, was bei Patienten immer wieder beobachtet werden kann, wenn man auf den Kern und die Essenz ihres Seelenlebens kommt. So unnahbar, schwierig und machtorientiert viele Menschen auf den ersten Blick wirken, so empfindsam und letztlich friedfertig sind sie letzten Endes, sobald man auf den Grund Ihres Seelenlebens geht. Die Seele will niemanden bevormunden, sie ist großzügig und tolerant. Während das Ego häufig machtorientiert agiert und für seinen Weg kämpft, dogmatische Wege verfolgt und die Betonung auf das Materielle legt, mit allen Implikationen wie Begierde, Scham und Entfremdung, ist die Seele von derlei Motiven frei. Insbesondere im Rahmen der Auflösung der im

Folgenden beschriebenen karmischen Muster offenbart sich die Seele in der Aurachirurgie.

Die Seele ist der Antrieb zum Leben. C.G. Jung beschreibt die Seele als *„das lebendige Ding, das wir deutlich oder undeutlich als Grund für unser Bewusstsein verspüren oder als die Atmosphäre unseres Bewusstseins".* Er schreibt: *„Beseeltes Leben ist lebendiges Wesen. Seele ist das Lebendige im Menschen, das aus sich selbst lebende und Leben verursachende. Die Seele verführt die nicht leben wollende Trägheit des Stoffes mit List und spielerischer Täuschung zum Leben. Sie überzeugt von unglaubwürdigen Dingen, damit das Leben gelebt werde. Sie ist voll von Fallstricken und Fußangeln, damit der Mensch zu Fall komme, die Erde erreiche, sich dort verwickle und daran hängen bleibe, damit das Leben gelebt werden, wie schon Eva im Paradies es nicht lassen konnte, Adam von der Güte des verbotenen Apfels zu überzeugen. Wäre die Bewegtheit und das Schildern der Seele nicht, der Mensch würde in seiner größten Leidenschaft, der Trägheit, zum Stillstand kommen."*

Der Theologe Wunibald Müller (*1950) schreibt hierzu: *„Die Seele ist nichts Statisches. Sie wohnt nicht einfach nur in einem selbst, führt nicht nur ein beschauliches und ruhiges Leben. Sie ist vielmehr etwas Lebendiges und Dynamisches. Sie agiert im Hintergrund, ohne dass man sie direkt beeinflussen kann. Der Patient kann diese Kraft nicht eindeutig beschreiben oder gar fassen. Aber er spürt, dass sie machtvoll wirkt und die Zügel seines Lebens in den Händen hält."* Im Rahmen von aurachirurgischen Behandlungen, insbesondere bei der Auflösung karmischer Muster, wird dieser Sachverhalt immer wieder offenbar, wie dies an den Therapien von Eiden und Gelübden noch beschrieben wird. Dass die Seele nichts Statisches ist, sondern ein „lebendiges Ding", entspricht auch der biblischen Sicht der Seele. Die Bibel bezeichnet die Seele als das Leben und die Lebendigkeit des Menschen. Das Alte Testament beschreibt die Seele als den „Lebenshauch" bzw. die Lebenskraft. Der berühmte Benediktinerpater Anselm Grün (*1945) sagt: *„Die Seele erst macht den Menschen ganz zum Menschen. Wir sollten dankbar sein, wenn die Seele sich zu Wort meldet. Die Seele meldet sich aber nicht nur in frommen Gedanken zu Wort, sondern oft in einer Krankheit. Die Depression ist häufig ein Hilfeschrei der Seele gegen die Wurzellosigkeit unseres Lebens. Wenn ich die Wurzeln verloren habe, die meinem Lebensbaum Kraft und Saft schenken, dann verdorre ich innerlich."* [7]

Die Seele behält immer etwas Geheimnisvolles und ist nach logisch-rationalem Verständnis nicht zu fassen, was die Aurachirurgie in ihren Therapien in spezieller Weise berücksichtigt, indem sie ihre Methoden und Verfahren zu keinem

---

[7] Quelle: Anselm Grün, Wunibald Müller: Was ist die Seele?, Kösel Verlag

Zeitpunkt nach logisch-rationalen Aspekten zu erklären versucht. Wunibald Müller schreibt weiter: „*Die Seele ist die Instanz, die den Menschen empfänglich und empfindlich macht für das Geheimnisvolle. Sie ist zugleich die Instanz in uns, die darum bemüht ist, dass das Geheimnisvolle in unserem Leben erfahrbar wird, wir Interesse am Geheimnisvollen haben. Unsere Seele wird traurig, fühlt sich nicht wohl, wenn in unserem Leben das Geheimnisvolle zu kurz kommt, immer mehr zurückgeht, immer mehr ersetzt wird durch Banales und Pseudoge-heimnisvolles*“.

Der Arzt erkennt, dass es unerklärliche Phänomene gibt, die das Geheimnisvolle in sich tragen, und dass erst diese geheimnisvollen Inhalte zur Lösung für den Patienten beitragen. C.G. Jung schreibt dazu in seinen Erinnerungen: „*Es ist wichtig, dass wir ein Geheimnis haben und die Ahnung von etwas nicht Wiss-baren. Es erfüllt das Leben mit etwas Unpersönlichem, einem Numinosum. Wer das nicht erfahren hat, hat Wichtiges verpasst. Der Mensch muss spüren, dass er in einer Welt lebt, die in einer gewissen Hinsicht geheimnisvoll ist, dass in ihr viele Dinge geschehen und erfahren werden können, die unerklärbar bleiben, und nicht nur solche, die sich innerhalb der Erwartung ereignen. Das Uner-wartete und das Unerhörte gehören in diese Welt. Nur dann ist das Leben ganz. Für mich war die Welt von Anfang an unendlich groß und unfasslich.*“ In der Aurachirurgie geht es darum, die unsichtbare Seele im Sichtbaren zu entdecken, sie quasi durchsichtig zu machen. Das Ziel besteht darin, die Seele für die Patienten spürbar werden zu lassen, ihnen ein Gefühl und eine Ahnung von der Seele zu vermitteln. Um ihr schließlich die Führung in ihrem Leben zu über-lassen, dem Wirken der Seele in ihrem Leben zu trauen, den Regungen und An-regungen der Seele zu folgen, um entsprechend in Eigenverantwortlichkeit ihr Leben zu gestalten und zu leben. Anselm Grün sagt hierzu: „*Die Seele erinnert uns daran, dass der Mensch, der uns gegenübersitzt, nicht nur diese oder jene Geschichte hat, diese oder jene Lebensmuster in sich trägt, sondern dass er eine Seele hat. Die Seele bringt mich in Berührung mit meiner Intuition. Und die Intuition sagt mir oft mehr als die genaue Beobachtung des anderen, als das analysierende Denken, das die Schilderung des Gesprächspartners auf neuroti-sche Grundmuster hin untersucht.*“[8]

Wenn die Aurachirurgie durch die im Folgenden beschriebenen Prinzipien die Seele des Menschen individuell und zutiefst persönlich in Unmittelbarkeit adres-siert, so erfüllt sie die Aufgabe, die die Religionen vielfach nicht leisten. *Denn solange die Religion nur Glaube und äußere Form und die religiöse Funktion nicht eine Erfahrung der eigenen Seele ist, so geschieht nichts Gründliches. Es*

---

[8] Quelle: Anselm Grün, Wunibald Müller: Was ist die Seele?, Kösel Verlag

sollte verstanden und akzeptiert werden, dass das „mysterium magnum" nicht an sich vorhanden ist, sondern auch insbesondere in der menschlichen Seele begründet ist und dort auch mit den dafür geeigneten Methoden aktiv gesucht und behandelt werden muss.[9]

Geist

Bezogen auf die „geistig" genannten kognitiven Fähigkeiten des Menschen bezeichnet „Geist" das Wahrnehmen und Lernen ebenso wie das Erinnern und Vorstellen sowie Phantasieren und sämtliche Formen des Denkens wie Überlegen, Auswählen, Entscheiden, Beabsichtigen und Planen, Strategien verfolgen, Vorher- oder Voraussehen, Einschätzen, Gewichten, Bewerten, Kontrollieren, Beobachten und Überwachen, die dabei nötige Wachsamkeit und Achtsamkeit sowie Konzentration aller Grade bis hin zu hypnotischen und sonstigen tranceartigen Zuständen auf der einen und solchen von Überwachheit und höchster Geistesgegenwärtigkeit auf der anderen Seite. Willigis Jäger schreibt: *„Früher waren wir der Meinung, der Körper habe im Laufe der Zeit Geist entwickelt. Intelligenz sei eine Funktion des Gehirns und des Nervensystems. Inzwischen aber wissen wir, dass es sich genau andersherum verhält. Der immaterielle Geist bewegt das Gehirn, sagt der Hirnforscher und amerikanische Nobelpreisträger John Eccles (*1903; †1997). Er hat nachgewiesen, dass es unsere Gedanken und unser Willen sind, die im Gehirn Neuroproteine aktivieren – dass sich geistige Prozesse materiell abbilden und nicht etwa Funktionen biochemisch-materieller Prozesse sind: Wenn wir einen Gedanken haben, ein Gefühl oder einen Wunsch, dann transformiert sich diese Energie als Molekül in unserem Gehirn. Mit anderen Worten: Unsere intellektuelle und emotionale Energie materialisiert sich in Gestalt dieser Neuroproteine. Sie sind gleichsam kleine Schlüssel, die nach ihrem Schlüsselloch suchen. Wenn sie das Loch in anderen Zellen gefunden haben, hat die Zelle die Nachricht empfangen, die sie braucht. Dieser Vorgang spielt sich nicht nur in unserem Gehirn ab, sondern er durchdringt den ganzen Körper. Jede Körperzelle steht in Kommunikation mit anderen Zellen. In jeder Zelle manifestiert sich ein denkender Geist."*[10]

In der Aurachirurgie beschreiben Energie und Geist synonyme Begriffe, Geist umfasst im Kontext der Aurachirurgie somit einen viel weiter gefassten Bereich als etwa nur die kognitiven Fähigkeiten eines Lebewesens. Nach Erwin Schrödinger baut der Geist die Außenwelt ausschließlich aus seinem eigenen, d.h. aus

---

[9] Quelle: Anselm Grün, Wunibald Müller: Was ist die Seele?, Kosel Verlag

[10] Quelle: Willigis Jäger: Die Welle ist das Meer

geistigem Stoff auf.[11] Schiller beschreibt in seinem Drama „Wallensteins Tod" (III, 13) den Geist. Dort sagt Wallenstein, über sich selbst reflektierend und sich selbst Mut machend, in seinem Monolog an einer Stelle: *„Noch fühl ich mich der selbe, der ich war! Es ist der Geist, der sich den Körper baut."* Mit dem Zitat bringt Schiller zum Ausdruck, dass ein Gegenstand oder eine Person in ihrer materiellen Repräsentanz nicht unmittelbar vorhanden ist, sondern vielmehr durch die Vorstellung des Betrachters als individuelle Realität wahrgenommen wird. Ulrich Warnke schreibt: *„Jeder Mensch denkt sich seine Realität selbst, ja die Materie selbst verändert sich durch den Vorgang der Wahrnehmung bzw. durch den Geist. Geist wirkt auf Materie und verändert diese."*[12] Erklärbar ist dieses Phänomen mit dem sog. „Beobachtereffekt" der Quantenmechanik, der besagt: Jede Beobachtung einer Messung verändert in einem materiellen Messsystem die Messung an sich. Der Arzt sollte entsprechend in seiner diagnostischen und therapeutischen Arbeit nicht an der Materie ansetzen, wie dies in der Schulmedizin der Fall ist, sondern am Geist, der auf diese Materie wirkt. Ist der Geist therapiert, so reguliert sich die Materie im Sinne einer „autoregulativen Gesundung" von selbst. Geist macht sich bemerkbar über Wille und Emotion, was im Glauben kulminiert und entsprechend auf die Materie wirkt.[13]

Geist ist somit allgegenwärtig und wie das Bewusstsein keineswegs nur auf das Gehirn des Menschen beschränkt. Der Geist ist das Produkt der Seele, die Seele kommuniziert über den Geist. Geist durchflutet den Raum und bewirkt Bewegung, Veränderung und Entwicklung. Aura ist geistige Energie. Geist ist die zur Materialisierung notwendige Energie. Der Geist realisiert den Zugang zur Seele und überträgt dessen Information in das Bewusstsein.[14]

---

[11] Quelle: W. Heisenberg: Erwin Schrödinger, Jahrbuch der Bayrischen Akademie der Wissenschaften 1961

[12] Quelle: Ulrich Warnke: „Quantenphilosophie und Interwelt", 2013

[13] In der Bibel steht geschrieben: „Glaube aber ist: Feststehen in dem, was man erhofft, Überzeugt Sein von Dingen, die man nicht sieht" – Hebr 11,1 EU. Und im Matthäus Evangelium steht: „Denn wer da hat, dem wird gegeben, dass er die Fülle habe; wer aber nicht hat, dem wird auch das genommen, was er hat." – Mt 25,29 LUT (Mt 13,12 LUT; Mk 4,25 LUT; Lk 8,18 LUT).

[14] Insofern gilt: „Euch ist es von Gott gegeben, die Geheimnisse des Himmelreichs zu verstehen" (Mt 13,11).

Bewusstsein

Eine allgemein gültige Definition des Begriffes ist aufgrund seines unterschiedlichen Gebrauchs mit verschiedenen Bedeutungen schwer möglich. Die naturwissenschaftliche Forschung beschäftigt sich mit definierbaren Eigenschaften bewussten Erlebens, beschränkt somit Bewusstsein auf neuronale Aktivitäten des Gehirns und schließt darüber hinaus gehende Phänomene im Sinne eines übergeordneten, universalen und somit transpersonalen Bewusstseins im Rahmen ihrer wissenschaftlichen Betrachtung aus. Vielmehr werden Zustände übergeordneten Bewusstseins als illusionäre Verkennungen und somit als neuronale Fehlverschaltungen interpretiert, die beispielsweise im Rahmen von zerebralen Minderdurchblutungen oder unter mangelhafter Sauerstoffversorgung des Gehirns vorkommen können. Das Gleiche wird für Nahtoderfahrungen[15] angenommen, in denen Patienten von Erlebnissen eines übergeordneten Bewusstseins berichten.[16]

Die Psychosomatik beschäftigt sich nicht mit der Frage nach einem übergeordneten Bewusstsein, sondern bezieht sich ausschließlich auf den Zusammenhang zwischen somatischen (körperlichen) Störungen, Symptomen oder Krankheitsbildern und der Psyche, ohne sich explizit mit der Frage nach der transpersonalen Existenz von Bewusstsein auseinanderzusetzen. Es wird angenommen, dass die Psyche starken Einfluss auf den Verlauf von verschiedenen Krankheitsbildern hat, manche sogar erst hervorrufen kann, eine darüber hinaus gehende Formulierung im Sinne einer transmentalen Dimension im Sinne der Quantenphysik bildet jedoch in der Fachliteratur keinen Schwerpunkt.

In der Neurologie wird der Begriff „Bewusstsein" im Sinne der Vigilanz verwendet, d.h. dem Grad der Wachheit eines Patienten. Ist der Patient komatös, so ist er bewusstlos bzw. nicht bei Bewusstsein. Bei Bewusstsein zu sein bedeutet in der Schulmedizin, sich seiner personalen Existenz bewusst zu sein in der Auseinandersetzung mit der Umgebung. Bewusstsein wird aber auch verstanden im Sinne der Wahrnehmung mit der Frage, ob etwas bewusst wahrgenommen wird.

Auch die Psychoanalyse des österreichischen Neurologen Sigmund Freud (*1856; †1939) befasst sich nicht schwerpunktmäßig mit einem übergeordneten transpersonalen Bewusstsein, sondern bezieht sich auf Triebe als Steuerungs-

---

[15] Wenn ein Mensch mit seinem feinstofflichen Körper den grobstofflichen Körper verlässt, wird dies Eksomatose genannt.

[16] Die Schulmedizin erklärt solche Erlebnisse als Zeichen der Hypofunktionalität eines bereits im Sterben hypoxischen Gehirns, ohne die Existenz eines übergeordneten Bewusstseins.

größen menschlicher Existenz mit den bekannten Größen von „Ich", „Es" und „Über-Ich". Nach Freud'scher Theorie offenbaren sich „psychische Fehlprogrammierungen" im Rahmen von Traumdeutungen und sind dann einer psychoanalytischen Therapie zugänglich.[17]

In der Aurachirurgie besitzt Bewusstsein eine übergeordnete Wertigkeit: Bei Bewusstsein zu sein bedeutet, mit dem transpersonalen und damit auch transrationalen Bewusstsein des Universums verbunden zu sein. Personalität auf der einen Seite im Sinne der Schulmedizin, Transpersonalität auf der anderen im Sinne der Aurachirurgie. Bewusstsein repräsentiert im Verständnis der Aurachirurgie somit viel mehr als nur die beschriebenen Eigenschaften bewussten Erlebens im Gehirn des Betrachters, sondern bezieht sämtliche Strukturen mit ein. Diese Vorstellung findet sich bereits im alten China, indem Seele und Geist in jeder Körperzelle und im gesamten Schwingungsfeld des Organismus existieren und Bewusstsein damit allgegenwärtig ist.[18] Bewusstsein lässt sich nicht grobstofflich definieren, wie es die schulmedizinische Forschung vorgibt: Es werden dort hochkomplexe neuronale Prozesse im Gehirn mittels funktioneller Kernspintomographie visualisiert und über mathematische Modelle beschrieben, in der Erwartung, damit Bewusstsein erklären zu können bzw. um Bewusstsein als eine emergente Leistung dieser Prozesse zu definieren. Folglich gibt es nach

---

[17] Bei genauerer Analyse der Lehren Freud's wird offenbar, dass sich Freud durchaus für paranormale Phänomene interessierte, er war sogar Mitglied der Society for Psychical Research. In Aufsätzen, die nur unter seinen Anhängern zirkulierten, stellte er mehrere verblüffende Beispiele von Gedankenübertragung vor, die sich kaum auf andere Weise erklären ließen als durch transpersonales Bewusstsein. Aber gleichzeitig war er bemüht, die Psychoanalyse als wissenschaftlich glaubwürdig zu etablieren. Er war sich der Tabuisierung paranorrmaler Phänomene in der institutionalisierten Wissenschaft und unter Intellektuellen generell nur allzu bewusst. Und er befürchtete, dass jede öffentliche Beglaubigung der sog. okkulten Tatsachen sich nicht nur für die Psychoanalyse, sondern auch für die von ihm so bezeichnete „mechanistische Wissenschaft" insgesamt negativ auswirken würde. Folgendes Zitat ist überliefert, das die Gedanken Freud's eindrucksvoll darstellt: „*Es ist kaum zweifelhaft, dass die Beschäftigung mit den okkulten Phänomenen sehr bald das Ergebnis haben wird, einer Anzahl von ihnen die Tatsächlichkeit zu bestätigen; es ist zu vermuten, dass es sehr lange dauern wird, bis man zu einer annehmbaren Theorie dieser neuen Tatsachen gelangt. Aber die gierig aufhorchenden Menschen werden nicht so lange warten. Von der ersten Zustimmung an werden die Okkultisten ihre Sache für siegreich erklären. Sie werden als Befreier vom lästigen Denkzwang begrüßt werden, alles, was seit den Kindertagen der Menschheit und den Kinderjahren der Einzelnen an Gläubigkeit bereitliegt, wird ihnen entgegenjauchzen. Ein fürchterlicher Zusammenbruch des kritischen Denkens, der deterministischen Forderung, der mechanistischen Wissenschaft mag dann bevorstehen.*"

[18] Die inneren Organe werden in der TCM mehr als geistig-seelisch-physische Funktionseinheiten aufgefasst denn als anatomische Form und physiologische Funktion. Wichtig ist, welchen Beitrag ein Organ zur Gesamtpersönlichkeit des Menschen leistet und welche Wechselwirkungen es mit den anderen Organen hat.

diesem Verständnis weder vor der Geburt noch nach dem Tod ein individuelles Bewusstsein, die Verantwortung für die Handlungen eines Menschen erlischt mit seinem Ableben. In der Feinstofflichkeit jedoch verhält es sich anders: Nach ihrer Sichtweise sind sämtliche dynamischen Vorgänge im Gehirn Resonanzen eines subtilen energetischen Feldkörpers, der bei der Befruchtung der Eizelle in unserem Körper eintritt und seine gesamte Morphologie und Funktion steuert. Informationen aus diesem Aurakörper drücken sich entsprechend in der Physiologie wie auch in der Historie und im Schicksal eines Menschen aus. Sie überdauern den Tod eines Menschen und nehmen entsprechend auch die Verantwortung des Menschen in ein neues Leben mit. Letztlich beschreibt das der Begriff des „Karma": Das Leben als ein ewiger Kreislauf, ohne Anfang und ohne Ende.

Nach Rupert Sheldrake repräsentiert Bewusstsein eine übergeordnete geistige Instanz, die sich aus unterschiedlichen morphischen Feldern zusammensetzt, z.B. Globalfelder, kollektive Felder, Felder Verstorbener, Individualfelder, Felder von Naturwesen oder Umgebungsfelder. Dabei stehen die Bewusstseinsebenen nicht getrennt voneinander, sondern bedingen einander. Das Bewusstsein findet sich im Sinne einer energetischen Repräsentation in allen Objekten und Elementen der Welt, und somit keineswegs nur in den Gehirnen von Lebewesen, wie es Neurowissenschaftler behaupten. In allem, was wir wahrnehmen, ist ein Teil unseres Bewusstseins präsent. Alles, was im Bewusstsein des Menschen ist, ist Realität für sein Bewusstsein. Andererseits kann der Mensch nur das wahrnehmen, was in seinem Bewusstsein ist. Das Bewusstsein bildet die geistige Struktur, die dem Menschen als Instrument zur Wahrnehmung und Steuerung seiner Realität dient. Je höher das Bewusstsein einer Spezies entwickelt ist, umso größeren Einfluss nimmt dieses auf die physische Realität. Willigis Jäger schreibt: *„Je nachdem, auf welcher Bewusstseinsebene wir uns befinden, erscheint uns die Wirklichkeit in einem anderen Licht, wobei wir ein höheres Bewusstseinsniveau daran erkennen, dass von ihm aus dasjenige, was wir zuvor für die ganze Wirklichkeit hielten, als nur ein Teil derselben erkennbar wird. Die Mehrheit der Menschen bewegt sich spätestens seit der Aufklärung auf einer intellektuellen oder mentalen Bewusstseinsebene. Kennzeichnend für sie ist die starke Dominanz eines Ich-Bewusstseins, das sich im Gegenüber einer objektiv gegebenen Welt wähnt, die es mittels seiner Rationalität erkennen und beherrschen kann. Besonders krass manifestiert es sich in der szientistisch-positivistischen Weltsicht der Moderne. Wer sich in ihr bewegt, gibt sich damit zufrieden, alle Lebensprozesse rein chemisch-physiologisch und psychologisch zu erklären. Dreh- und Angelpunkt des menschlichen Daseins ist in den Augen der Positivisten das Gehirn, das vermöge komplexer neurologischer Vorgänge das Bewusstsein produziert. Die Mystik hingegeben behauptet das Gegenteil: Nicht das Gehirn produziert ein Bewusstsein, sondern das Bewusstsein kreiert sich For-*

*men und auch ein Gehirn. Wir sind demnach primär nicht komplexe bioche-
mische Zellengefüge, sondern Geist – Geist, der sich im mentalen Ego-Bewusst-
sein nur eine mögliche Form gibt, keineswegs aber damit deckungsgleich ist.
Der Intellekt ist eine bestimmte Manifestation des Geistes, und das Gehirn ist
nichts anderes als eine materielle Verdichtung geistiger Energie. Jenseits ihrer
Manifestationen und Verdichtungen aber erfährt sich diese geistige Wirklichkeit
in der mystischen Erfahrung selbst. Hier kommt der Geist gleichsam zu sich
selbst, während er auf der Ebene der Rationalität mit ihrem Subjekt-Objekt-
Dualismus noch von sich getrennt ist."*[19]

Das Bewusstsein hat nicht nur „aufnehmenden" Charakter, sondern wirkt auch
gestalterisch. Es wirkt als schöpferische Kraft, die die Menschen und andere Lebewesen sowie alles, was in dieser Welt existiert, erschafft. Schöpfung und Evolution folgen nicht mehr nur biologisch-deterministischen Prinzipien im Sinne
einer autarken Selbstorganisation, sondern bekommen eine implizit intentionale
(zielgerichtete) Dimension, d.h. eine schöpferische Absicht durch eine übergeordnete metaphysische Instanz. Nach Willigis Jäger ist das Bewusstsein des
Menschen Teil des göttlichen Bewusstseins: *„Durch diese Präsenz des Göttlichen verfügt jeder Mensch über schöpferische Fähigkeiten, die er auf Grund
seiner Lebensführung mitunter unabsichtlich einschränkt. Es ist davon auszugehen, dass das wahre Potenzial der eigenen Fähigkeiten unter Anwendung z.B.
geistig-meditativer Techniken und bewusste Lebensführung deutlich über dem
liegt, was viele Menschen gegenwärtig für sich beanspruchen."*[20]

Ein eindrucksvolles Beispiel für die geistige Instanz jenseits der reinen Materie
liefert das bereits erwähnte Samenkorn, das tief in die Erde gesetzt wird, wo es
in völliger Dunkelheit liegt, ohne Kontakt zur frischen Luft oder zum Tageslicht.
Es dauert zunächst Wochen, bis es zu sprießen beginnt, der Trieb wächst kontinuierlich in eine einzige Richtung, nämlich nach oben zum Sonnenlicht. So tief
das Samenkorn in der Erde steckt, ohne Licht und ohne Orientierung, so muss
doch eine Informationsquelle existieren, die dem neu entstehenden Organismus
mitteilt, was zu tun ist, und wie das Ziel zu erreichen wäre. Mit einer chemischen Reaktion allein ist all dies nicht erklärbar, zumal eine chemische Reaktion viel schneller ablaufen würde als dies in den Wochen des Austreibens tatsächlich geschieht. Es scheint somit ein Bewusstsein zu existieren, das die
geistigen Impulse liefert, um das koordinierte und zum Himmel gerichtete
Wachstumsverhalten zu steuern.

---

[19] Quelle: Willigis Jäger: Die Welle ist das Meer, Seite 37–38

[20] Quelle: Willigis Jäger: Die Welle ist das Meer

In der Aurachirurgie fokussiert der Arzt seine Aufmerksamkeit auf ein Organ des Patienten mittels der im Folgenden beschriebenen Bewusstseinstechniken. Damit verbindet er sein Bewusstsein mit dem des Patienten und initiiert so dessen Heilung. Dabei heilt der Arzt nicht aktiv, sondern wirkt vielmehr „nur" als Energie- und Informationsvermittler zwischen Universum und Patient[21]. Die Heilung geht vom Patienten aus, der Arzt setzt den Impuls zur Selbstheilung. Die Aufgabe und die Leistung des Aurachirurgen besteht somit darin, in Kenntnis der zugrunde liegenden Problematik, der physiologischen und biomechanischen Zusammenhänge, der energetischen Prinzipien und entsprechender Bewusstseinstechniken, mit geeigneten chirurgischen Instrumenten gezielte intentionale Informationen in das Zielgewebe des Patienten zu lenken und damit den Heilungsprozess zu initiieren. Diese Intentionalität verändert das Bewusstsein, in das die betreffenden Zellen des jeweils erkrankten Organs eingebunden sind. Während des Arzt-Patienten-Kontaktes wird ein geistiger und räumlicher Rahmen geschaffen, in dem es erwünscht ist, dass sich intuitive Bilder, Metaphern und Eingebungen einstellen, die dem Arzt über die aktuelle Situation des Patienten Auskunft geben oder Hinweise auf eine geeignete Behandlung liefern. Bilder und Metaphern repräsentieren die emotional-intuitive Kommunikation zwischen Arzt und Patient, wie sie später anhand der Bewusstseinstechniken noch näher beschrieben wird. Vom chinesischen Meister Foyan stammt der Satz: „*Wenn*

---

[21] Die Verbindung zwischen Mensch und Universum ist in den chinesischen Kampfkünsten und im Qi-Gong, aber auch in der indischen Chakren-Lehre seit langem bekannt. In China wird sie beschrieben als die sog. Körperatmung, eine Vorstellung, nach der sich sämtliche Poren der Haut wie kleine Lippen nach außen stülpen, um universales Qi einzusaugen. Das Qi, das man sich als Licht vorstellen kann, trifft auf die Haut auf, wird beim Einatmen nach innen gesogen, und beim Ausatmen lässt man das Qi im Körper frei fließen. Dieser Vorgang ist mit keinerlei Anspannung verbunden. Der Atemrhythmus ist sanft und langsam, und die gesamte Aufmerksamkeit wendet sich der Imagination des Ansaugens zu. Nach einiger Vertrautheit mit diesem Vorgang wird der Atem als Hilfsmittel nicht mehr nötig sein. Als „Sammeln des Himmels-Qi" zur Yang-Stärkung bezeichnet das Qi-Gong die Aufnahme von Energie aus dem Universum über den Scheitelpunkt, den sog. Baihui (Himmelstor, befindet sich auf dem höchsten Punkt des Schädels). Die Beine sind schulterbreit auseinandergestellt, die Zehen ergreifen kurz den Boden. Die Aufmerksamkeit wird auf den Scheitelpunkt gerichtet. In der Vorstellung öffnet sich der Ba-Hui wie ein Trichter, um das Qi aus der strahlenden Weite des Himmels aufzunehmen. Das einströmende Qi wird dann hinab in das Untere Dantian gelenkt. In der indischen Chakren-Lehre findet sich das gleiche Prinzip: Das sog. Kronen-Chakra (Sahasrara-Chakra), morphologisch durch die Epiphyse versinnbildlicht, repräsentiert die Verbundenheit mit dem Universum, geistige Kraft, Spiritualität, Religiosität, Wissen und Innere Schau. Das analoge Prinzip findet sich beim Sammeln des Erd-Qi zur Yin-Stärkung bei den Chinesen bzw. über die Fuß-Chakren bei den Indern. In der TCM wird die Aufmerksamkeit auf die Punkte des Yongquan gerichtet, was die Fußsohlenpunkte als „Sprudelnde Quelle" bezeichnet. In der Vorstellung wird das Qi aus den Tiefen der Erde durch die Quellpunkte und das Innere der Beine hoch in das Untere Dantian geleitet.

Leute Worte benützen, um den Geist zu beschreiben, haben sie den Geist nicht begriffen, aber wenn sie keine Worte benützen und beschreiben den Geist, begreifen sie ebenfalls nicht den Geist."[22]

Der Mensch lebt sowohl unter den Einschränkungen als auch den Möglichkeiten des eigenen und des kollektiven Bewusstseins. Bewusstsein weist damit unterschiedliche Ausprägungen auf, entweder im Sinne eines weiten und offenen Bewusstseins, mit dem der Mensch positive Erfahrungen aus seiner Umwelt aufnimmt und diese entsprechend als positiv empfindet. Umgekehrt kann es aber auch zu einschränkenden und krankmachenden Empfindungen kommen, die der Mensch als Depression wahrnimmt. Das Bewusstsein ermöglicht es dem Menschen, sein Leben bewusst zu steuern und seinen physischen Körper zu regenerieren. Durch das Bewusstsein ist der Mensch in der Lage zu heilen, mit Bewusstsein kann er harmonisch im Einklang mit der gesamten Schöpfung leben.

Entsprechend gilt es auch in der Aurachirurgie, mehr mit Bildern als mit Worten zu arbeiten und den Patienten nicht mit unnötiger medizinischer Terminologie zu belasten. Auch in der Schulmedizin finden Bilder und Symbole seit langem Verwendung, wie z.B. bei der Logotherapie des Wiener Psychiaters Viktor E. Frankl (*1905; †1997). Frankl definiert die psychotherapeutische Methode des katathymen Bilderlebens mit kulturenübergreifenden Symboliken der Märchen und Mythen. Entsprechend ist es bei dieser Technik des katathymen Bilderlebens für den Heilungsvorgang besonders wichtig, innere Bilder von ihrer Verknüpfung mit belastenden Gefühlen zu befreien. Hierbei ist im Grunde alles erlaubt, was der Geist beziehungsweise die Seele des Patienten annehmen kann – solange der Verstand nicht durch sein Veto den Heilungsprozess blockiert. Und gerade hier lauert die Gefahr: Denn jedem denkbaren „Wunder" wohnt eine leise Skepsis inne und ein innerer Drang, alles Hoffen, alles Glaubenwollen mit einem nüchternen Radikalschlag der Rationalität zunichte zu machen. Der Mensch ist und bleibt verfangen im Determinismus, hin- und hergerissen zwischen dem Aberglauben des Mittelalters, der wissenschaftlichen Vernunft und der Prägung durch die Kirche. Gerhard Klügl beschreibt dies eindrucksvoll in seinem Buch[23]: *„Unsere Haltung bleibt somit im tiefsten Inneren uneindeutig. Frei nach dem Motto 'Bevor ich es nicht selbst erlebt habe...' fällt wahrer Glaube schwer, und selbst dann rührt uns noch steter Zweifel. Allein der Gottesgläubige hat es leichter, auch an Wunder zu glauben. So bleiben viele der Fragen, die uns beschäftigen, in unserer Kultur weitestgehend unbeantwortet, und wir können bestenfalls nur glauben: Ist Krankheit allein eine Folge ener-*

---

[22] Quelle: Willigis Jäger: Die Welle ist das Meer, Seite 42

[23] Klügl Gerhard, Quantenland: Ein Leben als Aurachirurg, arkana Verlag, 2012

getischer Störungen? Können Träume und Hypnose den Weg in die Genesung weisen? Ist es denkbar, dass Menschen geheilt werden, indem ihnen ein Arzt die Hände auflegt? Oder indem man positive Gedanken entwickelt? Wie groß ist die Macht von Geist und Seele für die Gesundheit? Gibt es ein Leben nach dem Tod, Geister, kosmische Intelligenz oder dergleichen mehr? Wir wissen im Grund gar nichts, und es ist zu bezweifeln, dass man die Geheimnisse zwischen Himmel und Erde je mit herkömmlich wissenschaftlicher Methode wird lösen können. Oder ob sie immer Glaubenssache bleiben. "

Ähnlich verhält es sich mit den für einen Außenstehenden zunächst etwas „abenteuerlich" wirkenden Interpretationen durch den Arzt in der Aurachirurgie, wenn beispielsweise ein Patient mit Spannungskopfschmerz einen Druck am Kopf von außen beschreibt und er die Diagnose eines „Helms" erhält, der von außen auf den Kopf drückt und den es aurachirurgisch zu entfernen gilt. Der Helm dient in diesem Sinne als eine symbolische Beschreibung eines zugrunde liegenden Beschwerdebildes, das durch entsprechende therapeutische Maßnahmen aurachirurgisch wirkungsvoll behandelt werden kann. Der Arzt argumentiert gegenüber dem Patienten somit nicht mit der Diagnose einer „hypertonen Nackenmuskulatur mit schmerzhaften Triggerpunkten", sondern beschreibt den Helm, der auf dem Kopf des Patienten sitzt und die Beschwerden verursacht. Die Behandlung geschieht wie bei der Entfernung eines realen Helms, was in der Konsequenz zu einer Neuprogrammierung im Bewusstsein des Patienten führt. Der Arzt nimmt den Helm in der Aura ab, was der Patient mit einer Verringerung der Schmerzsymptomatik verbindet, und ersetzt das dadurch unter Umständen entstehende Loch im Schädel durch eine knöcherne Prothese, die passgenau eingesetzt und in der knöchernen Umgebung fixiert wird. Im Sinne der Aurachirurgie ist es wichtig, diesen Prozess als ein energetisch-informatorisches Geschehen zu begreifen und nicht etwa als eine simple morphologische Substitution von Knochengewebe. Der Helm fungiert vielmehr als ein energetisch-informatorisches Surrogat, das durch seine konkrete Entfernung zu einer Neuprogrammierung im Bewusstsein des Patienten führt. Die „dingliche" Interpretation ermöglicht es dem Patienten, die Sache auf der Ebene des Verstandes nachvollziehbar werden zu lassen. Die subjektive Wahrnehmung spielt also für die Heilung, aber auch für die Entstehung von Krankheiten eine große Rolle. Auch der Patient kann durch Imagination von heilenden Impulsen selbst Einfluss auf seine Heilung nehmen, wie dies später noch erläutert wird. Insbesondere der Hippocampus als Teil des limbischen Systems und als Schnittstelle zu kollektiven feinstofflichen Informationen aus dem holographischen Bewusstsein besitzt hier eine zentrale Bedeutung.

Heilung entsteht nicht nur beim Patienten, sondern auch tief im Bewusstsein des Arztes. Die organspezifisch gezielte Übertragung von geistigen Energien und Informationen von Arzt zu Patient geschieht mit Hilfe von Surrogaten wie anatomische Modelle und bildliche Darstellungen im Anatomieatlas. Dabei ist diese Idee der Nutzung von Surrogaten und Repräsentationen keineswegs neu, sondern findet sich in vielen historischen Schilderungen. Willigis Jäger schreibt: *„Jesus benützt die Dinge, um die heilenden Kräfte zu aktivieren. Er sagt nicht einfach: Du sollst wieder sehen können. Er benützt den Speichel, der als heilend galt. Ebenso benützt er Wasser und sagt dem Blinden: Geh und wasche Dich! Er aktiviert die heilenden Kräfte in den Dingen über die Dinge. Das scheint mir besonders wichtig zu sein. Er gibt transformierende Kräfte und Energien. Jesus deutet das an bei der Heilung des Blinden, wenn er sagt, warum er heilt: Das Wirken Gottes soll an ihm offenbar werden. Diese Energie des Heilens hat eine transformierende Kraft. Dass Du gesund wirst, ist gar nicht das Wichtigste, sondern dass dir in diesem Geschehen die Wirklichkeit Gottes aufgeht.“*[24]

Information

Information (lat. Informare: „formen", „bilden", „gestalten", „ausbilden", „unterrichten", „darstellen", „sich etwas vorstellen") liefert die Matrix oder den Bauplan, nach dem Energie in Materie umzusetzen ist (Energie -> Information -> Materie). Information kann aber als Gedanke auch ohne Materiewirkung sein. Information ist durch Strukturierung verschlüsselte Energie, eine „in Form" gebrachte Energie. Information wirkt im System ordnend und organisierend. Sie veranlasst, dass z.B. die Proteinbiosynthese in der Zelle beeinflusst und damit die auf der DNS enthaltenen Codierungen in Proteine umgesetzt und als metabolische Bau- und Trägerstoffe verwendet werden. Dergleichen ist entscheidend für regenerative Prozesse wie z.B. die Neubildung von organischen Strukturen.

Information erscheint nicht nur äußerlich an Materie oder Energie, sie trägt und gestaltet nicht nur die äußere physische Welt, sondern sie kann auch, wenn sie Gegenstand des menschlichen Wissens wird, als inneres seelisches Bild in Gedankenform erlebt werden. Oder wie der deutsche Physiker und Nobelpreisträger Werner Heisenberg (*1901; †1976) schreibt: *„Informationen sind die gleichen ordnenden Kräfte, die die Natur in allen ihren Formen gebildet haben und die für die Struktur unserer Seele, also auch unseres Denkvermögens verantwortlich sind.“*

---

[24] Quelle: Willigis Jäger, „Wohin unsere Sehnsucht führt"

Information wird durch Energie übertragen, d.h., Partikel kollidieren nicht nur miteinander im Sinne der Energie, sondern sie kommunizieren durch die in der Energie verschlüsselte Information und dadurch entfaltet sich die Wirklichkeit.[25] Ulrich Warnke beschreibt den Sachverhalt folgendermaßen: *„Das informatorische Weltbild beruht auf der Quantenmechanik, in der Phänomene wie Nichtlokalität (Nichtortsgebundenheit) und Quantenverschränkung (das quantenphysikalische Phänomen der Verschränkung liegt vor, wenn der Zustand eines Systems von zwei oder mehr Teilchen sich nicht als Kombination unabhängiger Ein-Teilchen-Zustände beschreiben lässt, sondern nur durch einen gemeinsamen Zustand) auf die Bausteine ‚Information' und ‚Energie' verweisen. Hierbei wird das Quantenvakuum als jener Zustand definiert, der die unterschiedlichen Formen von Materie durch Information hervorbringt. Alle Dinge, die sich in Raum und Zeit zutragen, hinterlassen Spuren im Vakuum, d.h. sie informieren es und das informierte Vakuum wirkt seinerseits auf Dinge und Ereignisse ein, es informiert sie. Die unterschwellige Formung von Dingen und Ereignissen durch Wechselwirkung mit dem Vakuum ist die Ursache für das beobachtete Phänomen der Information. Alles, was der Geist über das Bewusstsein neu erschafft, wird augenblicklich in der Welt der Ideen als Informationsmuster eingespeichert: In der Interwelt. Sie ist der Speicher, in dem die Informationen abgelegt werden, und von dort kann der Arzt sie auch wieder abrufen. Die Interwelt ist daher einer riesigen Festplatte für Gedanken und Gefühle, Ideen und Erfindungen vergleichbar. Das Funktionsprinzip ähnelt dem Internet: Jeder Gedanke, umgewandelt in Worte, Sätze, Sprache und Gefühle, wird eingespeist und bleibt virtuell erhalten. Und so, wie die Urheberschaft der eingespeisten Informationen beim Autor bleibt, ist die Interwelteingabe auf ewig mit dem jeweiligen Individuum verbunden. Sind unser Bewusstsein und unser Unterbewusstsein aufnahmebereit aktiviert, sind keine Filter und Barrieren vorhanden, dann können wir das gesamte Wissen der Festplatte einbeziehen, sobald wir denken, fühlen und handeln."*[26]

Krankheit beginnt auf der Informationsebene des Menschen, danach geht sie auf die energetisch-funktionale Ebene über und, wenn der Zustand nicht behoben wird, manifestiert sie sich im Körper. „Informationskörper" und „Materiekörper" stehen korrespondierend zueinander. Beispiel: Negative Informationen durch geringwerte, ballaststoffarme Ernährung (Nahrung ist nicht nur Substanz, sondern auch Informationsträger und Informationssender) führt zu energetisch-funktionalen Störungen im Sinne von Dickdarmträgheit und chronischer Ver-

---

[25] Quelle: Seth Loyd, Programming the Universe: A Quantum Computer Scientist Takes On the Cosmos, Alfred A. Knopf, New York 2006, ISBN 1400040922

[26] Quelle: Ulrich Warnke: „Quantenphilosophie und Interwelt", 2013

stopfung, was dann unter Umständen nach Jahren zu einer morphologischen Manifestation im Sinne eines Dickdarmcarcinoms führt. Bei der Genesung des Menschen geschieht dies auf dem gleichen Weg: Zuerst verlässt die Krankheit den Menschen auf der Informationsebene, dann auf der energetisch-funktionalen Ebene und erst zum Schluss auf der physischen Ebene, der Mensch wird wieder gesund.

Was wir als Krankheit bezeichnen, ist nicht die eigentliche Krankheit, sondern nur ihr Symptom bzw. ihr körperlicher Ausdruck. Krankheit ist eine Disharmonie im Bewusstsein des Menschen, ein Zeichen für das Herausfallen des Menschen aus seiner natürlichen Ordnung, eine Störung des ganzen Menschen und nicht nur seines Körpers. Die Aurachirurgie bekämpft nicht primär Symptome, sondern wandelt gestörte Informationen um. Sie führt zu einer Neuprogrammierung dieser Information, wie bei der Programmierung eines Computers durch Formulierung eines entsprechenden Algorithmus. Der Wirkmechanismus beruht auf Informationsverarbeitung und Informationsübermittlung. Die Wirkung setzt vielfach unmittelbar (instantan) noch während der Behandlung ein. Der Arzt tritt mittels Information mit dem Patienten in Kontakt und löst in dessen Bewusstsein die nötigen Impulse zur Selbstheilung aus. Selbstheilung ist ein allgemein unterschätzter Mechanismus, der in der Genesung von Krankheiten jedoch die zentrale Rolle spielt. Gleichzeitig werden die Selbstheilungskräfte biologischer Organismen durch den Einfluss bioenergetisch wirksamer elektromagnetischer Strahlung durch technische Geräte wie z.B. Handymasten, DECT-Telefone oder WLAN-Netze, ganz allgemein Elektrosmog, in einem hohen Maß reduziert.

Krankheiten als Botschaften: Krankheiten befallen den Menschen nicht zufällig, sondern hinter Krankheiten stehen bestimmte Botschaften, die in Form von bioenergetischen Informationen Einfluss auf den Körper nehmen und dort zu krankhaften Veränderungen führen. Informatorische Botschaften finden sich in weiteren Bereichen, z.B. Charaktereigenschaften auf Grund von karmischen Mustern. Es gilt hinter Krankheiten stehende Botschaften zu verstehen, um heilenden Einfluss auf die krankhaften Prozesse zu gewinnen. Dieses Prinzip verfolgt die Psychotherapie von jeher, darauf aufbauend, dass Konfliktstituationen zu psychischen und/oder psychosomatischen Entgleisungen führen. Die Erfahrung zeigt jedoch, dass psychotherapeutische Maßnahmen trotz des hohen zeitlichen, personellen und finanziellen Aufwands oft nicht zur Lösung des Problems führen, was den Schluss nahelegt, dass es sich wohl um Muster handeln muss, die im Hintergrund weiter schwelen und durch psychotherapeutische Verfahren und Methoden nicht zu therapieren sind. Die Psychotherapie erkennt und versteht diese Muster häufig, kann sie jedoch nicht adäquat auflösen. Das mag damit zusammenhängen, dass die Psychotherapie im Sinne der Gesprächstherapie sich im logisch-rationalen Rahmen der Sprache bewegt und damit vielfach nicht das Unbewusste im Sinne von C.G. Jung erreicht, zumal dieses nicht den Gesetzen der Logik und der Rationalität folgt.

Exakt an dieser Stelle setzt die Aurachirurgie an, indem sie durch definierte Maßnahmen in der Aura Muster auflöst und Behandlungen durchführt, ohne den Anspruch auf Logik oder Rationalität zu erheben. Wie im weiteren Verlauf zu sehen, existieren bei vielen Menschen karmische Belastungen im Sinne von morphischen Feldern, die von außen wirken und zu entsprechenden Beschwerden führen, ohne dafür rational logische Gründe oder Zusammenhänge aufdecken zu können. Erst durch Auflösung der karmischen Belastungen nach den Methoden der Aurachirurgie lassen sich die Störungen dauerhaft beseitigen, wobei wiederum auch die Therapie keineswegs logisch rationalen Gesichtspunkten folgt.

Gelingt es, mit den im Folgenden beschriebenen Techniken die Selbstheilungskräfte zu aktivieren, so kann mit Heilung gerechnet werden. Regeneratives Potenzial ist jedenfalls reichlich vorhanden: Der menschliche Körper baut zwischen 10 und 50 Millionen Körperzellen pro Sekunde ab und ersetzt sie durch neue Zellen. Alle zwei Tage erneuert sich die oberste Zellschicht des Dünndarms komplett. Der Mensch bildet jährlich so viele neue Leberzellen, dass es für 18 Organe reichen würde. Auch Gelenke und Knochen baut der Körper permanent ab und wieder auf. Für nahezu jedes Organ und Gewebe gibt es nachweislich Stammzellen, die laufend neue Zellen bilden und damit für Nachschub sorgen. Wie später noch erläutert wird, liefert die Aurachirurgie beeindruckende Fallbeispiele von Regenerationen in Geweben, die nach schulmedizinischer Vorstellung als nicht regenerationsfähig gelten.

Ist Aurachirurgie Placebo? Nach schulmedizinischer Definition ist ein Placebo im engeren Sinn ein Scheinarzneimittel, das keinen Arzneistoff enthält und somit auch keine durch einen solchen Stoff verursachte pharmakologische Wirkung haben kann. Im erweiterten Sinn werden auch andere medizinische Scheininterventionen wie z.B. Scheinoperationen als Placebo bezeichnet. So gehört nach schulmedizinischem Verständnis die Aurachirurgie per definitionem in die Kategorie der Placebos, denn es werden keine realen operativen Eingriffe am Patienten vorgenommen.

Der Begriff „Placebo" ist negativ konnotiert: Die abschätzige Redensweise „Jemandem ein Placebo singen" leitet sich aus dem Beerdigungsritus der katholischen Kirche her. Die Ursache für diesen Bedeutungswandel im späten Mittelalter vermutet man unter anderem in den Änderungen in der Gestaltung der Totenandacht, die es ermöglichten, dass der Wechselgesang mit diesem Vulgata-Vers von bezahlten Sängern und nicht mehr nur von den Trauernden selbst angestimmt wurde. Placebo galt somit als etwas Scheinheiliges, eine schmeichlerische und unechte Ersatzleistung. Im 18. Jahrhundert wurde „Placebo" zum Bestandteil des medizinischen Wortschatzes in der gängigen Bedeutung.

Bei der Diskussion um die Begrifflichkeit des Placebos wird schnell klar, dass hier je nach Denkmodell und Wahrnehmung ganz unterschiedliche Interpretationsansätze existieren. Die Schulmedizin betrachtet Placebo als individuelle neuronale Fehlverschaltungen eines Patienten im Sinne der wissenschaftlich nicht begründbaren Wirkung und somit als Scheinwirkung. Die Wirkung resultiert ihrer Ansicht nach aus der persönlichen Zuwendung durch den Arzt und entbehrt einer wissenschaftlichen Grundlage. Placebos sind in schulmedizinischen Doppelblindstudien nicht vermeidbare, aber letztlich die wissenschaftliche Untersuchung „verzerrende" Effekte, die nicht in das schulmedizinische Wissenschaftsbild passen. Das Funktionieren von Placebo sei die Folge der Suggestion[27] des Patienten durch den Arzt. Entsprechend wird ein ins Essen des Patienten gemischtes Placebo auch keine Wirkung zeigen. In der schulmedizinischen Wissenschaftslehre nimmt man an, dass nur das, was außerhalb des Menschlichen und mit der scheinbaren Objektivität einer vom Menschen abgekoppelten Wahrnehmung betrachtet werden könne, Wahrheitsgehalt und Allgemeingültigkeit habe. Dass das nicht funktioniert, zeigt die Quantenphysik. Doppelblindstudien beinhalten einen systemischen Fehler: Sie missachten den in der Quantenphysik beschriebenen Beobachtereffekt. Die Wirkung eines Medikaments geschieht nie aus sich selbst heraus, sondern ist immer mit der Intention des verordnenden Arztes und der Erwartung des zu behandelnden Patienten verbunden. Ein Quantenphysiker wird Placebos entsprechend ganz anders bewerten als ein Schulmediziner, nämlich im Sinne eines quantenmechanischen Beobachtereffekts. Die "Energie folgt der Aufmerksamkeit[28]", und so hat allein die emotional gefärbte Intention von Arzt und Patient nach Heilung einen modifizierenden Effekt auf den Heilungserfolg. Dieser Effekt darf nicht mit Suggestion verwechselt werden. Gibt der Arzt ein Präparat, von dem er weiß, dass dafür

---

[27] Der Begriff „Suggestion" (lat. suggerere: zuführen, unterschieben) wurde erstmals von dem schottischen Chirurgen und Hypnoseforscher James Braid (*1795; †1860) eingesetzt und als Methode beschrieben, um Handeln, Denken und besonders Fühlen zu beeinflussen. Man unterscheidet zwischen Autosuggestion und Heterosuggestion, also der Beeinflussung durch sich selbst oder durch andere.

[28] Das Prinzip „Die Energie folgt der Aufmerksamkeit" findet sich in der TCM und im Qi-Gong seit Jahrtausenden: Ziel ist es, die Aufmerksamkeit in Entspannung zu halten. Das Problem dabei ist: Die Gedanken wollen immer wieder eigene Wege gehen, verlieren sich in irgendwelchen Geschichten, oder Müdigkeit kann sich einstellen, so dass man in einen Dämmerzustand verfällt. Wenn die Aufmerksamkeit nachlässt, ist es hilfreich, zum „Unteren Dantian" (Qi-Speicher im Unterbauch) zurückzukehren und von dort aus neu zu beginnen.

eine Wirkung nachgewiesen ist, so ist seine Intention und Erwartung eine andere als wenn er "verblindet" ist, d.h. nicht weiß, ob er ein wirksames oder unwirksames Präparat verordnet. Das gleiche gilt für die Gabe von Placebos: Die Wirkung des Placebos hängt unter anderem davon ab, welche Erwartung Arzt und Patient mit diesem Placebo verbindet. Hat einer von beiden oder gar beide eine positive Erwartung an das Placebo im Sinne einer therapeutischen Wirkung, wirkt das Placebo, ansonsten nicht oder schadet gar. Dieser Beobachtereffekt durch den Arzt wie auch durch den Patienten ist entscheidend für den therapeutischen Erfolg. Die Annahme bzw. der Wunschgedanke der Pharmaindustrie, der Beobachtereffekt würde sich über die Gesamtzahl aller Behandlungen (wirksame Medikamente und vermeintlich unwirksame Placebos) nivellieren und damit statistisch ausblenden lassen, entspricht nicht der Realität, denn Erwartungen und Intentionen lassen sich nicht beeinflussen oder gar ausschalten. Sobald der Arzt auf Grund der „Verblindung" nicht mehr weiß, woran er ist, ist seine Erwartung und Intention im Sinne des quantenphysikalischen Beobachtereffekts eine gänzlich andere als wenn er über die Eigenschaft des verabreichten Präparats informiert ist, unabhängig davon, ob pharmakologische Wirkstoffe enthalten sind oder nicht. Insofern sind Doppelblindstudien letztlich ein Versuch der Pharmaindustrie zur Standardisierung, mit dem Ziel der Medikamentenzulassung. Allerdings blenden sie die geistigen Realitäten im Sinne der Quantenphysik bewusst aus und führen damit unter energetisch-informatorischen Aspekten letztlich in die Irre.

Bekannt geworden ist die im Jahr 2002 im New England Journal of Medicine veröffentlichte Studie der Baylor School of Medicine, in der sich Patienten mit schweren Knieschmerzen unter Spinalanästhesie am Knie operieren lassen wollten.[29] Dr. Moseley teilte die Patienten in drei Gruppen ein: Die erste Gruppe wurde standardmäßig operiert mit Abschleifen des Knorpels, Entfernung von entzündungserregenden freien Gelenkkörpern, die zweite Gruppe erhielt eine Entfernung der entzündungserregenden freien Gelenkkörper, die dritte Gruppe wurde nur zum Schein operiert. Hierbei wurde der Patient leicht sediert, der Operateur führte die üblichen Hautschnitte durch, verhielt sich so, als würde er den Patienten operieren, erzeugte sogar Geräusche mit Salzwasser, um das Spülen des Kniegelenkraums zu imitieren. Nach 40 Minuten nähte Moseley die Schnitte wieder zu, wie das auch bei einer Standardoperation der Fall gewesen

---

[29] Quelle: A Controlled Trial of Arthroscopic Surgery for Osteoarthritis of the Knee, J. Bruce Moseley, M.D., Kimberly O'Malley, Ph.D., Nancy J. Petersen, Ph.D., Terri J. Menke, Ph.D., Baruch A. Brody, Ph.D., David H. Kuykendall, Ph.D., John C. Hollingsworth, Dr.P.H., Carol M. Ashton, M.D., M.P.H., and Nelda P. Wray, M.D., M.P.H., N Engl J Med 2002; 347:81-88July 11, 2002, DOI: 10.1056/NEJ¬Moa¬013259

wäre. Alle drei Gruppen erhielten die gleiche postoperative Nachbehandlung incl. Physiotherapie. Die Ergebnisse waren schockierend. Alle drei Gruppen profitierten von der Operation, die Placebo-Gruppe genauso wie die Gruppe 1 und Gruppe 2, und dies auch im Zug des weiteren klinischen Verlaufs. Die Aussage von Moseley war eindeutig: *„Nicht meine Operationskünste haben diesen Menschen geholfen, sondern das Ergebnis ist ausschließlich dem Placebo-Effekt zuzuschreiben.“* Patienten der Gruppe 3 wurden seinerzeit im Fernsehen gezeigt, wie sie sportliche Tätigkeiten ausführten, zu denen sie präoperativ nicht imstande gewesen wären. Konfrontiert mit der Aussage, bei ihnen sei lediglich eine Scheinoperation durchgeführt worden, reagierten diese Patienten überrascht, meinten aber, dass wohl alles in dieser Welt möglich sei. Dieser Versuch von Dr. Moseley gehört in den Bereich der Suggestion, denn die Patienten wurden durch die Aktionen des Operateurs bewusst in die Irre geführt, was im Sinne eines geistigen Konzepts entsprechend in diesem Fall erfolgreiche und nachhaltige Konsequenzen nach sich zog.

Eine spannende Studie ist die Naproxen-Studie von Bergmann et al.[30] (Randomisierte Kontrollierte Studie, RCT[31]). Dabei werden die Wirkungen von Medikament gegen Placebo untersucht, und zwar sowohl mit als auch ohne Information des Patienten. Naproxen ist ein Arzneistoff, der schmerzlindernd, fiebersenkend und entzündungshemmend wirkt. Im Rahmen einer randomisierten klinischen Studie wurde geprüft, welche Wirkung Verum und Placebo auslösen, wenn die Probanden über die Einnahme a) informiert waren, eingewilligt haben (»with consent«) bzw. wenn sie b) Verum und Placebo ohne ihr Wissen erhielten (»without information«). Es stellte sich heraus, dass die Wirkung von Placebo mit Einwilligung (die Probanden wissen, dass sie ein Mittel erhalten, sind jedoch nicht darüber informiert, dass es ein Scheinmedikament bzw. Placebo ist.) nach 180 Minuten erheblich stärker war als die Wirkung von Naproxen (Verum) ohne Wissen (die Probanden haben den echten Wirkstoff erhalten, wussten dies jedoch nicht). Beeindruckend ist ferner, dass die Kurven von Naproxen und Placebo (»without information«) so synchron zueinander laufen, was nicht zu erwarten wäre, würde die Wirkung tatsächlich schwerpunktmäßig auf biochemischen Prinzipien beruhen. Interessant ist auch, dass sich sowohl bei „Naproxen without information" als auch bei „Placebo without information" die Kurven nach unten bewegen, d.h. der Schmerz nimmt über die gesamte Behand-

---

[30] Quelle: Bergmann JF, Chassany O, Gandiol J, Deblos P, Kanis JA, Segrestaa JM, Caulin C, Dahan R: A randomised clinical trial of the effect of informed consent on the analgesic activity of placebo and naproxen in cancer patients. Clinical Trials and Meta-Analysis 1994, 29:41-47.

[31] Eine randomisierte kontrollierte Studie ist ein Studien-Design für experimentelle Studien, das aufgrund seiner Eigenschaften als "Goldstandard" eines Studiendesigns gilt.

lungsdauer nicht ab, sondern sogar zu, während bei „Naproxen with consent" als auch „Placebo with consent" die Schmerzsymptomatik laufend verringert werden kann. Die Naproxen-Studie von Bergmann JF et al. demonstriert in beeindruckender Weise die irreführende Interpretation klassischer RCTs und die geradezu maßlose Überschätzung spezifischer Effekte durch die Evidenzbasierte Medizin (EbM). Eine klassische randomisierte klinische Studie untersucht nur jene Aspekte, welche in der Grafik oben als Kreise gekennzeichnet sind. Hier entsteht der irreführende Eindruck, der Wirkstoff Naproxen wäre einem Placebo überlegen. Durch die Vergabe von Verum und Placebo einmal mit und einmal ohne Wissen der Probanden haben Bergmann JF et al. jedoch ein Phänomen entdeckt, das in klassischen RCTs nicht untersucht und de facto verschleiert wird. Es zeigte sich, dass die Wirkung eines Placebos mit Einwilligung dem Naproxen-Wirkstoff ohne Wissen nach 180 Minuten ABSOLUT massiv (!) überlegen war.

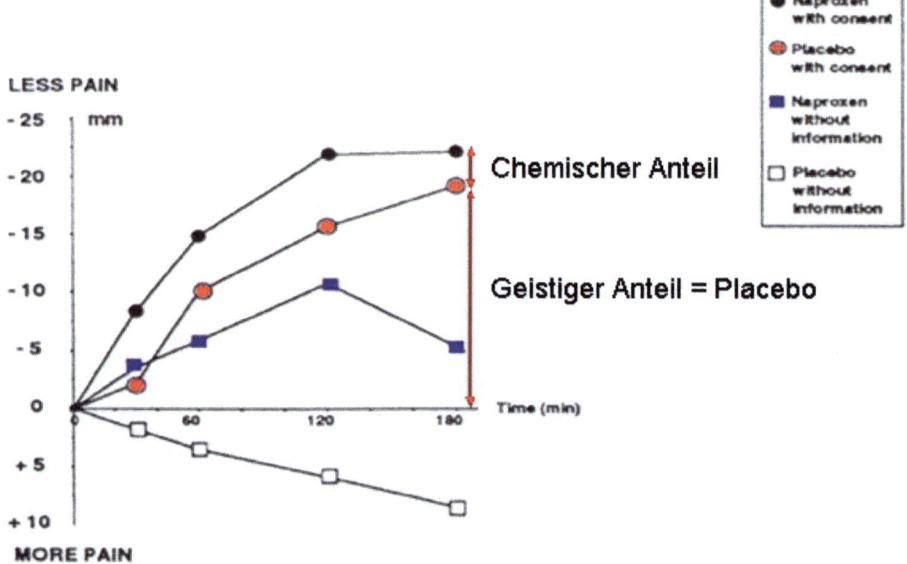

Abb. 2.3: *Naproxen-Studie von Bergmann JF et al.. Bemerkenswert ist, dass die Kurvenverläufe der obersten schwarzen mit der darunter liegenden roten Kurve sich mehr oder weniger synchron verhalten, was nicht zu erwarten wäre, wenn die chemisch-pharmakologische Wirkung tatsächlich den entscheidenden Mechanismus über Erfolg oder Misserfolg eines Therapeutikums darstellen würde. Es ist davon auszugehen, dass der Bereich zwischen Abszisse (x-Achse) und Endpunkt der roten Kurve den Placeboteil bzw. den geistigen Anteil darstellt,*

während der Bereich zwischen Endpunkt der roten Kurve und Endpunkt der obersten schwarzen Kurve den chemischen Anteil repräsentiert. Somit übersteigt der Placeboanteil von Naproxen den chemisch-pharmakologischen Anteil deutlich.

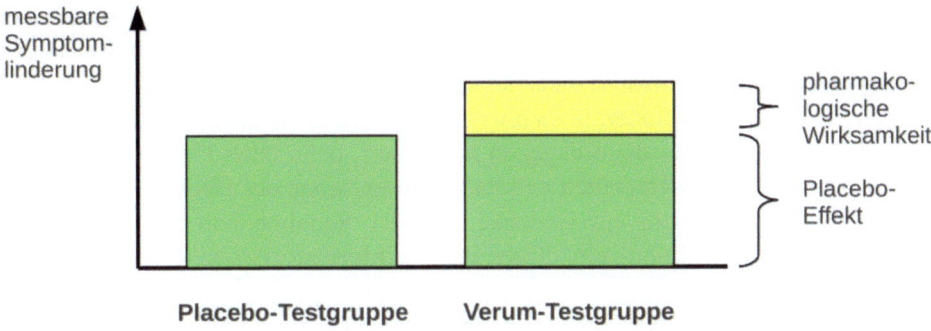

Abb. 2.4: *Vergleich zwischen pharmakologischer Wirksamkeit und Placeboeffekt. Der geistige Anteil überragt den pharmakologischen Anteil deutlich.*

Figure 1: Kaplan-Meier Plot of Progression-Free-Survival in IMpassion130 in Patients with PD-L1 Expression ≥1%

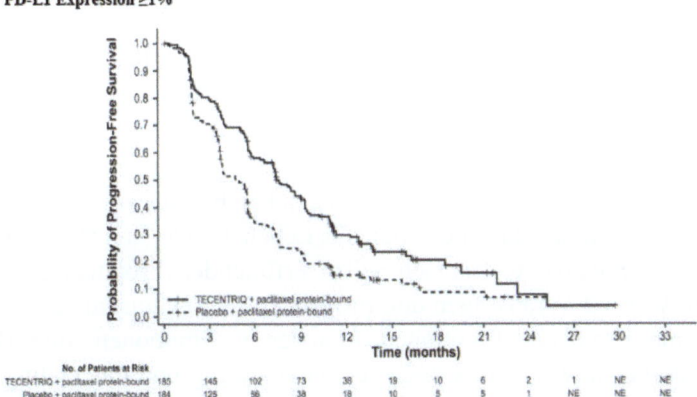

Abb. 2.5: *Aktuelle Studie nach Kaplan-Meier zum neu entwickelten und auf dem Markt derzeit sehr erfolgreichen Zytostatikum Tecentriq. Auch hier zeigen sich die zuvor beschriebenen Auffälligkeiten in der Kongruenz zwischen Wirkstoffkurve und Placebokurve.*

Was die Schulmedizin als Placebo erachtet, bildet für die Homöopathen die Grundlage für die therapeutische Wirkung. Insofern gibt es in der Homöopathie den Begriff des Placebos nicht, der Begriff findet ausschließlich in der Schulmedizin Verwendung. Nicht die pharmakologisch wirksamen chemischen Substanzen sind entscheidend, sondern die in den Darreichungsmedien (Zuckerkügelchen, Metallchips, Wasser etc.) enthaltenen Informationen. Homöopathika folgen damit einem gänzlich anderen Wirkmechanismus, nicht physiko-chemisch, sondern energetisch-informatorisch, wie dies auch von der Aurachirurgie als geistige Heilmethode beansprucht wird. Klar ist: Placebos der Schulmedizin unterscheiden sich von den Therapeutika in der Homöopathie, denn nach Ansicht der Schulmedizin sind Placebos „inert", d.h. ohne Wirkstoffe, während Homöopathika Informationen in sich tragen. Im Sinne der Homöopathie sind aber Placebos der Schulmedizin dagegen nicht inert, denn auch Placebos tragen die Erwartungen von Therapeuten und Patienten im Sinne des Beobachtereffekts als Informationen in sich, ein Gedanke, der der Schulmedizin wiederum völlig fremd ist Das Funktionieren dieses geistig-informatorischen Prinzips ist auch nicht an die Suggestion zwischen Arzt und Patient gekoppelt, wie in schulmedizinischen Placebostudien postuliert, sondern funktioniert aus sich heraus. Demnach wird auch ein ins Essen des Patienten gemischtes homöopathisches Präparat eine entsprechende Wirkung zeigen. Tierärzte und Tierheilpraktiker berichten übereinstimmend von erfolgreichen homöopathischen Behandlungen bei Tieren mit dauerhaft anhaltenden Heilungseffekten, indem man Homöopathika dem Essen beimischt, ohne dass die Tiere intensiver betreut worden wären als andere.

Gemäß dem energetisch-informatorischen Konzept der Quantenphysik schließen wir unser Bewusstsein an transpersonale heilende Informationsfelder an, bei Kopfschmerzen beispielsweise an das „Kopfschmerzbefreiungs-Heilfeld". Im Umkehrschluss bedeutet dies aber auch, dass der Patient im Rahmen von Hiobsbotschaften oder unbedachte Bemerkungen in eine scheinbar ausweglose Situation gebracht wird. Dies raubt ihm nicht nur die Lebensfreude, sondern bringt ihn in Resonanz mit entsprechenden sich selbst erfüllenden Prophezeiungen. Insofern sollte der Arzt mit Voraussagen und Prognosen sehr behutsam und klug umgehen und keine negativen Emotionen induzieren. Emotionen sind der Schlüssel zum Unterbewusstsein, was auch für die Wirkung und das Gelingen der Aurachirurgie von entscheidender Bedeutung ist. Die Ausführungen zeigen, wie unterschiedlich Wirkungen und vermeintliche Scheinwirkungen im Sinne von Placebo interpretiert werden. Es gibt keine definierten Placebo-Rezeptoren, entsprechend muss das Phänomen in einem energetischen Zusammenhang betrachtet werden. Prof. Dr. med. Franz Porzsolt, Direktor des Evidence Based Medicine-Instituts an der Universität Ulm, postuliert, dass bei jedem Medikament der größte Teil seiner Wirksamkeit in der Information liegt, die mit der

Einnahme verbunden ist, und dass es letztlich kein Medikament ohne Placebo-Effekt gibt.

Auch wenn es zunächst in vielerlei Hinsicht den Anschein erweckt, Aurachirurgie sei mit Suggestion des Patienten (Heterosuggestion) zu erklären, so muss diese Annahme doch verworfen werden. Aurachirurgie ist weit mehr als die beeinflussende und subtil überzeugende Wirkung und findet auf einer gänzlich anderen Ebene statt. Die Methode funktioniert auch dann, wenn der Patient ohne eigene emotionale Beteiligung eine aurachirurgische Behandlung erfährt, im Rahmen einer „Verblindung" gar nicht sieht, was konkret behandelt wird bzw. was im einzelnen während der Behandlung geschieht, oder wenn er grundsätzlich nicht an die Methode der Aurachirurgie glaubt bzw. entsprechende Ideen und Prinzipien ablehnt. Im Sinne der Resonanz kann der Patient exakt angeben, an welchen Stellen der Aurachirurg in seinem Energiekörper arbeitet. Er spürt die einzelnen Schritte der Operation, und fühlt keine Resonanz mehr, wenn die Operation erfolgreich abgeschlossen ist. Bei Patienten mit einem virtuellen Strick um den Hals kommt es für den Patienten zu einem unangenehmen Gefühl der Einengung am Hals, sobald der Arzt hinter dem Patient stehend den imaginären Strick nach oben zieht, ohne dass der Patient vorab informiert ist oder erkennt, was der Arzt überhaupt zu tun beabsichtigt. Interessant ist auch, dass die Patienten in der Schilderung ihrer Beschwerden, beispielsweise im Zusammenhang mit der Schwarzen Magie, von sich aus immer wieder die fast identischen Formulierungen verwenden. Drückt der Arzt auf die Abbildung der Gallenblase im Anatomieatlas, den der Patient auf seinem Schoß liegend mit beiden Händen hält, dann kommt es zu einer Resonanz, indem der Patient einen z.B. stechenden Schmerz oder einen Druck im Bereich der eigenen Gallenblase spürt. Drückt der Arzt an einen anderen Bereich, z.B. auf den linken Leberlappen, fehlt diese Resonanz. Drückt er erneut auf die Gallenblase, berichtet der Patient wiederum über das bereits zuvor aufgetretene Druckgefühl. Und dies alles wohlgemerkt bei einer „Verblindung" des Patienten, der somit nicht erkennen kann, an welchen Stellen der Abbildung im Anatomieatlas der Arzt jeweils gerade den Druck ausübt. Die Zuverlässigkeit, mit der der Patient angeben kann, sobald der Arzt auf die erkrankte Stelle in der Abbildung des Anatomieatlas drückt, ist immer wieder beeindruckend. Das gleiche gilt für radikuläre Ausstrahlungen in die Beine bei Bandscheibenpatienten, bei denen der Arzt am energetischen Surrogat der Wirbelsäule an dem entsprechenden Spinalnerven mit einer Pinzette oder einer kleinen Zange zieht. Sobald der Nerv des entsprechend erkrankten Wirbelsäulensegments gezogen wird, kommt es zu einer Ausstrahlung der Schmerzsymptomatik ins Bein, die dem typischen neurologischen Versorgungsgebiet des Nerven nach schulmedizinischem Lehrbuch entspricht. Auch Materialisierungen z.B. in Form von Knorpelregenerationen oder das Verschwinden von Gallensteinen sind durch Suggestivmaßnahmen nicht erklärbar, sondern stehen in einem übergeordneten Wirkzusammenhang und beschreiben das nachhaltige Geist-Materie-Konzept der Aurachirurgie. Placebo ist somit in diesem aurachirurgischen Kontext keine Frage von Einbildung oder Irrglaube, sondern bioenergetische Realität, die sowohl bei Menschen als auch bei Tieren in überzeugender Weise funktioniert.

Beispiel: Während in der Schulmedizin ein Akustikusneurinom (Tumor des Hörnerven) entweder klassisch neurochirurgisch operiert oder radiochirurgisch mit der sog. Cyberknife-Methode ohne Operation bestrahlt wird, setzt der Arzt in der aurachirurgischen Operation „nur" den energetisch-informatorischen Impuls zur Rückbildung. Dabei beschreibt der Patient im Rahmen der Resonanzprüfung, d.h. bei Punktion des Tumors anhand des MRT-Bildes mit der chirurgischen Sonde, ein Stechen im Kopf an der punktierten Stelle sowie eine Zunahme des bereits zuvor bestehenden Tinnitus. Dieses Phänomen lässt sich nicht als Placeboeffet erklären, da der Patient nicht sieht, an welchen Stellen des Gehirns der Aurachirurg gerade punktiert. Das Ziel der aurachirurgischen Operation besteht im Verschwinden der Symptomatik im Sinne der nicht mehr vorhandenen energetischen Präsenz, nach Möglichkeit sogar im Verschwinden des morphologischen Tumorbefunds. Zwischen der Behandlung und dem Eintreten einer in den bildgebenden Verfahren erkennbaren organischen Veränderung können nach einer aurachirurgischen Intervention Wochen bis Monate vergehen. Auch ist nicht auszuschließen, dass der organische Tumorbefund per se unverändert bestehen bleibt, jedoch in seiner Symptomatik und damit in seiner energetischen Aktivität so weit nachlässt, dass der Patient von einer deutlichen Besserung oder gar Beschwerdefreiheit berichtet. Der Erfolg einer aurachirurgischen Intervention ist somit nicht zwingend mit dem Verschwinden eines objektiven Organbefundes verbunden, sondern richtet sich ausschließlich nach der klinischen Symptomatik.

Nach einer aurachirurgischen Behandlung wird manchmal auch von einer initialen Befundverschlechterung bzw. Symptomverstärkung berichtet, wie dies auch in der Homöopathie beschrieben ist.

Letztlich umfasst der Begriff „Placebo" alles, was geistiger Natur ist. Suggestiveffekte sind als Teil eines geistigen Prinzips zu interpretieren genauso wie Beobachtereffekte der Quantenphysik, entsprechende Phänomene sind nur schwer voneinander zu trennen. In der Aurachirurgie findet die Quantenphysik als Ausdruck des geistigen Prinzips ihre Anwendung: Beobachtereffekt und Verschränkung sind hier die entscheidenden Aspekte. Gedanken schalten Realität. Nach dem von Albert Einstein beschriebenen Äquivalenzprinzip aus Energie und Materie: $E=m*c2$ kann Energie in Masse umgewandelt werden und umkehrt Materie in Energie, bis hin zu Materialisierungen (=Entenergetisierungen, Materialisierung ist z.B. der Aufbau von neuer Knorpelstruktur) und Entmaterialisierungen (=Energetisierungen, Entmaterialisierungen sind z.B. Rückbildung von Gallensteinen oder Gelenkzysten). Im Sinne dieser Definition ist Aurachirurgie sehr wohl ein Placeboeffekt. Es gilt: Die Energie folgt der Aufmerksamkeit. Die Maximierung der Aufmerksamkeit durch Einsatz von Surrogaten, chirurgischem Instrumentarium, definierten Operationsstrategien und Bewusstseinstechniken in der Aurachirurgie führt letztlich zum erwünschten therapeutischen Erfolg.

Resümee: Die Formulierung, Aurachirurgie sei "nur" Placebo, offenbart die Arroganz und Ignoranz im wissenschaftlichen Betrieb. Denn keine Therapieform wäre begrüßenswerter als eine ausschließliche Placebotherapie: Sie funktioniert in der Regel ohne Nebenwirkungen, Komplikationen und Spätfolgen. Das Ziel sollte eigentlich darin bestehen, eine rein auf Placebowirkungen basierende Medizin zu betreiben. Auch wenn keine chemischen Inhaltsstoffe vorhanden sind, so ist eine geistige Therapie keineswegs eine „Scheintherapie", sondern eine höchst wirksame und nachhaltige Behandlung. Im Gegenteil: Der Großteil des therapeutischen Erfolgs jeder pharmakologischen Behandlung ist ihr geistiger Anteil. Die aurachirurgische Operation ist das energetisch-informatorische Verfahren, um sich mit dem morphischen Feld der Gesundheit zu verbinden. Der Aurachirurg ist der Vermittler zur Erreichung des Ziels.

Kommunikation

Aurachirurgie basiert auf der *nonverbalen, emotional-intuitiven und damit energetischen Kommunikation* zwischen Arzt und Patient, mit dem Ziel, durch diese Kommunikationsform eine Umprogrammierung des Bewusstseins und damit Heilung zu erreichen. Kommunikation, die nicht auf Schallübertragung und sprachlichem Ausdruck beruht, erscheint zunächst unverständlich oder unglaubwürdig, findet sich aber in der Natur in unterschiedlichen Zusammenhängen.

Es existieren eindrucksvolle Beispiele von nonverbalen Kommunikationsformen, die sich nicht der Sprache oder anderer uns heute verfügbarer Methoden bedienen, aber dennoch seit Anbeginn organischer Existenz auf der Erde vorhanden sind. Sie beschreiben eine Art „energetische Kommunikation", die letztlich nur mit den heutigen Vorstellungen von „Telepathie", „Instinkt" oder „Intuition" erklärbar sind. Lebewesen stehen untereinander in einem ständigen nonverbalen Kommunikationsaustausch. Auf einer unbewussten Ebene informiert sich alles im Universum ständig gegenseitig über alle Zeiten hinweg.

- Bereits in den 1920er-Jahren untersuchte der US-Forscher William McDougall (*1871; †1938) von der Harvard-Universität die Fähigkeit von Ratten, den Weg aus Labyrinthen zu finden. Er fand heraus, dass Ratten, nachdem andere vor ihnen das Labyrinth gelernt hatten, schneller hindurch fanden. Zuerst brauchten die Ratten 165 Fehlversuche, bevor sie ohne Umweg durch das Labyrinth fanden, aber nach einigen Generationen waren es nur noch 20 Fehlversuche.

- Von Hunden ist bekannt, dass sie spüren oder intuitiv wissen, wann ihr Herrchen oder Frauchen nach Hause kommt und an der Tür warten.

- Von der Tsunami-Katastrophe in Thailand 2004 ist bekannt, dass Tiere bereits Stunden zuvor ins bergige Hinterland flüchteten, bevor die Welle die Küste erreichte, und deshalb überlebten.

- Durch energetische Kommunikation lassen sich neue Fertigkeiten zwischen Lebewesen weitergeben. Im Jahre 1958 beobachteten Wissenschaftler auf der japanischen Insel Kojima das Verhalten der dort lebenden Japanmakaken.[32] Nachdem die Wissenschaftler begonnen hatten, ihnen Süßkartoffeln zu geben, wurden in der Population Verhaltensänderungen sichtbar. Hatte zunächst ein einzelnes Jungtier begonnen, die schmutzigen Kartoffeln zu waschen, verbreitete sich diese Technik bald unter den anderen Tieren, dann allmählich auch unter einigen älteren Affen. Schließlich konnte dieses Verhalten auch in Kolonien außerhalb der Insel beobachtet werden. Während Kritiker des Versuchs behaupten, dieser Effekt rühre daher, dass ein waschender Affe auf die Nachbarinsel geschwommen sei („Monkey see, monkey do"), sehen andere den Hinweis auf eine Synchronizität. C. G. Jung beschreibt Synchronizität im Zusammenhang mit Innovationen,[33] die weltweit gleichzeitig „erfunden" werden, ohne dass die Erfinder zuvor miteinander in Verbindung standen. Der amerikanische Autor Ken Keyes (*1921; †1995) postuliert daraufhin 1983: *„Wenn eine kritische Anzahl der Spezies ein bestimmtes Bewusstsein erreicht, kann dieses neue Bewusstsein über alle Entfernungen hinweg kommuniziert werden."*

- Während die energetische Kommunikation zwischen Menschen noch als durchaus nachvollziehbar erscheint, gibt es Untersuchungen, nach denen sich

---

[32] Quelle: Masao Kawai: On the Newly-Acquired Pre-Cultural Behavior of the Natural Troop of Japanese Monkeys on Koshima Islet. In: Primates 6 (1965), S. 1–30; vgl. Ron Amundson: Der hundertste Affe. In: Gero von Randow (Hrsg.): Mein paranormales Fahrrad. Reinbek 1993, S. 37–46

[33] Quelle: C. G. Jung: Synchronizität, Akausalität und Okkultismus. dtv, München 2001, ISBN 3-423-35174-8

sogar Ereignisse in Maschinen durch das Bewusstsein eines Menschen willentlich beeinflussen lassen. Selbst Maschinen sind somit resonanzfähig.

Programmierung

Das Phänomen der energetischen Kommunikation zwischen Lebewesen wurde erläutert. Doch wie sieht es aus mit der Umsetzung der vom Arzt ausgesendeten und durch den Patienten aufgenommenen geistigen Energie in Materie? Wo befindet sich nun tatsächlich die Schnittstelle zwischen Geist und Materie?

Nach quantenmechanischer Ansicht steuert Geist die Materie. Ulrich Warnke schreibt in „Quantenphilosophie und Interwelt": *„Der Geist des Betrachters richtet den Spin (Drehung) von Elektronen neu aus, der Spin von Elektronen repräsentiert das zu erreichende Ziel. Es existiert eine Wechselwirkung zwischen Geist und Spin von Elektronen, der Spin von Elektronen bildet somit die Schnittstelle zwischen Geist und Materie."* Bekannt ist das Experiment des Physiknobelpreisträgers von 2002 Raymond Davis Jr.[34], in dem sich die Spins von Elektronen stets nach der Vorstellung bzw. Erwartung der Normkoordinate durch den Beobachter ausrichten.

Erläuterung: Im Versuch A richten sich die Spins in die erwartete Richtung der zuvor ausgedachten Normkoordinate aus, genauso wie in Versuch B. In Versuch C stellt sich der Beobachter vor, dass sich die Elektronenspins zunächst in die eine und danach in die andere Richtung ausrichten, was dann tatsächlich im Versuch so passiert. Davis formuliert: *„Die unheimliche Sklaverei, die alle mit Spin ausgestatteten Teilchen dazu zwingt, den vom Experimentator festgelegten Winkel einzunehmen, erweckt den Eindruck, als ob der Geist die Materie beherrsche. Die Physiker haben seit langem akzeptiert, dass der Spin eines Teilchens immer in die Richtung zeigt, die der Experimentator zufällig als seine Referenzrichtung ausgewählt hat. Dies führt ein eigentümliches subjektives Element in die physikalische Welt ein. Der freie Wille des Physikers dringt in die Mikrowelt der Materie ein. Offensichtlich ist die mikroskopische und die makro-*

---

[34] Raymond Davis Jr. (*1914; †2006), US-amerikanischer Chemiker, der 2002 mit dem Nobelpreis für Physik „für bahnbrechende Arbeiten in der Astrophysik, insbesondere für den Nachweis kosmischer Neutrinos" ausgezeichnet wurde. Davis war Zeit seines Lebens ein Einzelkämpfer, der durch seine Arbeit die Grundlagen der modernen Neutrinophysik gelegt hat. Dies gelang ihm weniger durch seine Ergebnisse als durch seinen kompromisslosen Kampf, das „Unmessbare" zu messen. Er überzeugte die Fachwelt durch die Demonstration einer zuverlässigen Messbarkeit auch von Reaktionsraten mit wenigen Ereignissen pro Monat. Erst durch seine Messungen gewannen auch andere Forscher Vertrauen in die Machbarkeit und konzipierten Experimente wie das SNO, GALLEX oder Super-Kamiokande. Damit konnte das Tor zu einer „neuen" Physik jenseits des akzeptierten Standardmodells geöffnet werden.

skopische Welt eng miteinander verknüpft. Die moderne Physik stellt den Geist an die zentrale Stelle der Natur."

Alle Naturkräfte sind Kombinationen aus Masse und Spin. Spins sind die Architekten von funktionellen Molekülen und damit letztlich vom gesamten Organismus. Im Spin zeigt sich das Ordnungsschema in der Welt der Moleküle, welches durch den Willen des Beobachters strukturiert wird. Nachdem der Spin mit seinem binären Charakter nur zwei Zustände kennt, drängt sich das Bild der Programmierung von Computern auf, bei dem gleiche Verhältnisse vorliegen. Die Aurachirurgie ist, auch wenn dies im ersten Moment etwas ungewöhnlich erscheinen mag, vergleichbar mit der Programmierung eines Computers. Bereits Seth Lloyd[35] vom Massachusetts Institute of Technology beschreibt 2006 diesen Sachverhalt in seinem Buch „Programming the Universe". Konrad Zuse beschreibt 1970: *„Das Universum funktioniert wie ein großer Computer, mit einem Code, der alles ermöglicht."*[36] Entsprechend dem „Programming the Universe" nach Seth Lloyd lässt sich die Aurachirurgie mit dem etwas provokanten Slogan **„Programming Body and Mind"** umschreiben, da auch sie letztlich mathematisch-binären Prinzipien folgt, wie dies in der binären Logik der aurachirurgischen Resonanzbildung noch erläutert wird. Kennt der Aurachirurg die energetisch-informatorische Kausalität einer Störung, kann er mittels sog. invertierter Informationen, die er auf Globuli aufspielt oder in Wasser als Informationsträger rührt, die entsprechenden Störungen wirkungsvoll behandeln (Bioprogrammierung). Solche Invertierungen sind als heilende Codierungen zur individuellen Anwendung im Internet unter www.healing-codes.com herunterladbar.

---

[35] Seth Lloyd (*1960) ist ein US-amerikanischer Informatiker und Physiker und Professor in der Fakultät für Maschinenbau am MIT in Cambridge (Massachusetts). Er befasst sich vor allem mit den informationstheoretischen Aspekten der Physik, Quanteninformatik und der Physik komplexer Systeme.

[36] Konrad Ernst Otto Zuse (*1910; †1995) war ein deutscher Bauingenieur, Erfinder und Unternehmer (Zuse KG). Mit seiner Entwicklung der Z3 im Jahre 1941 baute Zuse den ersten funktionstüchtigen, vollautomatischen, programmgesteuerten und frei programmierbaren, in binärer Gleitkommarechnung arbeitenden Rechner und somit den ersten funktionsfähigen Computer der Welt.

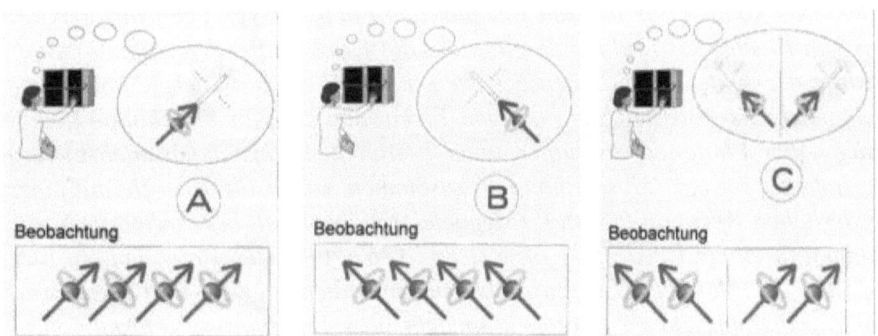

Abb. 2.6: *Versuchsaufbau Raymond Davis Jr., Quelle: Dr. Ulrich Warnke*

Funktion	Elektronischer Computer	Universum
Organisation	Binär 1 oder 0 An oder Aus Ja oder Nein + oder −	Binär Welle oder Teilchen Möglichkeit oder Konkrete Virtualität oder Realität Nicht Materie oder Materie Nicht Hier/Jetzt oder Hier/Jetzt Unendlich oder Endlich
Informations-einheit	Bit	Atom
Output	Bilder, Diagramme, Grafiken, Worte	Realität
Betriebssystem	Windows, Macintosh, Unix, Linux	Bewusstsein
Programme	Word, Excel, OpenOffice, Intercash, Nosco	Überzeugungen

Tabelle 2.1: *Analogien zwischen elektronischen Computern und dem Universum*

Materialisierung

Ulrich Warnke erläutert den Vorgang der Materialisierung: „*Was wir als materielle Welt wahrnehmen, sind nur Verdichtungen innerhalb eines energetischen*

Feldes. Das können wir uns am Beispiel der Photonen vergegenwärtigen. Die Spins von Elektronen sind der Beginn und die Ursache für den Aufbau und die Funktion der Materie. Photonen bestehen aus verdichteter Energie und fungieren zugleich als Botenteilchen, die von Elektronen zur Kommunikation genutzt werden. Aber Photonen erschaffen unter bestimmten Umständen auch Elektronen. Stoßen zwei masselose Photonen zusammen, reicht die Energie mit einem erforderlichen Wert von 0,5 MeV (Megaelektronenvolt, eV beschreibt die Stromspannung in einem Elektron, 1 eV = 1,602 176 6208□·□10^{-19}) aus, um ein Elektron, also ein Masseteilchen zu erzeugen, entsprechend der Äquivalenzformel E=m*c². Aus masselosen Photonen entsteht über Energie und Information ein Masseteilchen. Bewegt sich die Gesamtenergie im Bereich von 1 GeV (Gigaelektronenvolt), kann sogar ein Proton, also ein Atomkernteil, entstehen. Masse ist demnach eine jeweils größere Energieverdichtung im Feld. Trifft das Elektron auf das Proton, so verbinden sie sich zu einem Wasserstoffatom, das nochmals einen größeren Energieknoten darstellt. Wenn also ausreichend viel Energie zur Verfügung steht, wird Materie erzeugt."[37]

Das Geist-Materie-Konzept beschreibt einen letztlich völlig selbstverständlichen Vorgang, der von uns Menschen tagtäglich erfahren wird. Wenn wir reden, erzeugt unser Geist als Grundlage eine Idee und entwickelt Formulierungen im Rahmen der von uns verwendeten Sprache. Die Sprache dann zu realisieren, damit für den Zuhörer eine verständliche Information vernehmbar wird, erfordert die „Materialisierung" des bislang nur geistig vorhandenen Konzepts. Der Sprecher muss seine Zunge durch Muskelkraft formen, die Stimmritze im Kehlkopf durch Muskelkraft verengen, den Mund durch Muskelkraft öffnen und schließen und unter Umständen das Gesagte mit Armbewegungen durch Muskelkraft unterstützen u.v.m. Allesamt Aktionen, die letztlich auf Materialisierung des geistigen Konzepts beruhen. Diese Materialisierung geschieht an dieser Stelle nicht unbedingt im Sinne einer Neubildung von organischer Materie, beinhaltet aber doch eine materielle Umsetzung eines zunächst rein geistigen Konstrukts im Sinne von muskulären Aktivitäten. Betrachtet man diese Aktivitäten im mikroskopischen Bereich, so beruhen entsprechende Muskelkontraktionen auf Veränderungen der Membranpermeabilität durch Änderung der sterischen (räumlichen) Eigenschaften von Membranproteinen. Das führt zu einem Einstrom von Natrium-Ionen in die Zelle, dies wiederum zur Entstehung eines Aktionspotenzials und zur neuronalen Fortleitung. Der elektrische Impuls induziert über die elektrochemische Koppelung eine muskuläre Kontraktion. Die Kontraktion wiederum ist durch strukturelle Änderungen der Aktin-Myosinfilamente vermit-

---

[37] Quelle: Ulrich Warnke: „Quantenphilosophie und Interwelt", 2013

telt, die sich gegeneinander verschieben. Diese konkrete Darstellung eines Geist-Materie-Konzepts repräsentiert nur eine von vielen Möglichkeiten, wie man sich Verdichtungen innerhalb eines energetischen Feldes vorzustellen hat. Somit ein quantenphysikalischer Prozess, wo Photonen als Produkt des Geistigen zu Veränderungen in organischen Strukturen führen, was letztlich zum Vorgang des Sprechens führt. Gehen wir noch einen Schritt weiter, so findet sich das Geist-Materie-Konzept nicht nur im funktionellen Bereich von Muskelkontraktionen, sondern auch in der Schaffung neuer oder in der strukturellen Veränderung (Transformation) bestehender organischer Strukturen im Sinne der Materialisierung. Diese Materialisierung ist keineswegs etwas, was zur Umsetzung lange Zeit benötigt, sondern sie geschieht instantan, d.h. unmittelbar mit Umprogrammierung des Bewusstseins. Materialisierung und Bewusstseinsprogrammierung sind nach der Einsteinschen Äquivalenzformel äquivalente Instanzen ein und desselben Vorgangs, die beliebig ineinander überführt werden können. Der Geist steuert den Körper, Geist wird zu Körper, Körper wird zu Geist.

Epigenetik

Entsteht aus Geist Materie, so lässt sich diese Materie in biologischen Regelkreisen steuernd einsetzen. Ein schlüssiges Konzept, wie sich materielle Veränderungen konkret manifestieren und auch über Generationen hinweg entsprechend weitergegeben werden, liefert die Epigenetik. Während man einst annahm, Vererbung basiere ausschließlich auf der DNS einer Zelle, indem DNS-Stränge von Vater und Mutter auf die nächste Generation übertragen werden, weiß man inzwischen, dass es jenseits dieser genetischen auch eine epigenetische Vererbung gibt. Epigenetik bezeichnet Vorgänge, die außerhalb der Genregulation bzw. der Genexpression wirken, sie aber beeinflussen. Man spricht von epigenetischer Prägung. Die DNS-Sequenz wird dabei nicht verändert. Die Veränderungen können sowohl in einer DNS-Methylierung als auch in einer Modifikation der Histone[38] bestehen. Diese Veränderungen lassen sich im Phänotyp,[39] aber nicht im Genotyp[40] beobachten. Die epigenetischen Kodierungen strukturieren die Chromosomen, sie steuern die Genaktivität auf zell- und gewebsspezifischer Ebene und sorgen in weiten Teilen des Genoms dafür, dass

---

[38] Histone sind basische Proteine, die im Zellkern vorkommen. Sie sind als Bestandteil des Chromatins für die Verpackung der DNS, aber auch für die Expression mancher auf ihr codierten Gene von essenzieller Bedeutung.

[39] Phänotyp ist in der Genetik die Menge aller Merkmale eines Organismus. Er bezieht sich nicht nur auf morphologische, sondern auch auf physiologische Eigenschaften und auf Verhaltensmerkmale.

[40] DNS-Sequenz

große Genomabschnitte stumm geschaltet bleiben. Epigenetik definiert somit alle meiotisch (Reifeteilung der Keimzellen) und mitotisch (Zellteilung der Körperzellen) vererbbaren Veränderungen in der Genexpression, die nicht in der DNA-Sequenz selbst codiert sind. Epigenetische Kodierungen sind jedoch potenziell reversibel und daher im Verlauf eines Lebens sowohl entwicklungsabhängiger als auch umweltbedingter Variabilität ausgesetzt.

Die Epigenetik bietet neue Ansätze, um Einfluss umweltbedingter Veränderungen auf das Genom zu erfassen und deren langfristige Konsequenz für das Individuum zu erklären. Epigenetik bezieht sich ausdrücklich nicht nur auf eine einzelne Generation, die beispielsweise durch bestimmte Verhaltensweisen die Ausprägung des eigenen genetischen Codes steuernd regulieren kann, sondern ist, und das muss an dieser Stelle ausdrücklich betont werden, als epigenetische Information auch auf nachfolgende Generationen vererbbar. Wie dies möglich ist, wird erforscht, ist aber gegenwärtig noch weitgehend unbekannt. Keinesfalls beginnt eine neue Generation damit „bei Null", indem ausschließlich chromosomale Codierungen von den Eltern an den Nachwuchs weitergegeben werden, sondern es finden sich in der Vererbung zusätzlich epigenetische Codierungen in großem Umfang, mit denen die Nachfolgegeneration zu leben beginnt. Studien zeigen, dass beispielsweise die Mangelernährung einer Kriegsgeneration nicht nur zu vermehrten Krankheitsraten in der unmittelbar betroffenen Generation führen, sondern als krankmachende Informationen auch auf Folgegenerationen übertragen werden: Nachkommen von kriegsmangelernährten Personen leiden sogar noch in der Enkelgeneration unter den Mangelzuständen ihrer Großeltern, obwohl sie selbst in einer voll versorgten Situation aufwachsen.[41] Nicht ausschließlich krankhafte Veränderungen bzw. Mutationen an Genen reichen aus, um Krankheiten auszulösen, sondern die Zusammenhänge sind deutlich komplexer, wenn man die Einflüsse der Epigenetik mit einbezieht. Ganz aktuell ist die in der Presse groß aufgemachte Meldung über das identifizierte Gen NEK1 für die ALS (amyotrophe Lateralsklerose), das sich allerdings bei genauerem Studium der Publikationen in nur 3% aller ALS-Fälle findet und für das Krankheitsgeschehen somit wohl eher eine nur untergeordnete Rolle spielt.

Für die Aurachirurgie besitzt die Epigenetik eine zentrale Funktion: Durch aurachirurgische Neuprogrammierungen werden nicht nur Symptome und Beschwerden bei einem Patienten gelöst, sondern auch dessen nachfolgende Generationen bleiben von solchen Symptomen und Beschwerden frei. Die Epigenetik bietet dazu ein hypothetisches Erklärungsmodell: Die im Rahmen einer aurachirur-

---

[41] Quelle: Spektrum der Wissenschaft, Publikation 28.7.2014, http://www.spektrum.de/news/wie-die-umwelt-unser-erbgut-veraendert/1302426

gischen Behandlung durch den Arzt initiierte geistige Information wird beim Patienten als geistige Information in Materie umgesetzt. Die Materie bewirkt im Sinne der epigenetischen Prägung eine Veränderung in der Expression von genetischem Code, was sich z.B. als Regeneration von Knorpelgewebe äußert oder als Befreiung von psychischen Mustern, was dann sogar in Folgegenerationen weiter vererbt wird.

Heilung

Aurachirurgie besticht durch klare und einfache Strategien. Aurachirurgische Eingriffe an anatomischen Modellen unter Verwendung konventioneller chirurgischer Instrumente wirken auf den Außenstehenden wie Doktorspiele von Kindern. Das Hantieren mit Skalpell, Präpariersonde und Akupunkturnadeln in einem Anatomieatlas und die Fragen an den Patienten, ob er hier oder dort einen Druck oder Schmerz verspürt, wenn der Arzt mit dem Finger auf das entsprechende Organ im Anatomieatlas drückt, kann verständlicherweise Befremden auslösen und dazu verleiten, die Methode der Aurachirurgie anzuzweifeln oder sich darüber lustig zu machen. Zu simpel wirken die Verfahren, mit denen hier angeblich Medizin betrieben wird, zu sehr riecht das Ganze nach Geschäftemacherei. Und doch staunt auch ein zunächst Unbeteiligter, wenn er erkennen muss, wie schnell und einfach die aurachirurgischen Verfahren zu offensichtlich nicht nur subjektiven, sondern auch zu objektiven Erfolgen führen.

Wenn ein zuvor kleinschrittig gehender akinetisch-rigider Parkinsonpatient nach aurachirurgischer Intervention mit großen Schritten und einer zuvor für unmöglich gehaltenen Lockerheit den Gang entlang marschiert, nachdem der Arzt ihn vom Karma des Räderns (siehe Erläuterung im Kapitel der karmischen Muster) befreit hat. Auch bleibt von dem Vorwurf einer Scharlatanerie nichts übrig, wenn der Arzt den Patienten nach drei Wochen nachuntersucht und erkennt, dass sich das Gangbild nicht nur nicht wieder zur Kleinschrittigkeit zurückentwickelt, sondern sogar noch weiter verbessert hat. Die zuvor an den Oberkörper gebundenen Arme schwingen inzwischen im Gehen mit und der Schulmediziner muss anerkennen, dass ein solcher Therapieerfolg selbst mit modernen Antiparkinsonika kaum möglich wäre. Ergänzend sei an dieser Stelle angemerkt, dass der Patient aus Angst vor Nebenwirkungen wie Übelkeit, Erbrechen und Kreislaufregulationsstörungen bislang keine Parkinsonmedikamente eingenommen hat. Noch beeindruckender wird es, wenn einem dieser Patient berichtet, dass er inzwischen sogar Probleme mit den Sprunggelenken hat, zumal es nach den vielen Jahren des kleinschrittigen Gehens nun durch die neu gewonnene Freiheit zu einer Überlastung dieser Gelenke gekommen sei.

Patienten mit Bandscheibenprolaps oder Bandscheibenprotrusion, die sich seit Jahren in fachärztlicher Behandlung befinden, physiotherapeutisch wiederholt behandelt werden, allerdings unverändert unter Schmerzen und neurologischen Wurzelsymptomen mit Ausstrahlung ins Bein leiden, profitieren von der Aurachirurgie in gleicher Weise. Die aurachirurgische Intervention führt zu einer Schmerzfreiheit und zu einem Verschwinden der neurologischen Symptomatik, häufig sogar unmittelbar noch während der therapeutischen Sitzung, wobei diese Beschwerdefreiheit bei vielen Patienten über Monate oder gar Jahre hinweg bestehen bleibt.

Gerade die Einfachheit der Diagnostik und Therapie verblüfft und überzeugt den Betrachter. Es wird offensichtlich, dass der Umgang mit Energien eine Disziplin darstellt, die mit den schulmedizinischen Betrachtungsweisen nur schwer greifbar ist. Die im Folgenden beschriebenen bildlich gegenständlichen Therapiemethoden wie z.B. das symbolische Zusammensetzen von Gliedmaßen bei Zustand nach Räderung wirken auf den Schulmediziner geradezu lächerlich naiv. Sie stehen der intellektuellen Brillanz der physiko-chemischen Wissenschaft um vieles nach. Jedoch erscheint das nur auf den ersten Blick so.

Ein chinesisches Sprichwort sagt: *„Die Kraft liegt nicht im Komplizierten, sondern im Einfachen."* Lösungen sind vielfach einfacher und schneller zu erreichen, als man zunächst glaubt, allerdings nur dann, wenn der richtige Lösungsweg gewählt wird. Entsprechend sollte man sich von der Vorstellung befreien, ein Verfahren sei nur deshalb wirksamer, weil es besonders kompliziert oder intellektuell schwer zu durchblicken ist. Welch hohe Faszination geht doch von einer biochemischen Reaktionskaskade aus, mit all den komplizierten Begrifflichkeiten, Symboliken und einem in sich geschlossenen eleganten Reaktionskonstrukt wie Elektronenaustausch u.v.m. Auf den ersten Blick erscheint somit die physiko-chemische in ihrer Kompliziertheit der energetisch-informatorischen Ebene überlegen. Betrachtet der Arzt die Aurachirurgie aber nicht nur im Hinblick auf ihre konkrete Umsetzung, sondern aus dem Blickwinkel der Quantenphysik, dann steht sie bezüglich ihres intellektuellen Anspruchs keineswegs hinten an.

Vielmehr fordert die Quantenphysik das logisch abstrakte Denken des Menschen, ja es strapaziert dieses gar angesichts der unkonventionellen und gar nicht mehr recht nachvollziehbaren Konzepte und Schlussfolgerungen in ganz besonderer Weise, da es sich nicht an die bekannten Logiken hält. Nicht die Kompliziertheit der Methode steht hier im Vordergrund, sondern die sämtlicher Logik widersprechenden Prinzipien der Aurachirurgie. Während die Schulmedizin immer tiefer in die materiellen Gesetzmäßigkeiten vordringt, bietet die Aurachirurgie ein Abbild der geistigen Wirklichkeiten. Schulmedizin erfordert tiefes Detailwissen, Aurachirurgie Erkenntnis. Aurachirurgie sprengt das gängige Weltbild, wie seinerzeit das Umdenken vom geozentrischen zum heliozentrischen Weltbild. Gleichwohl liefert das fundierte Wissen über Anatomie und Physiologie die wichtige Basis für aurachirurgische Behandlungsstrategien, denn nur bei fundierter Kenntnis der Gegebenheiten (Lage und Funktion der Organe, Blutversorgung, Innervation, Muskelverläufe, Sehnenansätze, biomechanische Prinzipien mit Kenntnis der Muskelfunktionen und anatomisch-physiologischen Veränderungen bei Muskelinnervationen) kann der Aurachirurg beurteilen, welche Kapazitäten der menschliche Körper vorhält.

- **Beispiel:** Aura-Aktivierung von prämaturen Beta-Zellen in der Regeneration von geschädigtem Pankreasgewebe bei Typ-1-Diabetikern zur Steigerung der Insulinproduktion. Ohne zu wissen, dass diese Möglichkeit der Regeneration von prämaturen Beta-Zellen im Pankreas existiert, wird der Arzt keine entsprechende Intentionalität in der aurachirurgischen Behandlung formulieren können. In Kenntnis dieser Möglichkeiten initiiert der aurachirurgisch tätige Arzt den heilenden Prozess und begibt sich geistig in das regenerative Feld zu Reaktivierung der prämaturen ß-Zellen, ohne im Sinne der Schulmedizin direkt den Regenerationsprozess zu steuern.

- **Beispiel:** Fundierte Kenntnis über biomechanische Prinzipien. Hier kann nur dann ein optimales Therapieergebnis erreicht werden, wenn der Arzt genau weiß, an welchen Stellen Gelenkstrukturen durch virtuelle Bänder zu fixieren sind oder wo und wie gerissene Nervenenden zu verbinden sind. Ohne biomechanische Kenntnisse fällt es schwer zu entscheiden, an welchen Positionen welcher Knochen optimalerweise Schrauben eingesetzt werden sollen, um Verdrahtungen vorzunehmen und somit stabile Verhältnisse zu erreichen. Auch bei Gelenkfehlstellungen muss der Arzt genau wissen, welche Muskeln an den Bewegungen im betroffenen Gelenk beteiligt sind, welche Bewegungsrichtungen jeweils durch welche Muskeln ausgelöst werden, bzw. welche Muskeln durch chronische Gelenkfehlstellungen überbeansprucht sind, um in der Folge durch Triggerpunkten in der Aura die notwendigen Entspannungen auszulösen. So finden sich im Fall des Sichelfußes (pes adductus) mehrere funktionale Störungen im Sinne von Muskel- und Bänderfehlbelastungen, die einzeln analysiert und behandelt werden. Der Begriff „Sichelfuß" beschreibt eine meistens angeborene, aber teilweise auch erworbene Fußdeformität mit vermehrter Adduktionsstellung des Vorfußes bei Neutral- oder Valgusstellung des Rückfußes. Besteht die funktionelle Fehlsteuerung über eine lange Zeigt, so bilden sich organische Sekundärveränderungen aus, die die Situation des Patienten zusätzlich verschlechtern. Das Phänomen tritt oft beidseitig auf und ist durch eine nach innen gerichtete Wölbung von Zehen und Mittelfuß charakterisiert. Hier kann der Aurachirurg durch geeignete Maßnahmen Straffungen, Entspannungen und Fixierungen auf Muskel-Sehnen-Bänder- und sogar Knochenebene vornehmen, so dass die Fehlstellung nachlässt und sich die Gehfähigkeit des Patienten nachhaltig verbessert.

Das bedeutet nicht, dass sich nur Schulmediziner für die Aurachirurgie qualifizieren. Auch Nicht-Schulmediziner sind in der Lage, heilend zu wirken, allein indem sie in der geistigen Auseinandersetzung mit dem Heilungsfeld zur Gesundung des erkrankten Organs beitragen, und werden damit ihrerseits zum Arzt, ohne je Medizin studiert zu haben. Jedoch sind fundierte anatomische und physiologische Kenntnisse aus den beschriebenen Gründen von großem Vorteil, um das in der Aurachirurgie verwendete chirurgische Instrumentarium zielgerichtet und sinnvoll einzusetzen. Auch Jesus war kein Schulmediziner und hat doch geheilt. Der heilende Prozess kann im Sinne der besseren Resonanzbildung verstärkt werden, indem in Kenntnis von Anatomie und Physiologie viele diagnostische wie auch therapeutische Ideen entstehen, die zu einer immer stärkeren Fokussierung und damit auch zu einer intensiveren Energie führen, im Sinne des Grundsatzes: „Die Energie folgt der Aufmerksamkeit." Auch das Studium von z.B. YouTube-Filmen oder das Lesen von wissenschaftlichen Publikationen über neue Forschungsansätze verstärken in diesem Zusammenhang die Energie in der intentionalen Ausrichtung des Arztes. Das Ziel ist es, mit dem Feld der „Gesundheit, der Wahrheit, der Liebe und des Lichts" in Resonanz zu kommen und die Heilung beim Patienten zu bewirken. Der Arzt stellt zwei Resonanzebenen her, er begibt sich in Resonanz mit dem erkrankten Organ, er begibt sich aber auch in Resonanz mit dem Feld des archetypisch[42] gesunden Organs. Letztlich kann er beide Ebenen im Sinne des Beobachtereffekts der Quantenphysik miteinander vereinen und damit heilen. Dass dabei die gesunde Ebene auf die kranke Ebene überspringt und diese zum Verschwinden bringt, liegt an der physiologischen Tendenz zur Selbstheilung, unterliegt aber insbesondere auch der Motivation des Unterbewussten zur Heilung auf Seiten des Patienten, indem die Motivation eine regelrechte Sogwirkung ausübt.

Bewegt sich der Arzt im Resonanzfeld des Gesunden, besitzt er die faktische Macht über das Gelingen. Er soll deshalb an dieser Stelle auch gar nicht mehr bitten oder beten, sondern das Faktische als gegeben hinnehmen und entsprechend handeln. Allein durch das Erfassen, Beobachten und Sichtbarmachen steuert der Arzt den Heilungsprozess und führt das Organ zur Gesundung. Das Erkennen entspringt der Liebe zum Patienten. *„Die beste Arznei für den Men-*

---

[42] Vgl.: Carl Gustav Jung, Archetyp

schen ist der Mensch. Der höchste Grad dieser Arznei ist die Liebe" (Paracelsus). „Heilen" lässt sich somit nicht automatisieren, womöglich durch den Einsatz von „computergesteuerten Therapiemaschinen" oder „Apps auf dem Handy", sondern entspringt der göttlichen Schöpfung.[43]

Andererseits gibt es auch den Umkehrschluss: Wem die Motivation und somit die innere Bereitschaft fehlt, Heilung für möglich zu halten, bleibt krank. Auch eine fehlende Bereitschaft des Unterbewusstseins, sich auf die Methode der Geistheilung, wie sie die Aurachirurgie darstellt, einzulassen, verringert die Aussichten auf einen bleibenden Heilungserfolg. Vielfach handelt es sich um einen Reifungsprozess, den das Unterbewusstseins des Patienten erst zu durchlaufen hat, vergleichbar einem Alkoholiker, der erst weit abgestiegen sein muss, bis er letztlich zu der entscheidenden Erkenntnis über sich selbst und die zur Lösung des Problems notwendigen Schritte kommt. Eine willentliche Anstrengung im Rahmen dieser unbewussten Vorgänge bringt nicht viel, denn seelische Inhalte lassen sich damit weder steuern noch umkehren. Gerhard Klügl sagt hierzu: *„Die Zeit muss reif sein und es muss passen"*.

Der Anspruch der Schulmedizin, durch immer tiefer ins Detail gehende Erforschung pathophysiologischer und biochemischer Prinzipien auf die Geheimnisse einer Heilung zu kommen, erweist sich im Sinne der Aurachirurgie als Irrweg. Denn die Schulmedizin missachtet die übergeordnete geistige Ebene mit den damit verbundenen Energien und Informationen. Auch ist zu befürchten, dass eine immer mehr ins Detail gehende morphologische Forschung im Sinne der der Biologie zugrunde liegenden „Pars Pro Toto Organisation"[44] immer wieder neue Mikroausprägungen von bereits bekannten Makroausprägungen aufdecken wird. Darüber hinaus birgt die zunehmende Spezialisierung auf Teilgebiete stets die Gefahr, dass der biologische Organismus als ein fein abgestimmtes System von vielfältigen Regelkreisen durch die Methode der Spezialisierung verändert oder gar soweit „zerstört" wird, dass unter dem Strich folglich mehr Schaden als Nutzen entsteht.

Insofern bleibt zur Umgehung dieses Problems nur die geistige Ebene. Um jedoch die sich gegenseitig beeinflussenden geistig-energetischen Informationen zu erkennen und zu verstehen, braucht es eine andere Denkweise als bisher:

---

[43] In der Bibel steht: „Doch alles, was aufgedeckt wird, ist dann im Licht als das sichtbar, was es wirklich ist. Mehr noch: Alles, was sichtbar geworden ist, gehört damit zum Licht." (Epheser, 5,13.14). Indem der Arzt das Krankheitsgeschehen sichtbar macht, führt er es zum Licht und damit gehört es zum Licht.

[44] Vgl. Benoit Mandelbrot: (* 20. November 1924 in Warschau; † 14. Oktober 2010 in Cambridge, Massachusetts[2]) war ein französisch-US-amerikanischer Mathematiker, Begründer der fraktalen Geometrie.

keine *systematische* Denkweise, wie in der Schulmedizin üblich, sondern eine *systemische*, wie sie in der Kybernetik beschrieben ist. Schulmedizin arbeitet nicht systemisch im Sinne der beschriebenen kybernetischen Wirkbeziehungs- und Wechselwirkungsanalysen, mit sanften und schonenden Therapien, sondern nach dem Prinzip des Reduktionismus, mit harten und durchgreifenden Therapien. Jede neue Konstellation, die sich unter Umständen aus einer vorangegangenen Therapie als Komplikation ergibt, wird mit noch weiter reichenden Maßnahmen bekämpft, was dann wiederum zu zusätzlichen Nebenwirkungen und Komplikationen führen kann. Es ist so ähnlich wie bei der Kriegsführung, bei der immer wieder neue unerwartete Gegner auftauchen, die es auszuschalten gilt. Das systematische Denken der Schulmedizin folgt einer mechanistischen, kausal-analytischen Weltanschauung, die auf den Ideen und mathematischen Theorien von Isaac Newton und René Descartes basiert. Die Materie gilt als Grundlage alles Seins und die materielle Welt als eine Vielzahl separater Objekte, die zu einer riesigen Maschine zusammengefügt sind. Komplexe Phänomene werden dadurch verstanden, dass man sie auf ihre einzelnen Bausteine reduzieren kann. Dieses Zurückgreifen wird einer wissenschaftlichen Methode gleichgesetzt. Bereits im 20. Jahrhundert stieß jedoch dieses mechanistische Weltbild an Grenzen. Physiker begannen, vom Modell der großen Maschinen abzugehen und die Welt als harmonisches Ganzes, als ein Netz harmonischer Beziehungen zu verstehen. Statt die einzelnen Merkmalsausprägungen/ Symptome innerhalb des Netzes von Wirkbeziehungen zu fokussieren, geht es im kybernetischen Denken darum, die Wirkbeziehungen zwischen den Merkmalsausprägungen/ Symptomen in ihrer Dynamik und zeitlichen Abhängigkeit zu erkennen und zu beherrschen, um entsprechend mit Übersicht vorausschauend und sanft zu agieren, ohne die typischen harten Einschnitte. Doch von dieser Art des neuen, kybernetischen Denkens ist man in der Schulmedizin gegenwärtig weit entfernt, so dass auch das Verständnis von Heilung in einem Verschwinden morphologischer Veränderungen gesehen wird, vielfach ohne die dahinterliegenden Muster und Informationen zu kennen und die damit verbundenen komplexen Interaktionen zu beherrschen.

Diese Haltung ist gefährlich, denn sie verführt dazu, in „vermeintlicher Kenntnis" der Zusammenhänge „diktatorisch" in das System einzugreifen, wie das beispielsweise die Antibiotikatherapie zeigt: Im Versuch, banale bakterielle Hautinfektionen wie z.B. eine Furunkulose zu therapieren, verordnet der Arzt Antibiotika, wobei es stets eine Immunabwehrschwäche durch z.B. Diabetes mellitus auszuschließen gilt. Die Antibiose beseitigt zwar die Furunkel, vielfach nur für kurze Zeit, führt aber im Gegenzug zu Störungen im Mikrobiom (bakterielle Besiedelung im Darm). Galt der Dünndarm nach medizinischer Lehrmeinung bis vor wenigen Jahren noch als keimfrei bzw. nicht von Bakterien besiedelt, so weiß man heute auf Grund von molekulargenetischen Nachweismethoden, dass er sehr wohl von einer Vielzahl unterschiedlicher, seltener und nicht pathogener Bakterienstämme in Milliardenzahl besiedelt ist, die einzig die Aufgabe haben, die Resorption der durch die Nahrung aufgenommenen Inhaltsstoffe zu steuern. Es sind somit nicht primär die Enterozyten (Darmzellen), die über die Aufnahme von Nahrungsbestandteilen wie Kohlenhydrate, Aminosäuren, Lipide u.v.m. entscheiden, sondern die die Darminnenwand auskleidenden Bakterienzellen.

Die Medizinerin Anne Katharina Zschocke[45] beschreibt eindrucksvoll, dass nach Absetzen eines Antibiotikums und trotz Zugabe von Probiotika (lebensfähige Mikroorganismen) die ursprüngliche Keimbesiedelung im Dickdarm nie wieder erreicht wird, sondern sich artfremde Bakterienkulturen einnisten, die dann zu einem veränderten und letztlich unphysiologischen Resorptionsverhalten im Darm führen. Auch hat sich durch die Einführung der Antibiose seit den 40er-Jahren des vorigen Jahrhunderts das Mikrobiom bei der in den Industrieländern lebenden Bevölkerung nicht zuletzt auch auf Grund der veränderten Ernährungsgewohnheiten grundlegend verändert. Mit molekulargenetischen Nachweismethoden konnte gezeigt werden, dass sich die Bakterienstammbesiedelung der Bevölkerung (nachgewiesen an vielen Totenfunden, z.B. ägyptische Mumien, der Ötzi aus Südtirol u.v.a.) über Jahrtausende konstant verhielt, und die dramatischen Veränderungen im Mikrobiom letztlich ein modernes Phänomen der erst letzten 50 Jahre sind. Inzwischen existieren eindeutige Hinweise, dass die in Industrieländern typischerweise auftretenden Zivilisationskrankheiten wie Diabetes mellitus, Herzkrankheiten, Schlaganfälle usw. nicht zuletzt durch das gestörte Resorptionsverhalten des Darms bzw. durch die Störung des Mikrobioms auf Grund von Antibiose und falscher Ernährung verursacht sind.

Dieses Beispiel offenbart eine typische Problematik: Die Schulmedizin konzentriert sich auf sichtbare morphologische Befunde, macht deren Messbarkeit zur Grundlage ihrer Methode und orientiert sich in ihrer Erfolgsmessung nach der Veränderung dieser Morphologien. Dass sie durch ihre therapeutischen Maßnahmen und den Eingriff in das metabolische Regelkreissystem vielfach schwere Störungen im metabolischen Gleichgewicht, im Mikrobiom und somit in den Wechselwirkungen von am System beteiligten Variablen im Sinne der Kybernetik verursacht, findet dabei viel zu wenig Beachtung. Auch wird nicht berücksichtigt, dass von Bakterienzellen Energien und Informationen ausgehen, die es jenseits der reinen Materie ebenfalls zu behandeln gilt. Diese persistieren trotz

---

[45] Quelle: Anne Katharina Zschocke: „Darmbakterien als Schlüssel zur Gesundheit – Neueste Erkenntnisse aus der Mikrobiomforschung", 2014, Knaur-Verlag

vermeintlich erfolgreicher antibiotischer Behandlung und führen im Sinne der morphischen Felder weiterhin zu schädigenden und belastenden Interferenzen im Organismus. Heilung im Sinne der Begrifflichkeit wäre die der Erkrankung vorausgehende Fehlprogrammierung durch pathogene Informationen zu erforschen und auf dieser Basis zu behandeln.

Auch die großzügige Verordnung von Protonenpumpenhemmern zur Reduktion der Säureproduktion im Magen liefert ein typisches Beispiel für „diktatorisches" Therapieverhalten in der Schulmedizin am Beispiel der Rheumabehandlung: Antirheumatika verursachen eine Hemmung der Prostaglandinsynthese. Durch Wegfall der lokalen Prostaglandinsynthese geht deren die Magenschleimhaut schützende Wirkung (verminderte Schleimproduktion und verminderte Durchblutung der Magenwand) verloren, was zu Magenulzerationen (Magenulcus, ulcus ventriculi) und späterer Magenblutung führen kann. Als Vorsichtsmaßnahme wird entsprechend in häufig viel zu hoher Dosierung mittels Protonenpumpenhemmern der physiologische Säureschutz im Mangen blockiert. Die heute verfügbaren Protonenpumpenhemmer haben eine so hohe biologische Potenz, so dass es in nicht seltenen Fällen zu einem völligen Sistieren der Säureproduktion im Magen kommt. Dabei ist die im Magen produzierte Säure nicht nur ein notwendiges Mittel zur Zersetzung der aufgenommenen Nahrung, sondern bietet einen höchst wichtigen Barriereschutz gegen die mit der Nahrung eintretenden Bakterien, Viren und Protozoen. Durch Wegfall des wichtigen antibakteriellen Schutzprinzips kommt es in der Folge nicht selten zu bakteriellen Überwucherungen im Magen-Darmbereich. Typischerweise verordnet die Schulmedizin in diesen Fällen ein Antibiotikum, womit wir wieder am Ausgangspunkt der zuvor beschriebenen Problematik für das Mikrobiom wären.

Ein interessantes Beispiel für ein biologisches kybernetisches Regelkreissystem bietet die Qi-Steuerung im Sinne der TCM: Eine Qi-Störung bleibt keine Qi-Störung, sondern hat weiter reichende Konsequenzen. Eine Störung des Energieflusses führt zu Durchblutungsstörungen, diese wiederum zu einer Minderversorgung des Gewebes mit Sauerstoff, dadurch kommt es zu einem verringerten Abtransport von metabolischen Abbauprodukten und einem reduzierten Antransport von benötigten Metaboliten, dies wiederum führt zu Gewebsschädigungen mit Hypotrophien, Muskelschwächen, Bänderinsuffizienzen, Knorpel-Knochenschädigungen durch Fehlbelastungen usw. Würde man nur die Endpunkte des Prozesses betrachten und die Diagnose einer Knochen-Knorpeldystrophie stellen, um dann eine entsprechend operative Behandlung einzuleiten, so bliebe das Problem der energetischen Fehlsteuerung an sich ungelöst und die zugrunde liegende Qi-Störung unerkannt. Wenn man hingegen den primären Auslöser therapiert, in Form einer Reglung des Energieflusses, und entsprechende informatorische Neuprogrammierungen vornimmt, kann die gesamte Kaskade rückgängig gemacht und auf die schulmedizinische Operation verzichtet werden.

Alle pathophysiologischen Ergebnisse sind somit letztlich die Konsequenz einer übergeordneten energetischen Funktionsstörung. Und Energie ist Geist. Heilung findet somit auf einer geistigen Ebene statt, jenseits der biochemisch-pathophysiologisch-organischen Dimension. Biochemische Prozesse und pathophysiologische Vorgänge bilden die der geistigen Steuerung nachgeordnete Instanz. Alle morphologisch materiellen Erscheinungen an Organen in Form sichtbarer Krankheiten sind das Endergebnis eines lange zuvor begonnenen Fehlers in der Informationsübermittlung auf geistiger und somit energetischer Ebene. Folglich geht es in der Aurachirurgie nicht um „Reparatur", sondern um „Umprogrammierung" und „Materialisierung" nach dem Prinzip der Äquivalenz von Energie und Materie. Bei aller technischen Brillanz muss man konstatieren, dass in der technisierten Schulmedizin letztlich kein wirkliches Verständnis zum „Wesen von Natur und Leben" existiert.

Die aurachirurgische Interpretation von Krankheiten folgt nicht den Prinzipien der westlichen Schulmedizin, sondern geht völlig andere Wege. Sie verweist auf eine Sicht der Dinge, die der Haltung früherer Zivilisationen ähnelt, nämlich dass jedes materielle Objekt der Natur einen geistigen Aspekt besitzt. Heilung ist niemals nur die Genesung auf rein körperlicher Ebene, sondern immer ein Prozess, der den gesamten Menschen mit allen physischen, emotionalen und geistigen Ebenen einbezieht. Das Ziel besteht darin, die energetisch steuernde geistige Instanz durch dafür geeignete Methoden und Verfahren, wie sie im Folgenden beschrieben werden, zielgerichtet im Sinne der Heilung zu beeinflussen. Selbst bei schwerkranken Patienten werden geistige Selbstheilungserfolge immer wieder beschrieben, ohne dass hierfür schlüssige Erklärungen gefunden werden. Ob solche Selbstheilungen häufig oder selten anzutreffen sind, bleibt offen, weil sie unter klinischen Testbedingungen kaum evaluiert werden können. Allerdings ist davon auszugehen, dass die Zahl erfolgreicher Spontanheilungen deutlich höher liegt als gegenwärtig allgemein angenommen. Und sei es nur deshalb, weil viele Menschen gar nicht als krank diagnostiziert werden, obwohl sie im Sinne der Schulmedizin krank sind, dank ihrer regenerativen Fähigkeiten jedoch zur Gesundheit zurückfinden. Dies geschieht nicht nur auf Grund eines reaktionsfähigen Immunsystems, sondern auf Grund ihrer geistigen Haltung, die Menschen zu regenerationsfähigen Individuen macht

Eine wichtige Frage in diesem Zusammenhang lautet: Muss der Patient die Methode und die Verfahren der Aurachirurgie verstehen bzw. sollte er im Vorfeld über die durchzuführenden aurachirurgischen Maßnahmen aufgeklärt werden? Muss er während der Behandlung mit eigenen Augen beobachten können, welche Schritte der Arzt im Einzelnen am anatomischen Surrogat vornimmt? Muss er sich an den Imaginationen und Intentionen des Arztes beteiligen? Die Antwort auf all diese Fragen lautet: Nein. Weder muss ein Patient die aurachirurgischen Operationen beobachten noch muss er die aurachirurgischen Therapien verstehen. Auch ist ein aktives Mitwirken an den energetisch wirksamen Imaginationen mittels der im Folgenden beschriebenen Bewusstseinstechniken noch an den vom Arzt ausgehenden geistigen Intentionen für das Gelingen des aurachirurgischen Eingriffs notwendig. Im Gegenteil: Jede im Voraus erfolgende Information des Patienten über die durchzuführenden aurachirurgischen Schritte, ja gar eine Bewertung durch den Patienten schadet der Sache mehr als sie nutzt, denn auch von Seiten des Patienten gibt es einen quantenphysikalischen Beobachtereffekt, der hier entsprechend negativ zur Wirkung kommen kann. Vielmehr funktioniert das Prinzip der Aurachirurgie am besten, wenn der Patient während der Behandlung nur entspannt dasitzt, die Augen geschlossen hält und in sich hineinfühlt, vergleichbar dem Hineinfühlen in der Feldenkrais-Methode.[46] Eine Erläuterung der durchgeführten operativen Schritte durch den Arzt sollte entsprechend niemals im Vorfeld, sondern stets erst nach Beendigung des operativen Eingriffs erfolgen.

Eine weitere Frage lautet: Muss ein Patient zum Gelingen der Methode religiös sein? Muss er an Gott glauben? Sind spirituelle oder gar esoterisch veranlagte Patienten besser geeignet für eine aurachirurgische Behandlung als andere? Ist die Wahrscheinlichkeit, dass es zu einer Resonanzbildung und zu einem Therapieerfolg kommt, bei spirituellen Menschen größer? Auch diese Frage muss verneint werden: Es gibt viele spirituelle Menschen, die nicht auf aurachirurgische Behandlungen reagieren, genauso wie es viele nicht spirituelle Menschen gibt, bei denen die Methode unmittelbar funktioniert und große Erfolge erzielt. Eine schlüssige Erklärung für diese Unterschiede existiert nicht. Es gilt, die Methode der Aurachirurgie einfach auszuprobieren, die im Folgenden beschriebenen Bewusstseinstechniken anzuwenden und zu prüfen, ob der Patient für die Methode empfänglich ist bzw. sie körperlich spürt. Entscheidend bleibt die spirituelle Haltung des Therapeuten, der auf dem geistigen Weg einen Zugang zum Bewusstsein des Patienten erreicht und damit dessen Heilung bewirkt. Ferner gilt zu diskutieren, was unter Spiritualität letztlich zu verstehen ist bzw. wann man einen Menschen als spirituell veranlagt bezeichnen kann. Alle Men-

---

[46] Die Feldenkrais-Methode ist ein körperorientiertes, pädagogisches Verfahren, welches nach seinem Begründer Moshé Feldenkrais (1904–1984) benannt ist. Feldenkrais lehrte, dass sich durch die Schulung der kinästhetischen und propriozeptiven Selbstwahrnehmung grundlegende menschliche Funktionen verbessern, Schmerzen reduzieren lassen und dies allgemein zu als leichter und angenehmer empfundenen Bewegungen führt.

schen sind spirituelle Wesen. Doch viele Menschen wollen sich ihre Spiritualität nicht eingestehen, andere wiederum gehen ganz offen damit um und kommunizieren ihr spirituelles Gedankengut freimütig nach außen. Viele Menschen haben Scheu davor oder schämen sich, sich anderen gegenüber in ihrer spirituellen Eigenschaft zu öffnen, manchen wurde die Spiritualität auch durch strenge Erziehung schlicht aberzogen. Ein Phänomen, das sich in der westlichen leistungsorientierten Gesellschaft häufig findet.

Viele vermeintlich naturwissenschaftlich orientierte Menschen, die sich selbst als nicht spirituell empfinden und diese Einstellung auch ostentativ nach außen tragen, sind in ihrem Innersten doch sehr spirituell veranlagt, was erst dann zum Vorschein kommt, wenn ihnen das Leben Schwierigkeiten bereitet. Solche Menschen mögen sich diese Neigung zunächst nicht eingestehen, was ihnen aber im Rahmen der Aurachirurgie leicht fallen sollte, zumal Spiritualität im Sinne der Quantenphysik letztlich nichts anderes ist als weltweit anerkannte Naturwissenschaft. Viele Menschen empfinden ihre Spiritualität und ihre Gläubigkeit erst im Angesicht des Todes oder im Rahmen einer schweren Erkrankung, was ihre Motivation in der Empfänglichkeit spiritueller Heilmethoden in ganz besonderer Weise steigert. Ohne Aussicht auf Besserung beginnen schwerkranke Patienten wieder zu beten und werden gläubig, erfahren darin Trost und auch klinische Besserung. Letztlich ist also der Erfolg der Aurachirurgie an keine der erwähnten Eigenschaften gebunden. Es existieren alle Ausprägungen: Aurachirurgische Erfolge bei nicht gläubigen, nicht spirituellen, nicht esoterisch veranlagten Menschen ebenso wie das Gegenteil. Das bestätigt die Erkenntnis, dass sich der Geist eines Menschen dem verstandesorientierten Zugang entzieht und letztlich im Hintergrund „lebt", ohne dass der Mensch ihn vollständig steuern kann. Strahlt der Therapeut die für den Therapieerfolg notwendige Geistigkeit aus, indem er zum einen die geeignete empathische Grundhaltung gegenüber dem Patienten mitbringt, gleichzeitig aber über das notwendige anatomisch-biomechanische Wissen und die energetisch-informatorischen Techniken der Bewusstseinssteuerung verfügt, dann ist der Erfolg in der Aurachirurgie vorprogrammiert. Aurachirurgie intendiert die Materialisierung mit Entwicklung neuer, regenerativer oder dem Abbau vorhandener krankhafter organischer Strukturen im Sinne der materiellen Umsetzung der energetisch-informatorischen Impulse. Dieser Prozess wird von der Schulmedizin bislang nicht akzeptiert. Aurachirurgie setzt den energetisch-informatorischen Impuls zur Heilung der jeweils adressierten Organe und Strukturen. So verwegen und unglaublich dieser Anspruch klingt, so wirkungsvoll arbeiten Selbstheilungskräfte, die nach Umprogrammierung des Bewusstseins durch den Therapeuten von selbst zu arbeiten beginnen.

Kapitel 3
Regeln und Prinzipien

Aurachirurgische Sitzung

Individualität

Das Bewusstsein eines jeden Patienten ist individuell, die energetische Konstitution verschieden, entsprechend benötigt auch jeder Patient eine differente Therapie.

Die im Folgenden beschriebenen Prozesse gelten somit nur als grundlegende Handlungsanweisung.

Einverständnis des Patienten

Aurachirurgische Behandlungen dürfen nur mit Einverständnis des Patienten durchgeführt werden. Dem Arzt ist es verboten, unbefugt in die Aura anderer einzudringen. Im schlimmsten Fall belädt sich der Arzt selbst mit den Energien des Gegenüber: *„Die Geister, die ich rief, werde ich nun nimmer los".*[1]

Ebenso wenig darf der Arzt aurachirurgische Maßnahmen manipulativ verwenden.

Für das Gelingen aurachirurgischer Therapien ist es irrelevant, ob der Patient an die Methode glaubt. Weder muss er daran glauben noch muss er die Methode verstandesmäßig erfassen. Entscheidend ist ausschließlich, dass Arzt und Patient miteinander in Resonanz treten.

Verbindung mit dem Universum

Bevor eine aurachirurgische Behandlung startet, verbindet sich der Arzt mit der Energie des Universums[2], beispielsweise durch eine Meditation oder durch ein

---

[1] Quelle: „Der Zauberlehrling", Johann Wolfgang von Goethe

[2] Dieses Konzept ist bekannt aus dem Qi-Gong: Die Vorstellung geht weit hinaus in den Kosmos, um von dort ganz reines, frisches Qi zu holen. Das mag spekulativ klingen, und wir können zunächst einmal offenlassen, ob es tatsächlich solch ein weit hergeholtes Qi ist, das man dabei einsaugt. Doch zumindest zeigt die Erfahrung, dass dieses imaginative Hinausspüren in das Weltall die geistige Sammlung unterstützt und ein Gefühl für Raum erzeugt, das ein wichtiger Aspekt des Qi-Gong-Zustandes ist.

kurzes Gebet (bitten, beten, meditieren, danken) und bittet um geistige Energie.[3] Der Arzt erreicht dadurch einen Kontakt mit dem Bewusstsein des Patienten. Ziel ist es, nach Möglichkeit in einen harmonischen Ruhezustand zu kommen, in einer beschützten Umgebung, ohne störende Außengeräusche, am besten in einem geschlossenen, ruhigen und eneregievollen Raum. Elektroencephalographisch sollte sich bei Arzt wie auch bei Patient ein alpha-Zustand als Zeichen der tiefen Entspannung im Wachzustand einstellen[4]. Eine aurachirurgische Sitzung ist aus ärztlicher Sicht gekennzeichnet durch innere Ruhe, Freude und die Sicherheit im Umgang mit dem Patienten. Sollte der Patient den nötigen Ruhezustand nicht von sich aus erreichen, so gibt es geeignete Methoden, die später noch dargestellt werden. Nach einer entsprechenden Behandlung erhöht sich damit auch die Empfänglichkeit für energetisch-geistige Übertragungen beim Patienten. Wichtig ist für beide, Arzt wie Patienten, regelmäßig Wasser zu trinken bzw. die Behandlung in einem gut hydrierten Zustand anzugehen. Dehydrierende Substanzen wie Coffein oder Thein sollten nach Möglichkeit vermieden oder nur in geringen Mengen konsumiert werden. Zuschauer sind erlaubt, solange sie das Setting nicht stören. Der Erfolg einer aurachirurgischen Behandlung wird durch folgende Faktoren positiv beeinflusst:

- Glaube als Überzeugung eines Wissens.
- Motivation „Jetzt oder nie".
- Tiefe Entspannung.
- Stille.
- Unangestrengte Aufmerksamkeit auf das klar bestimmte Ziel.
- Starke emotionale Färbung des Vorhabens.
- Ausschluss weiterer Gedanken und Nebenziele.
- Feedback registrieren – „Es ist geschehen", aus Intentionalität wird Finalität.

---

[3] In der Bibel steht: „*Bittet, so wird euch gegeben; suchet, so werdet ihr finden; klopfet an, so wird euch aufgetan. Denn wer da bittet, der empfängt; und wer da sucht, der findet; und wer da anklopft, dem wird aufgetan.*" (Quelle: Matthaeus 7,7)

[4] Bekannt ist das Ziel der Alphawellen aus dem Qi-Gong, als Zustand besonderer Entspannung, in dem Körper und Geist in Einklang sind. Man ist in diesem Zustand sehr ruhig, lässt sich nicht ablenken, ist emotional ausgeglichen und ohne diskursive Gedanken, und das gezielte Führen des Qi geschieht in einer Art „schwebender Konzentration" oder „Sammlung" – ohne jede Anspannung. Ist dieser Zustand entsprechend tief, so tritt die organische Atmung zurück und wird weitgehend von Tuna („natürlicher Austausch") ersetzt, wobei „Einatmen" und „Ausatmen" imaginative Vorgänge und unabhängig vom äußeren Atemrhythmus sind („Qi-Gong-Atmung nach Meister Li).

Auf diese Weise lassen sich konditionierte Reaktions- und Denkmuster zurückdrängen, oder, besser noch, die dazugehörigen Hirnfunktionen neutralisieren. Nichts ist so hinderlich für die Interaktion zwischen Arzt und Patient und das therapeutische Gelingen, wie wenn sich während der Behandlung Skepsis an der Methode einschleicht oder gar versucht wird, das Procedere nach rational-logischen Aspekten zu hinterfragen oder zu erläutern. Zwar gibt es im Sinne der Quantenphysik sehr wohl ein rational-logisches Erklärungsmodell für Aurachirurgie, doch ist die intensive Beschäftigung damit nichts, was während einer therapeutischen Sitzung geschehen sollte. Eine Erläuterung durch den Arzt sollte somit erst am Ende einer entsprechenden Behandlungssitzung erfolgen. Die aurachirurgische Tätigkeit ist für den Therapeuten in der Regel nicht anstrengend, sondern, wie es Gerhard Klügl beschreibt, vielmehr sogar energetisierend erfüllend: Durch die Therapie bezieht der Arzt als Energievermittler zwischen Universum und Patient fortlaufend geistige Energie vom Universum. Das klingt für einen westlichen Schulmediziner absurd, für einen in TCM und Qi-Gong ausgebildeten Arzt indes ist diese Aussage eine Selbstverständlichkeit, wie dies zuvor bereits erläutert wurde. Der Arzt muss sich aktiv auf den Patienten einlassen und die Behandlung aktiv wollen. Am Ende der Behandlung legt der Arzt optional seine Hände auf den behandelten Bereich am Patienten, erstmalig mit direktem Körperkontakt, d.h. nicht am Anatomieatlas oder einem anderen Surrogat. Danach zerschneidet er geistig das virtuelle goldene Band zwischen dem Patienten und sich und erklärt die Behandlungssitzung für beendet.

Kinesiologie

Definition

Kinesiologische Testverfahren werden in der Aurachirurgie verwendet, um den Zustand eines Patienten im Hinblick auf mögliche Störungen zu testen. Die angewandte Kinesiologie wurde Ende der 1960er-Jahre vom amerikanischen Chiropraktiker George Goodheart (*1918; †2008) konzipiert. Er hatte entdeckt, dass bei bestimmten Organerkrankungen spezielle Muskeln geschwächt erscheinen. Als Kenner der TCM sah Goodheart sich durch die Tatsache bestätigt, dass er auch bei einer konstatierten Energieschwäche in einem Meridian solche Muskelschwächungen fand: War dagegen der Energiefluss im Gleichgewicht, so waren auch die Muskeln stark. Goodheart schloss daraus, dass die Kraft eines Muskels Aussagen zulässt über den Gesundheitszustand des Organs in der zugehörigen Reflexzone. Aus diesen Vorstellungen entwickelte er neben diagnostischen vor allem therapeutische Verfahren, die nicht nur bei organischen, sondern auch bei mentalen und psychischen Störungen Anwendung finden, auch unter Einbeziehung psychologischer und psychotherapeutischer Techniken.

Prozessbeschreibung einer kinesiologischen Testung

■ Kalibrierung des Testsystems.

☐ Der Patient steht aufrecht in einem entspannten Zustand im hüftbreiten Stand und mit hängenden Armen, Augen geöffnet, seine rechte Hand liegt auf seinem Solarplexus.

☐ Der Arzt steht seitlich neben dem Patienten, schaut diesen an bzw. beobachtet auch dessen Gesichtszüge, um zu erkennen, ob er blass wird und zu kollabieren droht. Er sichert ihn mit einer Hand, indem er diese vor die Brust des Patienten hält, um ihn im Bedarfsfall aufzufangen.

☐ Der Arzt schubst mit der anderen Hand den Patienten nach Vorankündigung von hinten, ohne dass der Patient vorher irgendetwas sagt. Dieser Vorgang testet die Grundstabilität des Patienten und bildet die Kalibrierung des kinesiologischen Systems. Damit testet der Arzt, wie „standhaft" der Patient natürlicherweise ist. Bei Bedarf kann der Vorgang mehrmals wiederholt werden, bis der Patient mit dem Vorgang vertraut ist.

☐ Der Vorgang wird, leicht abgewandelt, wiederholt: Der Patient nennt vor dem Schubsen seinen eigenen Namen, z.B. „Ich bin Mathias", danach stößt der Arzt den Patienten von hinten an, der Stand des Patienten bleibt stabil. Es empfiehlt sich die Formulierung „Ich bin Mathias", denn sie ist kinesiologisch wirksamer als z.B. die Formulierung „Ich heiße Mathias", denn letztere Formulierung versinnbildlicht nicht die gleich hohe Identifikationsstufe. Es wird hier nicht getestet, ob der Patient seinen eigenen Namen gerne mag oder nicht, sondern es geht ausschließlich um den Wahrheitsgehalt der Aussage.

☐ Der Vorgang wird, wieder leicht abgewandelt, wiederholt: Der Patient sagt einen fremden Namen, z.B. „Ich bin Werner". Der Arzt schubst den Patienten wiederum nach Ankündigung von hinten, Patient kippt nach vorne und kommt typischerweise ins Straucheln, sein Standvermögen wird labil.

☐ Damit ist die Funktionsfähigkeit dieses Testverfahrens validiert und der Arzt kann mit der Testung auf karmische Muster (siehe spätere Erläuterung) beginnen.

■ Testung eines karmischen Musters: Arzt und Patient positionieren sich wie beschrieben, der Arzt bittet den Patienten, einen bestimmten Begriff zu sagen, z.B. „Erhängen". Welche karmische Muster getestet werden, hängt zum einen vom Befund der zuvor durchgeführten Auratestung ab, zum anderen von der Intuition des Arztes, der einen bestimmten Verdacht hegt. Nachdem der Patient diesen Begriff gesagt hat, stößt der Arzt den Patienten von hinten an. Bei Vornüberkippen bzw. bei Instabilität des Patienten ist davon auszugehen, dass das karmische Muster besteht, und der Patient wird behandelt (siehe Erläuterung im Kapitel der karmischen Muster). Bei Stabilität besteht das karmische Muster nicht oder nicht mehr.

Auradiagnostik

Abtasten der Aura: Die aurachirurgische Sitzung beginnt mit der Untersuchung der Aura des Patienten. Viele Aurachirurgen machen dies, bevor sie den Patienten anamnestisch explorieren und ihn befragen, weshalb er zur Behandlung kommt. Die initiale Untersuchung der Aura führt bereits zu einer engen emotional-intuitiven Verbindung zwischen Arzt und Patient, die durch ein Gespräch auf logisch-abstrakter Ebene in diesem Umfang nicht passieren würde. Vielfach offenbart sich das zugrunde liegende Problem des Patienten bereits aus der Abtastung der Aura, was beim Patienten zusätzlich ein hohes Maß an Vertrauen in den Arzt hervorruft, wenn dieser von sich aus die zutreffende Symptomatik schildert.

Die Untersuchung der Aura erfolgt auf verschiedene Weise, entweder durch Blickdiagnose oder durch das Abtasten mittels der Hände. Ulli Olvedi beschreibt den Vorgang wie folgt: *„Die Blickdiagnose erfolgt nach der Lehre des Qi-Gong über das sog. obere Dantian (Shang Dantian). Dieses liegt an der Nasenwurzel zwischen den Augenbrauen, an der Stelle des Akupunkturpunktes Yintang („Himmelsauge"). An dieser Stelle befindet sich im Frontalbereich ein verkümmertes Organ, das sog. „dritte Auge" (Hui Zhong). Nach Meister Li hatte dieses Organ ursprünglich die Funktion einer subtilen visuellen Wahrnehmung, wie etwa Sehen des Qi-Feldes, das lebende Organismen umgibt. Durch mangelnde Anregung schrumpft es frühzeitig, kann aber, vor allem in jüngeren Jahren, wieder aktiviert werden. Ganz allgemein steht dieser Punkt mit geistigen und intuitiven Fähigkeiten in Verbindung. Er ist der oberst Qi-Speicher."*[5]

„**Auracheck**": Der Arzt steht seitlich vom Patienten, ihm zugewandt, hebt die Hände nach oben über dessen Kopf, konzentriert sich mit geschlossenen Augen, bittet um Eingebung durch das Universum, um Wahrnehmung und Resonanz. Anschließend tastet der Arzt mit den Händen[6] in einem Abstand von ca. 20 cm dessen Aura ab, indem er die Hände vor bzw. hinter dem Patienten von oben nach unten führt, ohne ihn dabei zu berühren. Stellen mit einer energetischen Störung der Aura kennzeichnen sich durch Blockaden in dieser Bewegung, sei

---

[5] Quelle: Ulli Olvedi, Das stille Qi Gong nach Meister Zhi-Chang Li.

[6] In den Handinnenflächen befindet sich in der TCM ein Punkt namens „Menschenpforte" (Laogong). Durch langsames, aufmerksames Reiben der Hände kann diese Pforte geöffnet werden.

es, dass die Hände auf ein vermeintliches Hindernis treffen oder sich bei vermehrter Ausstrahlung nach außen oder auch nach innen (hin zum Patienten) bewegen. Zeigen sich Störungen in der Aura, so gilt es diese auch gleich therapeutisch zu behandeln und zu lösen. Erläuterungen hierzu finden sich im Kapitel „Lösung karmischer Muster". Folgende Auffälligkeiten im Rahmen der Aura-diagnostik sind typisch:

- Blockade im oberen Kopfbereich: chronische Kopfschmerzen, psychiatrische Erkrankungen, Gedankenkreisen u.v.m.

- Blockade im mittleren Kopfbereich: Nebenhöhlenerkrankungen u.v.m.

- Blockade im unteren Kopfbereich: Zahnerkrankungen u.v.m.

- Blockade im Halsbereich: Schilddrüsenerkrankungen, Degeneration der Halswirbelsäule, cervicale Bandscheibenvorfälle, karmisches Muster des Erhängens oder des Sklavenjochs u.v.m.

- Blockade im oberen Brustbereich: Lungen- und Herzerkrankungen u.v.m.

Die Aura eines Menschen zu sehen oder zu spüren, ist Übungssache. Schwieriger wird es, das Erspüren der Aura als diagnostische Maßnahme durchzuführen, beispielsweise um zu erkennen, ob jemand eine Halsentzündung hat, Nebenhöhlenprobleme oder Kopfschmerzen. Doch auch hier zeigt sich, dass die Übung den Meister macht. Selbst Ärzte, die beim extrakorporalen Abtasten der Aura von Patienten zunächst gar keine Empfindung in den Händen hatten, können nach wochenlanger Übung feststellen, wie es in ihren Händen zu kribbeln beginnt oder sich ein Wärmegefühl im Körper einstellt, sobald sie beim Patienten einen Körperbereich abtasten, der eine Störung in der Aura verursacht. Die vom Patienten in die Aura gesendete Energie kann somit durchaus zuverlässig mit den Händen ertastet und körperlich empfunden werden. Vielfach helfen hier Tricks: Indem sich der Untersucher beispielsweise auf nur ein Bein stellt, verhindert er, dass die durch den Patienten aufgenommene Energie gleich wieder über die eigenen Beine in den Boden abfließt. Stattdessen bleibt sie über eine gewisse Zeit erhalten und führt auf diese Weise zu dem beschriebenen Wärmegefühl. Solche Techniken wie z.B. das Anheben eines Beins werden zu einem späteren Zeitpunkt noch ausführlich beschrieben.

Erschwerter Zugang zur Aura: Patienten unter Schmerzmedikation bieten häufig einen erschwerten Zugang zur Aura. Zum Test kann der Arzt das Schmerzmittel auf einen Zettel schreiben, der Patient hält diesen vor seinen Solarplexus, anschließend testet der Arzt kinesiologisch. Wenn der Patient stabil stehen bleibt, dann ist er unmittelbar behandelbar. Sollte der Patient jedoch eine Instabilität in der kinesiologischen Prüfung zeigen, ist eine entsprechende Umprogrammierung indiziert, um die schädigenden Effekte von Schmerzmitteln energetisch zu neutralisieren. Als energetisches Speichermedium und idealer Trägerstoff wird Wasser verwendet. Der Arzt schreibt auf einen weißen, unlinierten Zettel mit Bleistift die Formel „Schmerzmittel * (-1)", füllt ein Glas mit Wasser und gibt dies alles dem Patienten. Der Patient nimmt den Zettel, mit der Schrift nach innen zeigend, in die eine Hand und umfasst damit das Glas, während er mit der anderen Hand das Wasser im Glas ca. 3 Minuten lang mit einem Holzspatel umrührt und den Inhalt des Glases trinkt. Auch gibt es Fälle, wo der Zugang zur Aura durch innere Verweigerungshaltung der Patienten blockiert wird. Hier sollte der Arzt kinesiologisch auf Sabotageprogramme testen. Aus aurachirurgischer Erfahrung leisten beispielsweise Zeugen Jehovas und Personen, die an Einweihungsritualen teilgenommen haben, unbewusst Widerstand im Zugang zu ihrer Aura, weshalb hier Behandlungen vielfach erfolglos verlaufen. Ein ähnliches Phänomen findet sich im Rahmen von Schweigegelübden, die dazu führen, dass der Patient sich in der Auradiagnostik unabsichtlich und unbewusst nicht offenbart. Durch die Auflösung von karmischen Mustern bei diesen Patienten treten die ursprünglich selbst auferlegten und unnötigen Einschränkungen so weit in den Hintergrund, dass die Aura dann abgetastet und eine aurachirurgische Behandlung erfolgreich durchgeführt werden kann.

Resonanz

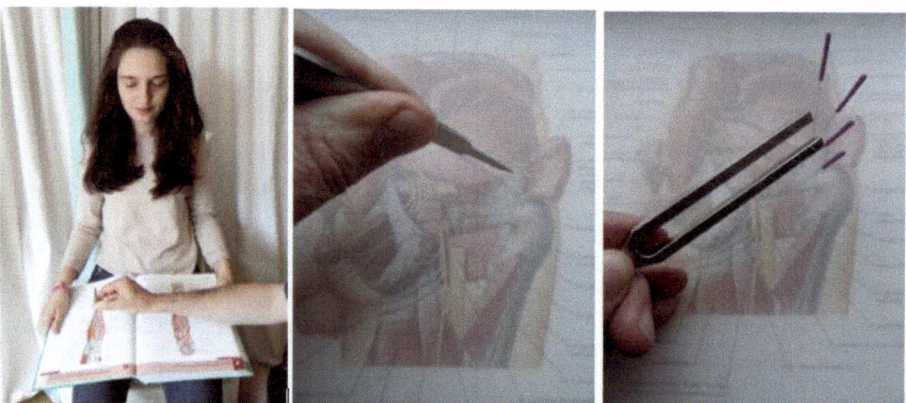

Abb. 3.1: Resonanzbildung in verschiedenen Situationen.

Definition: Resonanz (von lateinisch resonare „widerhallen") beschreibt in der Aurachirurgie das Phänomen, dass ein Patient es körperlich spürt, wenn der Arzt mit ihm in der Aura in energetischen Kontakt tritt. Gemeint ist hiermit nicht die Resonanz im Sinne eines harmonischen Einverständnisses zwischen zwei Personen bzw. zwischen Arzt und Patient, sondern eine „Befundresonanz", d.h. die spezifische sensorische Rückmeldung im Rahmen der Untersuchung eines Organs wie z.B. der Leber, einer Gewebsstruktur wie z.B. der Sehnen oder eines Sinnesorganes wie z.B. des Auges. Eine „Befundresonanz" wird durch den Patienten als eine Empfindung beschrieben, z.B. Kribbeln, Schmerz, Drücken oder Ziehen. Keine Resonanz im Sinne der „Befundresonanz" ist hingegen, wenn der Arzt in die Aura des Patienten eindringt, indem er mit seiner Hand in die Nähe des Unterarms des Patienten kommt und dieser dies als allgemeine Wärme verspürt. Sobald der Arzt z.B. mit einer Präpariersonde auf ein Organ wie die Blasenschleimhaut im Anatomieatlas, der auf dem Schoß des dem Arzt gegenüber sitzenden Patienten liegt, drückt und damit Energie sendet, kommt es beim Patienten zu sensorischen Empfindungen wie z.B. einem Kribbeln im Unterbauch oder Harndrang, was eine Resonanz des Patienten auf die vom Arzt gesendete Energie darstellt. Bei einem Patienten mit Lumboischialgien zeigen sich unter Umständen heftig einschießende Schmerzen im Rücken und im Bein, sobald der Arzt mit der Präpariersonde den Rückenbereich in der Aura punktiert. Das Gleiche gilt für das Manöver, bei dem der Arzt von vorne auf den Patienten zutritt und mit einer oder beiden Händen Bewegungen vor dem Hals des Patienten durchführt, ohne dabei dessen Hals zu berühren. Auch hier geben viele Patienten an, dies physisch zu spüren, z.B. als akute Engesymptomatik mit Würge- und Erstickungszeichen. Das Vorhandensein von Resonanz entscheidet über die Frage, ob eine aurachirurgische Therapie bei dem Patienten angewendet werden kann. Im Umkehrschluss bedeutet dies: Ohne Resonanz keine Therapieindikation bzw. keine Aurachirurgie, Resonanz ist der Schlüssel zum aurachirurgischen Erfolg. Resonanz beschreibt die innere Einstellung, die Bereitschaft und Empfänglichkeit des Patienten für die energetisch-informatorische Therapie der Aurachirurgie und somit für eine geistige Behandlung. Resonanz ist somit die Affirmation durch den Patienten, die der Arzt selbst von außen nicht erzwingen kann.[7] Zwar lässt sich die Erfolgsquote in der Resonanzbildung durch Einsatz der im Folgenden beschriebenen Bewusstseinstechniken in einem gewissen Umfang beeinflussen, die Resonanz selbst ist aber stets ein Prinzip, das vom Patienten ausgehen muss. Dies steht in Abgrenzung zu den schulmedizinischen Befunderhebungen, in denen beispielsweise bildgebende Verfah-

---

[7] Der große Qi-Gong Lehrmeister Lü Dsu spricht: „Den Entschluss muss man mit gesammelten Herzen (=Bewusstsein) ausführen, nicht Erfolg suchen, dann kommt der Erfolg von selbst." In der Auslösungsperiode gibt es hauptsächlich zwei Fehler: Die Trägheit und die Zerstreutheit. Dem lässt sich aber abhelfen: Man das das Bewusstsein nicht allzu sehr in den Atem legen. Der Atem kommt vom Bewusstsein. Darin liegt die Feinstofflichkeit des Qi-Gong.

ren zwar objektive Werte, jedoch keine subjektiven Zugänge im Sinne der Resonanz ermöglichen.

Resonanz als energetisches Konzept in der Quantenphysik: Das Phänomen der Resonanz spielt in Physik und Technik auf vielen Gebieten eine wichtige Rolle, z.B. in der Mechanik, Akustik, Baustatik, Elektrizitätslehre, Optik und Quantenphysik. So findet sich in der Akustik das Phänomen, dass eine nicht gespielte Saite eines Instruments mitschwingt, wenn ein gleich gestimmtes Instrument ertönt. Stehen zwei Klaviere nebeneinander und drückt der Pianist die C-Saite, dann schwingt auf dem anderen Klavier die gleiche C-Saite mit und gibt einen Ton, obwohl die entsprechende Taste dort nicht angeschlagen wurde. In der Quantenphysik gilt die Gleichung $E = h * f$, die jedem Energiebetrag E mit Hilfe der Planck'schen Konstante h die Frequenz f einer Schwingung zuordnet. Der Wert von h beträgt $h = 6{,}626070040 * 10^{-34}$ Js $= 4{,}135667662 * 10^{-15}$ eVs. Anstelle von Resonanzen bei bestimmten Frequenzen wie z.B. in der Akustik betrachtet man in der Quantenphysik Resonanzen bei bestimmten Energien, die den Unterschieden im energetischen Anregungszustand des betrachteten Systems entsprechen. Diese Aussage hat eminente Bedeutung für die Aurachirurgie: Denn um eine Resonanz zwischen Arzt und Patient herzustellen, geht es nicht darum, Frequenzen zu synchronisieren, sondern Energien. Und dafür stehen entsprechende energetische Steuerungs- und Synchronisierungstechniken zur Verfügung, die zu einem späteren Zeitpunkt beschrieben werden. Würde Resonanz nur auf Basis von Frequenzsynchronizität zustande kommen, hätte man im Sinne der später beschriebenen Techniken keine Handhabe in der aktiven Gestaltung. Vorstellen kann man sich die Synchronisierung zwischen Arzt und Patient im Sinne der Resonanz wie bei einem Atommodell, wo Elektronen unterschiedliche Energiestufen einnehmen können, zwischen denen sie hin und her springen, jeweils unter Aufnahme bzw. Abgabe genau definierter Energiequanten (siehe Abbildung).

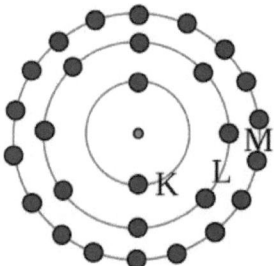

Abb. 3.2: Energiequanten, die Elektronen beim Wechsel zwischen verschiedenen Elektronenhüllen freisetzen oder aufnehmen.

Analog zum Elektronenmodell gibt es zwischen Menschen jeweils passende energetische Verbindungen, die eine energetische Kommunikation und auf dieser Basis einen Informationsaustausch ermöglichen. Mit Hilfe der bereits erwähnten und später beschriebenen Bewusstseinstechniken gelingt es, eine entsprechend passende energetische Resonanzstufe zu finden.

Variabilitäten: Sowohl die Quantität (Heftigkeit der Empfindung) als auch die Qualität (Kribbeln, ziehender Schmerz, Jucken etc.) der Resonanzbildung können stark variieren. Gerhard Klügl beschreibt das Phänomen der Resonanz treffend: *„Der menschliche Körper, der sich wie der Resonanzkorpus eines Saiteninstruments verhält, wird dabei durch den Heiler zum Schwingen gebracht. Stimmt er die richtige Saite im Organmodell an, schwingt auch die korrespondierende Saite im Bewusstsein des Klienten, und Heilung kann geschehen – verstimmte Saiten können wieder gestimmt und in harmonischen Einklang gebracht werden.“*[8] In der Regel sind die sensiblen Empfindungen im Rahmen der Resonanzbildung eher diskret, die Erwartungen an eine Resonanz zwischen Arzt und Patient vielfach zu hoch. Auch existieren Unterschiede zwischen den Patienten. Manche empfinden es als sehr unangenehm, wenn der Arzt nach der virtuellen Schlinge an ihrem Hals greift, entwickeln häufig Husten, Würge- und Erstickungssymptome und bitten den Arzt eindringlich, dieses Manöver in ihrer Aura zu beenden. Andere hingegen empfinden die virtuelle Schlinge am Hals als zwar unangenehm, aber eher in Form eines diskreten Kribbelns, ohne die oben beschriebenen schweren Symptome. Um sich auf diese Resonanzbildungen konzentrieren zu können, ist es wichtig, dass die Untersuchung in einem ruhigen, geschützten Rahmen stattfindet, frei von etwaigen störenden Außeneinflüssen. Häufig dauert es auch eine längere Zeit, bis eine Resonanz überhaupt zustande kommt. Entsprechend müssen Arzt und Patient geduldig auf das Resonanzereignis warten. Resonanzbildung lässt sich nicht erzwingen, man kann sie nur erwarten. Resonanzbildung ist kein aktiver Vorgang wie das Anfertigen eines Röntgenbildes, sondern ein „proaktives" Warten,[9] welches aber durch die später noch beschriebenen Bewusstseinstechniken durch den Arzt gelenkt werden kann. Interessanterweise empfinden manche Patienten auch dann etwas, wenn der Arzt mit der Präpariersonde auf ein Organ im Anatomieatlas drückt, das nicht sensibel innerviert ist. Beispiel: Das Gehirn besitzt keine sensible Innervation und ist damit nicht schmerzempfindlich. Trotzdem empfindet der Patient

---

[8] Quelle: Gerhard Klügl, „Quantenland"

[9] Vgl. Zanshin im Karate: Zanshin bezeichnet einen körperlichen und geistigen Zustand erhöhter Wachsamkeit, Achtsamkeit, Aufmerksamkeit und Konzentration nicht nur, aber insbesondere in Kampfsituationen auch nach einem erfolgreichen Angriff.

einen schmerzhaften Druck auf Grund des Sondeneinstichs. Das bedeutet: Physiologische Sensibilität auf Grund anatomischer Gegebenheiten ist nicht gleich der aurachirurgischen Sensibilität im Rahmen der Resonanz. Manchmal ist sich der Patient auch nicht ganz sicher, ob er etwas spürt. Hier gilt es für den Arzt weiterzusuchen, um eventuell an anderer Stelle eine eindeutige Resonanz zu finden. Findet sich keine Resonanz bzw. spürt der Patient nichts, dann besteht keine aurachirurgische Therapiemöglichkeit. Allerdings kann das Fehlen von Resonanz auch darauf hindeuten, dass der Arzt unter Umständen in einem Areal des Anatomieatlas prüft, wo keine entsprechende Organ- oder Gewebsstruktur vorhanden ist, die in Resonanz gehen könnte. Ein Beispiel dafür ist der Riss der langen Bicepssehne und der Versuch des Arztes, eine Resonanz mit der Sehne herzustellen, wo gegenwärtig auf Grund des Risses gegenwärtig keine Sehne vorhanden ist. Der Arzt sollte in diesem Fall keinesfalls gleich aufgeben, sondern weitersuchen, denn häufig wird er oberhalb und unterhalb der Stelle fündig, sobald er mit den Sehnenenden in resonante Verbindung tritt. Diese Erläuterungen zeigen, dass Suchen nach Resonanzen durchaus „trickreich" sein können. Der Arzt sollte „praktisch" vorgehen und sich überlegen, ob ein Krankheitsbild wie z.B. ein Sehnenriss zu bestimmten Konstellationen führt, die einen Wechsel in der Wahrnehmungsperspektive erfordern, um auf das eigentliche Problem zu kommen. Zeigt sich dann der Resonanzbefund, dann wird die Konstellation im Nachhinein schnell klar und erklärt sich von selbst.

Neurophysiologische Hypothese: Neurophysiologisch verantwortlich für die Resonanzbildung sind möglicherweise neuronale Strukturen aus dem Bereich der Spiegelneuronen in den Gehirnen von Arzt und Patient. Ein Spiegelneuron ist eine Nervenzelle, die erstmalig im Gehirn von Makaken nachgewiesen wurden. Spiegelneurone zeigen beim Betrachten eines Vorgangs das gleiche Aktivitätsmuster wie bei dessen eigener Ausführung. Auch Geräusche, die durch früheres Lernen mit einer bestimmten Handlung verknüpft werden, verursachen bei einem Spiegelneuron dasselbe Aktivitätsmuster wie eine entsprechende tatsächliche Handlung. Seit ihrer erstmaligen Beschreibung im Jahr 1992 durch den Italiener Giacomo Rizzolatti und seine Mitarbeiter wird diskutiert, ob Spiegelneuronen an Verhaltensmustern von Imitation oder möglicherweise sogar Empathie bei Primaten beteiligt sind. In diesen Untersuchungen war aufgefallen, dass Neuronen in einem bestimmten Hirnarealfeld des Großhirns sowohl dann reagierten, wenn bestimmte zielmotorische Hand-Objekt-Interaktionen selbst durchgeführt wurden, als auch wenn sie bei einem anderen Tier – oder auch bei einem Menschen – nur beobachtet wurden. 2002 wurde die Möglichkeit eines Spiegelneuronensystems beim Menschen diskutiert, das man mit Wiedererkennung von Handlungen (action recognition) und Imitation in Verbindung brachte. 2010 gab es den ersten direkten Nachweis von Spiegelneuronen beim Menschen. Interessanterweise beschränkt sich die Resonanzbildung in der Aurachirurgie nicht auf das konkrete Betrachten oder Hören von vorgegebenen Reizen, sondern passiert auch dann, wenn der Patient die Augen geschlossen hält oder bei geöffneten Augen gar nicht beobachten kann, an welchen Stellen der Arzt an einem anatomischen Surrogat entsprechende Organe mit dem Finger drückt oder auf bestimmte anatomische Strukturen mit der Präpariersonde drückt. Resonanz beschreibt folglich ein übergeordnetes energetisches Konzept, das keineswegs an konkrete sensorische, d.h. visuelle, akustische, gustatorische, olfaktorische oder sensible körperliche Erlebnisse gekoppelt ist, sondern auch dann funktioniert, wenn ein entsprechender Reiz in der Aura gesetzt wird. Insofern ist nicht klar, ob das oben beschriebene Konzept der Spiegelneuronen ausreicht, um das Phänomen der Resonanzbildung in ausreichender Weise zu erklären, oder ob es sich um ein quantenmechanisches Prinzip handelt, dessen tiefere Wertigkeit und Funktion bislang nicht eingeordnet werden kann. Denn eine Umprogrammierung auf Zellebene im Sinne eines eigenständigen Zellbewusstseins würde weit über das hinausgehen, was durch die Spiegelneuronen gegenwärtig im Sinne des wissenschaftlichen Konsens beschrieben ist.

Quantenmechanische Hypothese: Eine andere Hypothese stammt aus der Quantenmechanik. Alle Quantenobjekte – das sind Elektronen, Photonen, Neutronen, Protonen, Elementarteilchen –, die jemals Masse- oder Energiekontakt miteinander hatten, sind quantenverschränkt. Sie sind energetisch und informativ miteinander verbunden, vergleichbar mit Personen, die sich auf ewig unsichtbar die Hände reichen, auch wenn sie sich an verschiedenen Orten befinden. Nach Aussage des US-Physikers John Wheeler drückt sich das Phänomen wie folgt aus: *„Alles ist mit allem verbunden".*[10] Miteinander verschränkte Objekte haben die Eigenschaft, Information unendlich schnell und ohne zeitliche Verzögerung, d.h. instantan, voneinander zu übernehmen. So hat der Physiker Anton Zeilinger (*1945) von der Universität Wien in einem Experiment zur Quantenverschränkung den instantanen Informationsaustausch nachgewiesen. Zwillingsphotone, die aus einem gemeinsamen Ursprungsphoton abstammen, verhalten sich hinsichtlich ihres Spins identisch. Sobald man den Spin eines Photons ändert, ändert sich instantan der Spin des anderen. Zeilinger konnte 2009 nachweisen, dass dieses Phänomen selbst auf die Entfernung von 144 Kilometer zwischen den Inseln La Palma und Teneriffa stattfindet. Weltweit werden in physikalischen Instituten mittlerweile Großmoleküle wie C60-

---

[10] Weiter war bereits der Apostel Paulus im Korintherbrief (1 Kor, 15/28) gegangen, als er vor 2000 Jahren erklärte: *„Gott alles ist in allem".*

Fullerene per Quantenverschränkung „gebeamt".[11] Das ist der Beispiel, dass der menschliche Organismus quantenverschränkt ist, somit alle Körperzellen pausenlos und mit unendlicher Geschwindigkeit miteinander kommunizieren. Gleichzeitig heißt dies aber auch, dass der Arzt bei jeder diagnostischen und therapeutischen Handlung den Effekt der Quantenverschränkung berücksichtigen sollte. Denn die Informationen eines jeden Gedankens und eines jeden Gefühls sind in jeder Körperzelle unmittelbar im Moment des Entstehens präsent und wirksam. Dieser Informationsaustausch funktioniert nicht nur innerhalb des menschlichen Körpers, sondern auch zwischen dem Arzt und dem Patienten, zwischen Mensch und Tier, Mensch und Pflanze. Willigis Jäger schreibt hierzu: *„Es gibt eine Finalität des Atoms, sagt uns die Naturwissenschaft. Das heißt, das Universum ist eine Einheit, aus dem nichts herausfallen kann. Es ist wie ein Netz, in dem alles mit allem verbunden ist. Jedes Atom hat die Tendenz, sich zu verbinden und sich in ein Molekül einzufügen. Jedes Molekül hat die Tendenz, sich mit einer Zelle zu verbinden und jede Zelle tendiert zu einem größeren Organismus. Unsere egozentrische Entwicklung als Mensch hat uns aus dieser Einheit hinausgeführt. Wir fühlen uns als individuelle Menschen und haben vergessen, dass wir Teil eines Netzes sind."*[12]

Synchronizität: Mit der Quantenverschränkung in Einklang zu bringen ist die Synchronizität. Als Synchronizität bezeichnet C.G. Jung zeitlich korrelierende Ereignisse, die nicht über eine Kausalbeziehung verknüpft sind, jedoch trotz ihrer Akausalität als miteinander verbunden bzw. aufeinander bezogen wahrgenommen und gedeutet werden. Synchrone Ereignisse finden dabei in großer räumlicher Distanz zum gleichen Zeitpunkt statt, beispielsweise werden Entdeckungen oder Erfindungen an verschiedenen Orten dieser Welt gleichzeitig gemacht, ohne dass die entsprechenden Forscher bzw. Erfinder etwas voneinander wissen.[13] Resonanz ist in diesem Sinne als eine Synchronisierung des Bewusstseins von Arzt und Patient zu interpretieren, die auf einer zueinander passenden Energiestufe miteinander auf nonverbaler Art zu kommunizieren beginnen.

Binäre Logik: Resonanz ermöglicht dem Arzt nicht nur die energetische Kontaktaufnahme durch emotional-intuitive Kommunikation (nonverbale Kommunikation) mit dem Patienten, sondern sie liefert dem Arzt wichtige Erkenntnisse in Diagnostik und Therapie. In diagnostischer Hinsicht bietet Resonanz dem Arzt

---

[11] Vgl. Teleportation Prof. Anton Zeilinger

[12] Quelle: Willigis Jäger, „Die heilende Kraft unseres tiefsten Wesens", http://www.oberberg-stiftung.de/tl_files/content/buch%20edition%2009/edition%2009-4_Die%20heilende%20Kraft.pdf

[13] Quelle: C. G. Jung: Synchronizität, Akausalität und Okkultismus. dtv, München 2001, ISBN 3-423-35174-8

lokalisatorische Orientierung. Sie zeigt an, ob und an welchen Stellen operiert werden muss, indem der Arzt verschiedene Lokalisationen durch Punktion mit der Präpariersonde, z.B. in die Muskelsehnenansätze der Rückenmuskulatur im Anatomieatlas, in der Aura des Patienten abfragt und dieser in der Folge genau angibt, ob und wo er etwas spürt. Dieses Prinzip funktioniert sogar während der Operation (intraoperativ), was bei schulmedizinischen Operationen, sei es im Rahmen einer Vollnarkose oder auch bei einer Lokalanästhesie, ausgeschlossen ist, da der Patient an der Stelle der Resonanzentstehung intraoperativ auf Grund der Anästhesie keine Empfindung besitzt. Darüber hinaus liefert die Resonanz dem Arzt Informationen über das therapeutische Gelingen von operativen Maßnahmen: Der Arzt kann über die Aura direkt abfragen, ob die von ihm durchgeführte Behandlung das zugrunde liegende Problem energetisch gelöst hat oder ob noch weiterer operativer Handlungsbedarf besteht. Beispielsweise platziert der Arzt Akupunkturnadeln in die Muskel-Sehnenübergänge in der Aura, indem er sie in eine Abbildung des Anatomieatlas sticht. Der Patient spürt diese so lange, bis das zugrunde liegende Beschwerdebild in Form des schmerzhaften Triggerpunkts therapiert ist. Sobald der Patient angibt, die Akupunkturnadel an der entsprechenden Stelle nicht mehr zu spüren, entfernt der Arzt diese. Interessanterweise zeigt sich Resonanz nur bei Behandlungsbedarf, ansonsten bleibt der Patient klinisch stumm und zeigt keine Resonanz. Damit folgt die aurachirurgische Resonanzbildung einer binären Logik, wie es in informatorisch-binären Systemen von Computern bekannt ist. Ein solches binäres Konzept im Sinne eines On-Off-Schalters findet sich auch im Rahmen der Akupunktur von Mikrosystemen wie z.B. in der Ohrakupunktur der TCM. Auch dort zeigt sich ein streng lokalisierter Schmerz bei Berührung an der Ohrmuschel nur im Fall einer Behandlungsbedürftigkeit des durch das entsprechende Ohrareal repräsentierten Organs, ansonsten bleiben diese Stellen klinisch stumm bzw. tun bei Berührung nicht weh. Diese Eigenschaft steht im Gegensatz zu der nicht-binären Logik von Körperakupunkturpunkten, die bei Einstich stets schmerzen, unabhängig davon, ob der Mensch eine krankhafte Störung hat oder nicht.

Erfolgsquote: Aurachirurgie führt im Rahmen der Befundresonanz von Organen in ca. 60% der Fälle zu einer Resonanzbildung und in der Folge in den meisten Fällen zu einem Heilerfolg, davon bleiben ca. 50% der Patienten dauerhaft beschwerdefrei. Die anderen 50% erleiden nach kurzer Zeit einen Rückfall. Die Gründe hierfür können unterschiedlich sein:

- Sekundärer Krankheitsgewinn.
- Nicht ausreichend hohe Motivation.
- Fehlendes Vertrauen in die Methode und in die Möglichkeit einer dauerhaften Heilung.

- Fokussierung auf herkömmliche Behandlungsmethoden.
- Erwartung und Angst, dass es zu einem Rezidiv kommen wird.

Somit liegt die dauerhafte Erfolgsquote der Aurachirurgie zunächst nur bei 30%, was auf der einen Seite ein eher ernüchterndes Ergebnis darstellt: Auf der anderen Seite muss berücksichtigt werden, dass es sich in der Regel um Patienten handelt, die als „austherapiert" gelten bzw. denen die Schulmedizin mit ihren Methoden nicht oder nicht mehr zu helfen weiß. Insbesondere Befindlichkeitsstörungen z.B. im Rahmen von karmischen Mustern sind Krankheitsentitäten, die der Schulmedizin nicht zugänglich sind. „Enge am Hals", „Unverträglichkeit von Krawatten" oder „Kältegefühl im Bauch" sind Symptome, bei denen ein Hausarzt nur fragend mit den Schultern zuckt und die Überweisung an einen psychiatrischen Kollegen empfiehlt. Durch den Einsatz von Bewusstseinstechniken lassen sich die Ergebnisse steigern, wie dies im Kapitel der „Energiesteuerung" erläutert wird. Es gilt an dieser Stelle zu betonen, dass auch in der Schulmedizin die therapeutischen Erfolgsquoten meist nicht viel höher liegen, abhängig von der zugrunde liegenden Erkrankung und der Compliance der Patienten.[14]

Fragliche oder fehlende Resonanz: Das Nicht-Zustandekommen von Resonanz stellt für den aurachirurgisch tätigen Arzt ein großes Problem dar, denn ohne Resonanzbildung ist eine aurachirurgische Therapie nicht möglich. Sobald der Arzt bemerkt, dass er sich körperlich oder geistig verspannt, gilt es, innerlich einen Schritt zurückzutreten und mit den im Folgenden beschriebenen Techniken andere Wege der Resonanzfindung zu beschreiten. Bitten, beten und danken sind für den Arzt geeignete Möglichkeiten, um in den für die erfolgreiche Behandlung erforderlichen geistigen Zustand zurückzufinden. Aurachirurgie beschreibt ein spielerisches und ungezwungenes Geschehen, bei dem sich der Patient nicht etwa konzentrieren muss, sondern in entspannter und erwartungsvoller Haltung vor dem Arzt steht oder sitzt. Selbstverständlich sollte der Arzt darauf achten, dass er dem Patienten gegenüber souverän und beruhigend auftritt, damit auch der Patient für die Resonanzbildung bereit ist. Ziel ist nicht die vollständige Entspannung, sondern die Herstellung einer gewissen inneren, geistigen Bereitschaft, um durch den Arzt den Weg zur Heilung zu finden. Allerdings sind nicht alle Patienten für die Methode der Aurachirurgie geeignet. Auch fehlt dem aurachirurgisch noch ungeübten Arzt anfänglich die nötige Erfahrung, um beurteilen zu können, ob eine Resonanz überhaupt noch zu erwarten ist und es sich entsprechend lohnt, weiter danach zu suchen. Oder ob es

---

[14] Unter Compliance versteht man in der Medizin den Umfang an kooperativem Verhalten durch den Patienten im Rahmen der Therapie. Man spricht auch von „Therapietreue".

sinnvoll wäre, die Suche an der Stelle abzubrechen. Um dem geschilderten Dilemma zu entgehen, gilt es deshalb intensiv zu überlegen, woran eine fehlende Resonanzbildung liegen kann:

- Eine Resonanz kommt nicht zustande, weil keine entsprechende Konstellation im Sinne einer Erkrankung vorliegt, die überhaupt zu einer Resonanz führen könnte. Solche Situationen passieren, wenn der Arzt auf Grund eines Verdachts nach einem karmischen Muster sucht und dieses bei dem Patienten nicht vorhanden ist. Beispiel: Der Patient beschreibt die Symptomatik der Claustrophobie mit Engegefühl am Hals. Der Arzt vermutet dahinter das Muster des „Erhängens", wird aber bei der Resonanzprüfung nicht fündig. Sehr wohl zeigt sich aber eine Resonanz bei der Prüfung auf das karmische Muster des „Ertränkens".

- Der Patient ist per se nicht resonanzfähig, beispielsweise weil er die Fähigkeit zur emotional-intuitiven Kommunikation verloren hat oder diese durch eine andere Störung überdeckt ist. Auch fehlende Motivation spielt eine entscheidende Rolle für fehlende Resonanzfähigkeit, was durch das willentliche Bewusstsein des Patienten nicht kompensiert werden kann, da sich Motivation im Unterbewusstsein des Patienten abspielt. Die Erfahrung zeigt: Je existenzbedrohender die Krankheit, je länger die Leidensgeschichte und je zahlreicher die erfolglosen Therapieversuche in der Vergangenheit, desto stärker wird die Motivation (Wille des Unterbewusstseins) und desto ernsthafter und schließlich auch empfänglicher wird der Patient für geistige Therapien, für Resonanzbildung und damit eine aurachirurgische Behandlung. Die Empfangsbereitschaft des Patienten in der Resonanzbildung kann unter Umständen durch entsprechende Maßnahmen verbessert werden, so dass nach zunächst erfolglosen Versuchen schließlich doch noch eine Resonanz und damit eine Therapierbarkeit zustande kommt. Entsprechende Erläuterungen finden sich im Kapitel der Energiesteuerung.

- Der Arzt sendet zuwenig oder zuviel Energie aus, um die nächste passende Resonanzstufe zwischen sich und dem Patienten zu treffen. Man könnte es auch formulieren: Die emotional-intuitive Kommunikation des Arztes ist zu „leise" oder zu „laut", um durch den Patienten „aufgenommen" bzw. „verstanden" zu werden. In diesem Fall gilt es zu überlegen, wie die energetische Kommunikation verändert und dadurch die notwendige Resonanz zwischen Arzt und Patient doch noch hergestellt werden kann. Dem Arzt stehen hier definierte Verfahren zur Verfügung, die im Kapitel der Energiesteuerung näher beschrieben werden.

Im „Lehrbuch der Aurachirurgie" wird beschrieben, wie mittels geeigneter Bewusstseinstechniken die Resonanz doch noch hergestellt werden kann.

Die Energie folgt der Aufmerksamkeit

Die Energie folgt der Aufmerksamkeit. Dieser Satz bildet die zentrale Aussage der Aurachirurgie. Die Aufmerksamkeit basiert auf der Kommunikation, die zwischen dem Geist des Arztes und dem Geist des Patienten stattfindet. Zu vergleichen mit einer Fernwartungssitzung am Computer, wo sich eine Person über das Internet einloggt und auf dem Computer der zweiten Person die Steuerung übernimmt, den Cursor auf dem Bildschirm verschiebt, Programme startet und Eingaben durchführt, um sich am Ende wieder auszuloggen. Ähnliches geschieht in der aurachirurgischen Sitzung: Der Arzt fokussiert seine Aufmerksamkeit, um durch energetische Übertragung mit dem Bewusstsein des Patienten in Resonanz zu kommen und Selbstheilungskräfte auszulösen. Gleichzeitig kommt es aber im Sinne des Geist-Materie-Konzepts zu einer materiellen Änderung beim Patienten.

„Sobald sich durch die Interpretation von Beschwerden aufklärende Erkenntnisse entwickeln, entsteht die Fähigkeit, schmerzvollen Erfahrungen und Krankheiten Sinn und Bedeutung zu verleihen. Es ist der eigentliche Schalter, der aus purer informativer Energie Kräfte an Materiemassen schalten kann. Es ist die Schnittstelle zwischen geistiger Energie des Arztes und dem materiellen Körper des Patienten. Das Bewusstsein und der Wille des Arztes können das Ziel ausmachen, die Zuweisung von Sinn und Bedeutung kann den Weg zum Ziel bereiten und das Ziel der Heilung schalten.“[15] Der Arzt hat damit die Möglichkeit, den materiellen Körper des Patienten zu steuern und seine Funktionen zu beeinflussen. Entscheidend ist die Motivation, die hinter der Aktion steht. *„Die Kombination aus starken Gedanken und intensiver Empfindung wirkt wie ein Hebel, der die geistig erzeugte Kraft auf einen höheren Level bringt.“*[16] Die wesentliche Voraussetzung für einen positiven Einfluss auf die materielle Realität des Patienten ist der planende Gedanke des Arztes, der zielgerichtet ein bestimmtes Ereignis antizipiert und es mit starken Gefühlen besetzt. Den intendierten Zustand der vollkommenen Fokussierung zu erreichen, ist nicht nur schwierig, sondern geradezu unmöglich, wenn der Arzt keine konkreten Ansatzpunkte hat. Und hier beginnt der entscheidende methodische Ansatz der Aurachirurgie: Durch die Verwendung von Anatomieatlas, anatomischen Modellen, Meridianmodellen, chirurgischen Instrumenten, Akupunkturnadeln u.v.m. kann der Arzt seiner Aufmerksamkeit durch maximale Fokussierung Ausdruck verleihen. Zusätzlich zu den Surrogaten verwendet der Arzt sog. Bewusstseinstechniken als

---

[15] Quelle: Ulrich Warnke: „Quantenphilosophie und Interwelt“, 2013

[16] Quelle: Ulrich Warnke: „Quantenphilosophie und Interwelt“, 2013

Mittel zur energetischen Steuerung. Der Patient gibt genau an, ob bzw. wo es schmerzt oder kribbelt, wenn der Arzt auf entsprechende Muskelansätze oder Organe in der Aura drückt, bzw. macht konkrete Angaben über das Nachlassen von Schmerzen, wenn der Arzt heilende Maßnahmen durchführt. Des Weiteren hilft die exakte Kenntnis anatomischer Strukturen dem Arzt, seine Aufmerksamkeit weiter zu optimieren und damit eine bessere therapeutische Wirkung zu erzielen.

Die Energieübertragung zwischen Arzt und Patient erfolgt nonverbal durch Bilder und durch emotional-intuitive Kommunikation. Aurachirurgie konzentriert sich auf das nonverbale Feld der Informationen und auf die „Sprache" der Organe. Es ist wie „Denken ohne Worte": Statt logisch-abstrakt mit Worten emotional-intuitiv in Bildern. Entsprechend wird in der Aurachirurgie auch nicht viel gesprochen, da zuviel gesprochene Worte oder gar Detailbeschreibungen das Bild zerreden. Ein eventueller Redefluss des Patienten ist durch den Arzt zu stoppen. Der Arzt sollte keine Details zu karmischen Mustern wie dem Erhängen erläutern, ja nicht einmal das Erhängen selbst erwähnen, sondern nur fragen: „Spüren Sie das?" und dabei mit der Hand nach dem virtuellen Strick in der Aura vor dem Hals des Patienten greifen. Die Energieübertragung lässt sich durch entsprechende Transportmedien verstärken, z.B. durch einen Laser, der bei der Durchtrennung von Metallfesseln an den Händen verwendet wird. Der Arzt vermittelt fokussiert seine Aufmerksamkeit noch stärker auf den entsprechenden Herd mit Hilfe der Imagination und eines Lasers. Bildlich gesprochen könnte man es auch so formulieren: Die geistige Information wird unter Zuhilfenahme eines Lasers in die geistigen subatomaren Vakuumräume innerhalb des erkrankten Gewebes geschickt.

Surrogate

Die Aurachirurgie befasst sich mit Operationen in der Aura. Diese Operationen erfolgen nicht direkt am Patienten, sondern, wie bereits beschrieben, ausschließlich extrakorporal in dessen Aura. Entweder operiert der Arzt im Bereich des Energiekörpers unmittelbar in der Nähe des Patienten im Bereich der erkrankten Stelle oder er arbeitet mit einem energetischen Surrogat (Ersatzstoff bzw. Identifikationsobjekt) z.B. in Form eines Anatomieatlas. Er berührt jedoch nicht den Patienten selbst. Alle Surrogate wie Anatomieatlas, Wirbelsäulenmodell, Meridianmodell, Röntgenbilder, CT-Bilder, NMR-Bilder u.v.m. werden in der Aurachirurgie durch das Bewusstsein des Patienten als Bestandteil des eigenen Körpers betrachtet.

Personalisierte Darstellungen des Patienten wie z.B. CT- oder NMR-Bilder sind idealisierten anatomischen Darstellungen im Anatomieatlas, Anatomiemodell etc. nicht prinzipiell überlegen, können aber wirkungsvoll eingesetzt werden, zumal sie dem Arzt die Orientierung und auch die Intentionsbildung erleichtern. Entscheidend ist, dass der Patient mit dem Arzt in Resonanz tritt, sobald dieser mit chirurgischem Werkzeug in den entsprechenden Arealen eines Bildes oder eines Modells arbeitet.

Instrumentarium

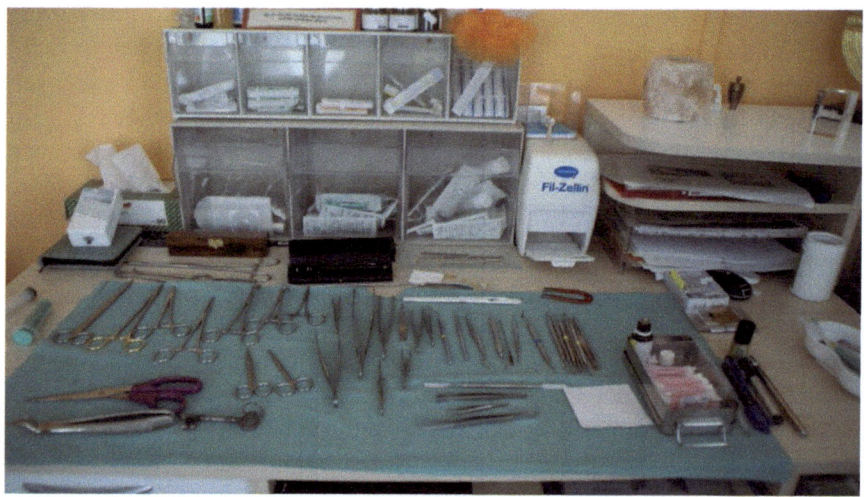

Abb. 3.3: *Aurachirurgischer Arbeitsplatz, mit freundlicher Genehmigung durch Gerhard Klügl.*

- Chirurgisches Besteck: Pinzetten in unterschiedlichen Größen, Skalpelle, Scheren, Tuchklemme, Spreizer, Sonden.
- Bleistift, Kugelschreiber.
- Alter Schlüssel mit Bart.
- Klebestreifen.
- Akupunkturnadeln mit 4 cm Länge, Meridianmodell der TCM aus Weichplastik, ca. 40 cm Höhe. Akupunkturnadeln aus Stahl regulieren energetische Kreisläufe, Akupunkturnadeln aus Gold führen Energie zu, Akupunkturnadeln aus Silber leiten Energie ab.
- Laserpointer grün und rot: Grüner Laser wirkt antibakteriell, roter Laser wird verwendet zum Schneiden und Verschließen von Wunden.

- Stimmgabel mit 432 Hertz, Kammerton A als heilende Tonfrequenz, nach Möglichkeit auf weicher Unterlage anzuschlagen. Auf die harmonisch vitalisierende Wirkung der 432 Hertz für den Menschen und den Unterschied zwischen der 432 Hertz Frequenz und der heute in der Musikindustrie üblichen 440 Hertz Frequenz sei an dieser Stelle hingewiesen. Im Internet findet sich hierzu umfangreiche Literatur.

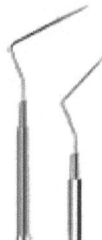

Abb. 3.4: Zahnärztliche Sonden

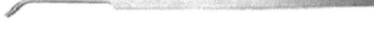

Abb. 3.5: Präpariersonde

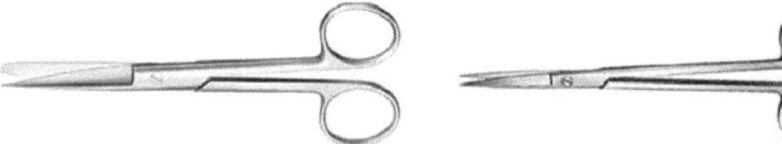

Abb. 3.6: Präpariernadel

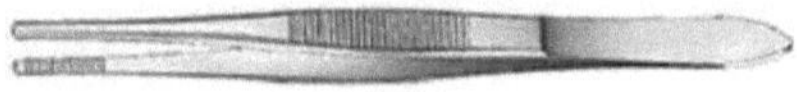

Abb. 3.7: Anatomische Pinzette

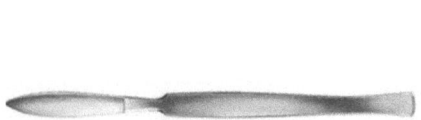

Abb. 3.8: Chirurgische Schere

Abb. 3.9: Präparierschere

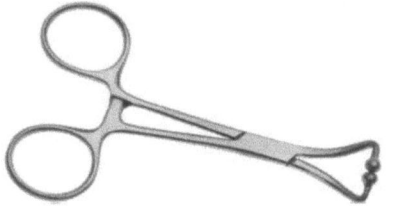

Abb. 3.10: Skalpell

Abb. 3.11: Tuchklemme

- Teebaumöl, Desinfektionsspray.
- OP-Handschuhe.
- Blattgold.

- Möglichst großer Magnet.

- Heilende Steine, z.B. Gestein der Via Mala: Via Mala bezeichnet einen früher berüchtigten, rund 8 Kilometer langen Wegabschnitt entlang des Hinterrheins im Schweizer Kanton Graubünden.

- Formel des Goldenen Schnitts oder eine grafische Umsetzung der Formel, z.B. in Form eines keltischen Drudenfußes.

- Spritzen und Spritzenkanülen in unterschiedlichen Größen.

- Anatomieatlas mit topographischer Darstellung von Knochen, Gelenken, Muskeln, Sehnen, Bändern, Gefäßen und Nerven.

- Transparente Gummimatte von 0,4 cm Dicke, um diese über die Abbildungen des Anatomieatlas zu legen und die Akupunkturnadeln einzustechen, so dass diese darin stecken bleiben.

- Anatomische Modelle wie z.B. Skelettmodell, Wirbelsäulenmodell, Magenmodell u.v.m. Hier entscheidet der Arzt, wie wichtig die Modelle sind. Abbildungen im Anatomieatlas bieten üblicherweise eine ausreichende Grundlage zur aurachirurgischen Behandlung.

- QR-Codes (QR=Quick Response), *http://goqr.me/de/*: Als praktisch erweist sich die Benutzung von sog. QR-Codes. QR-Codes sind durch Computer erzeugte Grafiken, die entsprechende Textinhalte in sich tragen und durch Handys gescannt und in lesbare Texte umgesetzt werden. QR-Codes bieten die Möglichkeit, therapeutische Mehrfachanweisungen zu verschlüsseln, z.B. Schmerzmittel * (−1) und Schwermetalle * (−1) oder auch zahlreiche andere Anweisungen zu integrieren, bis zu einer Gesamttextlänge von mehreren 100 Zeichen. QR-Codes werden auf weißem Blankopapier ausgedruckt und dem Patienten mitgegeben.

Abb. 3.12: *Beispiel eines QR-Codes.*

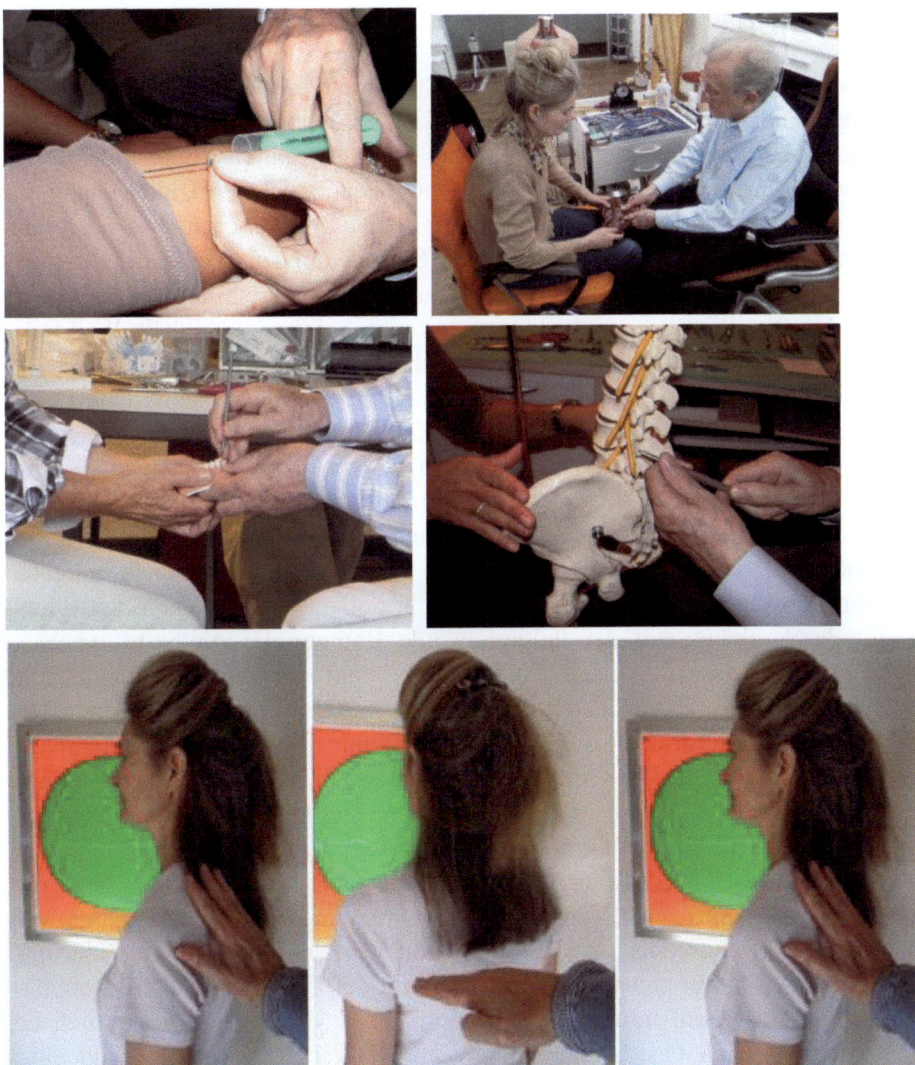

Abb. 3.13: *Szenen einer aurachirurgischen Behandlung.*

Strategien

Leitlinien: Energetisch-informatorische Strategien und Techniken der Aurachirurgie sind lern- und trainierbar, wie die Operationstechniken in der Schulmedizin. Allerdings unterschieden sich die Strategien und Techniken der Aurachirurgie grundlegend von denen der Schulmedizin. Die Prinzipien der aurachirurgischen Behandlung geschehen zwar gemäß definierten Leitlinien, folgen aber im Einzelfall durchaus individuellen Entscheidungen. Das bedeutet in der Praxis, dass der Arzt gewisse Grundprinzipien der Aurachirurgie, wie sie im Folgenden detailliert beschrieben werden, kennt, befolgt und einhält. Weil jeder Patient Eigenheiten aufweist, muss jedoch individuell vorgegangen werden. Generell folgt die aurachirurgische Strategie einem praktisch-konkreten Denkschema, wie sich das am Beispiel einer Gallenblasenoperation gut darstellen lässt: Alle Operationsschritte geschehen in der Aura des Patienten und damit ausschließlich virtuell. Der Arzt desinfiziert den OP-Bereich, entweder durch Einsatz von Alkohol auf einem Tupfer oder mit Teebaumöl auf einem Wattestäbchen, und befolgt damit hygienische Standards, wie sie auch in realen Operationen eingehalten werden. Danach führt er mit dem Skalpell den Hautschnitt durch, drängt mit der Präpariersonde Hautgewebe zur Seite, wechselt dann zur Ansicht im Anatomieatlas, den er auf der entsprechenden Seite aufschlägt und dem Patienten auf den Schoß legt. Alle weiteren Prozeduren führt der Arzt am anatomischen Surrogat des Anatomieatlas durch. Er klemmt den Ductus cysticus der Gallenblase mit einer chirurgischen Klemme ab, damit keine Gallensteine oder Gallengries über den Ductus cysticus entweichen können, eröffnet die Gallenblase mit einem Skalpell, räumt die darin enthaltenen Gallensteine bzw. Gallengries mit einem chirurgischen scharfen Löffel aus, saugt den Inhalt mit einer Spritze ab, verschließt das Organ und den Operationssitus, vernäht die Hautwunde. Der Arzt arbeitet somit wie bei einer regulären chirurgischen Operation, nur entsprechend in der Aura des Patienten. Lasern, Reponieren, Fixieren, Nähen, Injizieren, Klammern, alles Vorgänge, wie sie auch bei schulmedizinischen Operationen üblich sind. Durch die Arbeit anhand eines anatomischen Modells oder eines anatomischen Atlas behält der Arzt stets einen vollständigen Überblick über den Operationssitus und läuft nicht Gefahr, bestimmte organische Strukturen zu übersehen oder gar versehentlich zu verletzen. Dies ist insofern von Bedeutung, als der Aurachirurg als „Generalist" in vielen anatomischen Bereichen des menschlichen Körpers tätig ist und somit ein großes Spektrum an Krankheiten und Operationen abdecken muss, was unter „Spezialisierung" noch näher ausgeführt wird. Individuelle anatomische Varianten bei einzelnen Patienten werden nicht gesondert berücksichtigt, weil sie im Sinne der übergeordneten geistigen Zusammenhänge nicht von Relevanz sind.

Vielmehr geht der Aurachirurg mit Hilfe des anatomischen Modells oder anhand des anatomischen Atlas von idealisierten anatomischen Verhältnissen aus. Das erleichtert die aurachirurgische Arbeit zusätzlich. Bei all diesen Erläuterungen sollte entsprechend eine übergeordnete Überlegung stehen: Entscheidend ist nicht die mechanische Umsetzung der aurachirurgischen Intervention, sondern die damit verbundene bzw. durch sie ausgelöste energetische Information, die zu einer entsprechenden Umprogrammierung oder Neuprogrammierung im Bewusstsein des Patienten führen soll. Aurachirurgie mag deshalb zwar aussehen wie „Doktorspielen", ist es aber nicht. Aurachirurgie ist eine höchst ernsthafte und verantwortungsvolle Tätigkeit, bei der durch Resonanzbildung zunächst eine energetische Verbindung zwischen Patient und Arzt hergestellt wird, um in der nächsten, übergeordneten Stufe Informationen zu übertragen, die zu einer dauerhaften Linderung oder Heilung der vorhandenen Beschwerden führen.

Anästhesie: Eine Operation in der Aura erfordert keine Anästhesie, denn die Eingriffe geschehen in der Aura und nicht im Patientenkörper. Damit entfallen sämtliche anästhesiologischen Risiken in Form von Belastungen für Herz-Kreislauf-System und Lebermetabolismus. Trotzdem kann der Patient durchaus Schmerz empfinden, sobald der Arzt mit der Präpariersonde in entzündetes Gewebe der Aura drückt oder Spritzen in diesem Areal verabreicht. Dieser Schmerz ist jedoch im Sinne der Resonanzbildung erwünscht und repräsentiert das notwendige Vehikel, um die erkrankten Areale zu identifizieren und zu behandeln. Insofern ist Schmerzempfindung eine zwar unangenehme, aber für das Gelingen der Operation erwünschte Erscheinung. Eine Analgesie oder gar eine Bewusstlosigkeit durch Anästhesie wäre kontraproduktiv bzw. würde die zum Gelingen der Operation notwendige Interaktion zwischen Operateur und Patient im Sinne der Resonanzbildung verhindern. Das Gleiche gilt für die vorherige Einnahme von Medikamenten wie z.B. Analgetika oder entzündungshemmende Mittel wie Corticosteroide. Sie unterdrücken die Symptomatik und erschweren oder verhindern Behandlungen in der Aura. Im Umkehrschluss bedeutet das, dass in der Aurachirurgie der Patient intraoperativ exakt angeben kann, wo die zu therapierende Läsion liegt. In der Schulmedizin ist der Operateur dagegen auf den intraoperativen Tast- und Sichtbefund angewiesen zzgl. etwaiger vorab erhobener Befunde durch bildgebende Verfahren. Eine intraoperative Assistenz durch den Patienten scheidet bei schulmedizinischen Operationen auf Grund der Anästhesie, sei es Voll- oder lokale Narkose, aus.

Nosokomiale Infektionen: Aurachirurgie kennt weder die Kontaminierung des Operationssitus durch pathogene Keime noch die nosokomiale Infektion. Insbesondere letztere wird von Jahr zu Jahr wichtiger als positives Abgrenzungskriterium gegenüber der konventionellen Operation. Als Nosokomialinfektion bezeichnet man jede durch Mikroorganismen hervorgerufene Infektion, die in kausalem Zusammenhang mit einem Krankenhausaufenthalt steht, unabhängig davon, ob Symptome bestehen oder nicht. Nosokomiale Erreger sind also Erreger von Krankenhausinfektionen. Eine große Gefahr, sich mit einem Krankenhauserreger zu infizieren, besteht für immungeschwächte Patienten (v.a. auch immunsupprimierte Patienten). Wie groß die Gefahr von nosokomialen Infektionen ist, zeigen die folgenden Zahlen: In Europa kommt es pro Jahr 2,6 Millionen Mal zu nosokomialen Infektionen, schätzen Forscher im Fachblatt „Plos Medicine". 91.000 Menschen sterben laut der Studie an den Folgen dieser Infektionen.[17] Der Spiegel schreibt: *„Wie groß das Ausmaß nosokomialer Infektionen jedoch wirklich ist, darüber streiten sich Experten unterschiedlicher Interessengruppen. Auch bei der Pressekonferenz, zu der die Deutsche Gesellschaft für Krankenhaushygiene (DGKH) am Freitag in Berlin geladen hatte, ist das erneut deutlich geworden: Laut einer Untersuchung der DGKH muss man bundesweit von 900.000 nosokomialen Infektionen jährlich ausgehen. Demnach sterben pro Jahr rund 30.000 Menschen an einer solchen Klinikinfektion – weit mehr, als bisher angenommen. Diesen Zahlen aber widerspricht die Deutsche Krankenhausgesellschaft (DKG). Bisherige Schätzungen gingen von 10.000 bis 15.000 Todesfällen jährlich aus. Die DKG dagegen führt offizielle Zahlen seitens des Nationalen Referenzzentrums ins Feld und spricht von 2000 bis 4500 Patienten, die jährlich an einer vermeidbaren Klinikinfektion sterben."*[18]

Nach einer offiziellen Verlautbarung der CDC aus den USA erkranken pro Jahr in den USA ungefähr 1,7 Millionen Patienten an nosokomialen Infektionen und 99.000 Leute sterben daran. Die durch nosokomiale Infektionen verursachten Kosten belaufen sich auf 20 Milliarden US $.[19]

Tierversuche: Aurachirurgie verzichtet auf Tierversuche.

Organerhaltende Operationen: Im Gegensatz zu schulmedizinischen Operationen werden Operationen in der Aura organerhaltend durchgeführt. Das bedeutet, dass z.B. eine Gallenblase aufgeschnitten, die enthaltenen Steine entfernt und die Gallenblase wieder vernäht wird. In der Schulmedizin wäre dieses Verfahren nicht möglich, weil das Gallenblasengewebe für eine solche Maßnahme nicht ausreichend stabil ist, sich entsprechend entzündet und zu einer lebensbedrohlichen Peritonitis (Bauchfellentzündung) führt. Der Vorteil der organerhaltenden Operation ist offensichtlich: Die Reservoirfunktion der Gallenblase

---

[17] Quelle: http://journals.plos.org/plosmedicine/article?id=10.1371/journal.pmed.1002150

[18] Quelle: http://www.spiegel.de/gesundheit/diagnose/nosokomiale-infektionen-streit-ueber-klinik-infekte-mit-todesfolge-a-961315.html

[19] Quelle: https://www.cdc.gov/washington/~cdcatWork/pdf/infections.pdf

bleibt erhalten: Der Patient kann auch weiterhin größere Portionen an Essen zu sich nehmen und muss nicht wie in der schulmedizinischen Behandlung postoperativ seine Nahrung auf mehrere kleine Portionen über den Tag hinweg verteilen. Auch leidet er nicht unter Verdauungsproblemen und Durchfällen, wie sie bei schulmedizinisch operierten Patienten typisch sind. Ein weiterer wichtiger Aspekt ist, dass in der Aurachirurgie viele Befunde operabel sind, die schulmedizinisch als inoperabel gelten. Beispielsweise lassen sich sog. intrameatale (innerhalb des Gehörgangs liegende) Akustikusneurinome schulmedizinisch bei entsprechend ungünstiger Lage nicht operieren, weil die anatomischen Verhältnisse viel zu filigran und schwer zugänglich sind, als dass ein Operateur dieses Risiko auf sich nehmen würde. Auch sind solche Befunde in der Regel nicht erfolgreich zu bestrahlen, z.B. mit Hilfe des Cyber-Knife, ohne dass der Patient Gefahr läuft, als Folge der Behandlung zu ertauben und/oder sein Gleichgewichtsorgan auf der betreffenden Seite zu verlieren. Die Aurachirurgie liefert hier eine elegante Lösung: Durch die exakte Lokalisierbarkeit im NMR kann der Aurachirurg eine gezielte Operation in der Aura durchführen, den Tumor resezieren, Tumormassen mit der Spritze abziehen, den Tumor mit einem Laser austrocknen, Antitumormittel lokal injizieren, ohne dass für den Patienten die genannten Gefahren und Komplikationen bestehen. Lesen Sie hierzu die Ausführungen im Kapitel „Akustikusneurinom".

Kollateralschäden: Im Gegensatz zur Operation in der Schulmedizin erfolgt die Operation in der Aura unblutig. Auch muss sich der Aurachirurg nicht erst durch die verschiedenen Schichten des Gewebes vorarbeiten, um zum eigentlichen Zielpunkt der Operation zu kommen. Statt einen Hautschnitt zu setzen, eine Blutstillung durch Gefäßverödung durchzuführen, Muskeln zu präparieren und sie für den operativen Zugang mittels Haken zur Seite zu drängen, reicht auch eine symbolische Vorgehensweise für die genannten einzelnen Schritte im Rahmen eines einzigen symbolischen Vorgangs, z.B. durch einen virtuellen Hautschnitt mit dem Skalpell im rechten Oberbauch für die sich anschließende Gallenblasenoperation. Danach schlägt der Operateur den Anatomieatlas auf und blättert zur Seite mit dem entsprechenden Organ. Der Arzt beginnt dann unmittelbar mit der operativen Behandlung am Zielgewebe. Gleiches gilt für den Abschluss einer Operation. Zwar wird das operierte Organ, z.B. die Gallenblase, mittels virtueller Clips in der Aura verschlossen, die sonst notwendigen weiteren Maßnahmen der Muskelnaht oder Hautnaht können aber verhältnismäßig schnell und symbolisch erfolgen. Entscheidend ist der energetisch-informatorische Impuls zum Verschließen des Operationssitus, dessen sich der Arzt bewusst wird, um mit diesem Schritt die Operation zu beenden.

Regeneration bradytrophen Gewebes: Die Operation in der Aura ermöglicht es, durch symbolische Injektion von „Regenerationsmaterial" in die Aura bradytrophes (metabolisch schlecht versorgtes) Gewebe wieder aufzubauen. So kann der Arzt Knorpelsubstanzen als geistige Information in die Aura des bradytrophen Knorpelgewebes z.B. im Kniegelenksspalt spritzen. Dergleichen wäre in der Schulmedizin undenkbar, zumal bradytrophe Gewebe dadurch gekennzeichnet sind, dass sie auf Grund fehlender Durchblutung kaum regenerieren und bei Verletzung in der Regel nur noch operativ entfernt werden können. Der klinische Unterschied ist evident: In der Aurachirurgie entsteht Knorpelsubstanz zunächst energetisch, in der Folge in vielen Fällen sogar morphologisch-organisch. Der Patient verfügt damit weiterhin über die Pufferfunktionalitäten der Knorpelgewebe, z.B. im Bereich des Kniegelenks. In der schulmedizinischen Therapie sind arthrotische Veränderungen vorprogrammiert. Messungen der morphischen Felder von Salamandern, die bekanntlich über eine ganz besonders starke Regenerationsfähigkeit verfügen, führten zu Aufschlüssen über mikroelektrische Prozesse bei der Regeneration von amputierten Körperteilen. Auch Menschen, so wurde festgestellt, haben solch eine – wenn auch geringere – Regenerationsfähigkeit, die mit schwachen elektrischen Strömen angeregt werden kann. Gewebe, Nerven und Knochen bilden sich – vor allem bei Kindern – neu, wenn sie elektrisch stimuliert werden. Sie füllen dann gewissermaßen die energetische Form wieder mit Substanz auf[20]. Selbst von nachwachsenden Organen wird berichtet,[21] was nach bisherigen medizinischen Erkenntnissen als unmöglich gilt. Doch die Schulmedizin ist eine empirische Wissenschaft, die auch durch Irrtümer gekennzeichnet ist: Früher galten neuronale Strukturen im Gehirn als nicht regenerationsfähig, während man inzwischen weiß, dass sich bestehende neuronale Strukturen nicht nur fortlaufend reorganisieren, sondern es sogar zu Neubildungen von neuronalem Gewebe kommt.

Goldener Schnitt: Breite Anwendung in der Aurachirurgie findet die Formel des Goldenen Schnitts. Sie wird als Impulsgeber zur Heilung verwendet. Ein Stück Papier mit der Formel des Goldenen Schnitts, verpackt in eine Folie, wird z.B. in Verbände mit eingewickelt. Nach übereinstimmender Aussage von schulmedizinischen Chirurgen führt dies zu einer deutlich schnelleren und besseren Wundheilung beim Patienten. Alternativ kann der Arzt auch eine grafische Umsetzung der Formel des Goldenen Schnitts oder die Abbildung in Form eines keltischen Drudenfuß in den Verband legen. Als Informationsträger wirken ein

---

[20] Quelle: Ulli Olvedi, Das stille Qi Gong nach Meister Zhi-Chang Li.

[21] Quelle: Olga Häusermann Potschtar, Klaus Jürgen Becker, Russische Informationsmedizin: Die neun Basis-Techniken und ihre praktische Anwendung

mit der Formel des Goldenen Schnitts beschriebenes Blatt Papier oder eine entsprechende bildliche Darstellung offensichtlich auf den Energiekörper des Patienten und vermitteln heilende energetische Impulse, die der Patient als Verbesserung der Wundheilung, als analgetische Wirkung oder schlicht als verbessertes Allgemeinbefinden erfährt.

- Als Goldener Schnitt wird das Teilungsverhältnis einer Strecke oder anderen Größe bezeichnet, bei dem das Verhältnis des Ganzen zu seinem größeren Teil (Major) dem Verhältnis des größeren zum kleineren Teil (Minor) entspricht.

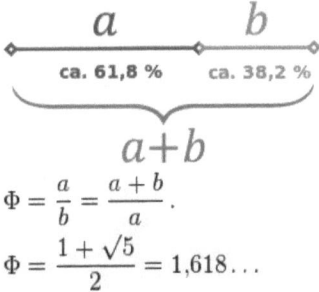

$$\Phi = \frac{a}{b} = \frac{a+b}{a}.$$

$$\Phi = \frac{1+\sqrt{5}}{2} = 1{,}618\ldots$$

- Das mittels Division dieser Größen als Zahl berechnete Teilungsverhältnis des Goldenen Schnitts ist eine irrationale Zahl, die als Goldener Schnitt oder auch als Goldene Zahl bezeichnet wird. Als mathematisches Symbol für diese Zahl wird der griechische Buchstabe Phi (Φ, φ) verwendet.

- Die Kenntnis des Goldenen Schnitts ist in der Mathematik seit der Zeit der griechischen Antike (Euklid von Alexandria) nachgewiesen. Seit dem 19. Jahrhundert wurde der Goldene Schnitt zunächst in der ästhetischen Theorie (Adolf Zeising) und dann auch in künstlerischer, architektonischer und kunsthandwerklicher Praxis als ein ideales Prinzip ästhetischer Proportionierung bewertet. Das Verhältnis des Goldenen Schnitts ist nicht nur in Mathematik, Kunst oder Architektur von Bedeutung, sondern findet sich auch in der Natur, beispielsweise bei der Anordnung von Blättern und in Blütenständen von Pflanzen. Phi gilt als die harmonischste Zahl der gesamten Schöpfung, sie ist allgegenwärtig vorhanden. Phi und auch der Kehrwert von Phi beschreiben eine Art inneren Ordnungsmusters.

- Phi kann aus der sog. Fibonacci-Folge abgeleitet werden. Die Fibonacci-Folge ist die unendliche Folge von natürlichen Zahlen, die mit zweimal der Zahl 1 beginnt oder zusätzlich mit einer führenden Zahl 0 versehen ist. Im Anschluss ergibt jeweils die Summe zweier aufeinanderfolgender Zahlen die unmittelbar danach folgende Zahl: 0,1,1,2,3,5,8,13,21,34 usw. Die darin enthaltenen Zahlen heißen Fibonacci-Zahlen. Benannt ist die Folge nach Leonardo Fibonacci, der damit im Jahr 1202 das Wachstum einer Kaninchenpopulation beschrieb. Die Folge war aber schon in der Antike sowohl den Griechen als auch den Indern bekannt. Weitere Untersuchungen zeigten, dass die Fibonacci-Folge auch noch zahlreiche andere Wachstumsvorgänge der Pflanzen beschreibt. Es scheint, als sei sie eine Art Wachstumsmuster in der Natur. Die Fibonacci-Zahlen weisen einige bemerkenswerte mathematische Besonderheiten auf:

☐ Aufgrund der Beziehung zur vorherigen und zur folgenden Zahl scheint Wachstum in der Natur einem Additionsgesetz zu folgen.

☐ Die Fibonacci-Folge steht in einem unmittelbaren Zusammenhang zum Goldenen Schnitt. Je weiter man in der Folge fortschreitet, desto mehr nähert sich der Quotient aufeinanderfolgender Zahlen dem Goldenen Schnitt (1,618033...) an (beispielsweise 13:8=1,6250; 21:13=1,6154; 34:21=1,6190; 55:34=1,6176; etc).

☐ Diese Annäherung ist alternierend, d. h., die Quotienten sind abwechselnd kleiner und größer als der Goldene Schnitt.

■ Phi findet sich in vielen Bereichen:

☐ Menschliche anatomische Proportionen:

● Der Abstand vom Scheitel zum Boden dividiert durch den Wert des Abstands vom Nabel zum Boden.

● Der Abstand von der Schulter zu den Fingerspitzen dividiert durch die Länge des Armes vom Ellenbogen zu den Fingerspitzen.

● Der Abstand von der Hüfte zum Boden dividiert durch den Abstand vom Knie zum Boden.

● Fingerglieder, Zehen, die Abschnitte des Rückgrats u.v.m.

☐ Verteilung von Männern und Frauen in der menschlichen Population oder auch in tierischen Populationen.

☐ Der Abstand der Spiralkammern bei Nautilus, einem Kopffüßer im Wasser, der zur Regulierung des Auftriebs Gas in sein Gehäuse pumpen kann.

☐ Der Abstand der gegenläufigen Spiralen von Sonnenblumenkernen bei Sonnenblumen.

☐ Tannenzapfen.

☐ Blattanordnungen an Pflanzenstängeln.

☐ Segmentierung von Insektenleibern.

- Proportionsstudie von Vitruv, eine anatomische Abbildung durch Leonardo da Vinci in seiner Schrift „De architectura", in der Leonardo den Goldenen Schnitt beschreibt.

- Bildnisse von Michelangelo, Albrecht Dürer, Leonardo da Vinci und vielen anderen alten Meistern.

- Die Architektur der griechischen Tempel, der ägyptischen Pyramiden, des Gebäudes der Vereinten Nationen in New York.

- Kompositorische Strukturen von Mozartsonaten, Beethovens Fünfte Symphonie, Werke von Bartok, Debussy, Schubert.

- Im Geigenbau berücksichtigte Stradivari beim Bau seiner berühmten Violinen die Zahl Phi, um die optimale Lage der F-Löcher zu bestimmen.

- Das Pentagramm der Kelten, der sog. Drudenfuß, in vielen Kulturen als das Symbol des Göttlichen und des Magischen verehrt, kennzeichnet sich durch die systematische Umsetzung des Goldenen Schnitts: Die Linien schneiden sich auf eine Weise, dass die von ihnen gebildeten Abschnitte im Verhältnis des Goldenen Schnitts zueinander stehen, d.h. sämtliche Längenverhältnisse des fünfzackigen Sterns entsprechend der Zahl Phi und machen dieses Symbol damit zum idealen Ausdruck der göttlichen Proportionen des Goldenen Schnitts. Aus diesem Grund war der fünfzackige Stern stets das Symbol für die Schönheit und Vollkommenheit der Muttergottheit und die Heiligkeit des Weiblichen.

- Die Tatsache, dass der Goldene Schnitt in praktisch sämtlichen Lebensbereichen vorkommt, ist ein deutlicher Indikator dafür, in welchem hohen Maß die Natur nach mathematischen Prinzipien organisiert ist und funktioniert. Somit arbeitet auch die Aurachirurgie in diesem Sinne nach mathematischen Regeln.

Spezialisierung: Chirurgische Eingriffe werden in der Schulmedizin in der Regel von entsprechenden Spezialisten durchgeführt. Die Erfolgsquote im Hinblick auf Therapie und Rezidivgefahr ist bei Spezialisten deutlich besser. Jedoch bleibt auch unter strenger Anwendung chirurgischer Techniken das Risiko von Durchblutungsstörungen durch Verletzungen von Blutgefäßen sowie Schädigungen an Nerven und Sehnen. Narbenbildungen, die funktionellen Probleme werden immer wieder beschrieben, z.B. Narbenstrangbildung im Bereich von Gelenkkapseln oder Funktionseinschränkungen in der Benutzung der Hände durch ausgeprägte Narbenbildung der Haut. Herz-Kreislaufkomplikationen mit Lungenembolien stellen ein weiteres postoperatives Risiko dar, so dass jede schulmedizinische Operation im Vorfeld sehr behutsam überlegt werden sollte. Auch schützt eine sorgfältige Operationstechnik nicht vor einem Rezidiv, entweder weil beim Ersteingriff nicht befallenes Gewebe neu erkranken kann oder weil die Operation nicht das gesamte erkrankte Gewebe erfasst hat. Im Vergleich dazu bieten aurachirurgische Verfahren erhebliche Vorteile:

- Die Gefahr von Gefäß-, Nerven- und Sehnenverletzungen, Infektionen oder gar Narbenbildung ist auszuschließen, zumal derartige Läsionen in der Aura nicht gesetzt werden. Jede konventionelle operative Intervention ist mit Nebenwirkungen und möglichen Komplikationen verbunden. Der schulmedizinische Chirurg schneidet in das den Krankheitsherd umgebende gesunde und am Krankheitsgeschehen unbeteiligte Gewebe und setzt damit entsprechende „Kollateralschäden". Es soll an dieser Stelle nochmals betont werden, dass es keine Selbstverständlichkeit oder zwingende Konsequenz sein sollte, in gesundem Gewebe Läsionen zu setzen, um dadurch an krankes Gewebe zu gelangen. Der Anspruch, selektiv nur krankes Gewebe zu behandeln, ohne dabei gesundes zu tangieren, mag an dieser Stelle für den Schulmediziner vermessen klingen, findet aber in der Aurachirurgie durchaus seine reale Umsetzung.

- Im Gegensatz zur konventionellen Chirurgie kennt die Aurachirurgie keine Kontraindikationen.[22] So kann beispielsweise eine aurachirurgische Operation auch dann durchgeführt werden, wenn der Patient im Rahmen einer schulmedizinisch-onkologischen Behandlung mit Zytostatika therapiert wird. Solche additiven aurachirurgischen Therapien, d.h. zusätzlich zu den schulmedizinischen Behandlungen, sind in der Praxis nicht selten, zumal Tumorpatienten in der Aurachirurgie die Möglichkeiten sehen, ihre Selbstbestimmtheit, die sie im Rahmen der konventionellen Tumortherapie als verloren gegangen einschätzen, zurück zu erlangen.

- Im Vergleich zu schulmedizinisch durchgeführten Operationen ist die Rezidivgefahr bei einer Operation in der Aura deutlich geringer. Das liegt daran, dass der Aurachirurg eine entsprechende Information sendet, die nicht nur die bestehende Erkrankung heilend beeinflusst, sondern auch die Neuerkrankung von nicht operiertem Gewebe in der Zukunft verhindert. Verständlich wird diese Aussage erst, wenn man postuliert, dass durch die aurachirurgische Intervention tatsächlich eine Neuprogrammierung auf zellulärer Ebe-

---

[22] Eine Kontraindikation ist ein Faktor (z.B. Alter, bestimmte Vorerkrankungen, Verletzungen etc., aber auch Zustände wie z.B. Schwangerschaft), der gegen eine bestimmte diagnostische oder therapeutische Maßnahme spricht. Wird eine Kontraindikation ignoriert, kann daraus die Schädigung eines Organs oder die Verschlechterung einer bestehenden Grunderkrankung resultieren. Man unterscheidet dabei zwischen absoluten (z.B. akute bronchopulmonale Infekte oder Zytostatikatherapien mit konsekutiven Wundheilungsstörungen) und relativen (Blutgerinnungsstörung oder Herzinsuffizienz) Kontraindikationen.

ne stattfindet und dadurch entsprechende Gewebsstrukturen nicht mehr erkranken.

■ Das heilende Prinzip der Aurachirurgie funktioniert auch dann, wenn nach schulmedizinischem Verständnis keine bekannten Ursachen für eine Erkrankung existieren. Auch diese Aussage ist für einen Schulmediziner nur schwer verständlich. Der intellektuelle Anspruch in der Schulmedizin besteht stets darin, in Kenntnis einer definierten Ätiologie[23] und einer pathophysiologischen Prozessbeschreibung ein eindeutiges Therapiekonzept zu entwickeln. Nachdem es aber in der Schulmedizin zahlreiche Erkrankungen gibt, für die nach Stand der wissenschaftlichen Erkenntnis keine definierten Ursachen bekannt sind und folglich die schulmedizinische Therapie in diesen Fällen nach empirischen Erkenntnissen durchgeführt wird, ist auch das heilende Prinzip der Aurachirurgie vor diesem Hintergrund für Schulmediziner leichter zu akzeptieren.

Triggerpunktbehandlung: Die Triggerpunkttherapie nimmt in der Aurachirurgie einen breiten Platz ein. Grundsätzlich entspricht sie der Akupunktur in der TCM, mit dem Unterschied, dass sie wiederum ausschließlich in der Aura des Patienten erfolgt. Als Ziel verfolgt die Behandlung die Beseitigung sogenannter „myofaszialer Triggerpunkte". Triggerpunkte sind lokal begrenzte Verhärtungen in der Skelettmuskulatur, die lokal druckempfindlich sind und von denen übertragene Schmerzen ausgehen können. Rund 80 Prozent bis 90 Prozent der Schmerzsyndrome sind auf derartige Muskelverhärtungen zurückzuführen. So ist beispielsweise ein myofaszialer Triggerpunkt im Schulterheber-Muskel (M. trapezius), der Schmerzen im Hinterkopf/Schläfenbereich auslösen (triggern) kann, auch in den meisten Fällen der Auslöser für diese Schmerzbilder. Die therapeutischen Möglichkeiten richten sich hauptsächlich auf die gezielte Eutonisierung (Normalspannung) der permanent kontrahierten Muskelfasern sowie die anschließende nachhaltige Prophylaxe dieser dauerhaft verkürzten oder fehlbeanspruchten (ungünstige Arbeitshaltung, mangelhafter Trainingszustand etc.) Muskeln. Der Arzt untersucht zu diagnostischen Zwecken anhand einer anatomischen Abbildung der autochthonen Rückenmuskulatur virtuell die Muskelsehnenansätze des Patienten in verschiedenen Muskelschichten, indem er im Anatomieatlas systematisch die entsprechenden Areale mit der Präpariernadel (spitze chirurgische Sonde) von unten nach oben punktiert. Um die Bilder im Anatomieatlas nicht zu beschädigen, legt er vorher eine etwa 4 mm dicke transparente Gummimatte auf das Bild und sticht somit nicht direkt in den Anatomieatlas, sondern in die Gummimatte über der entsprechenden Abbildung.

---

[23] Ätiologie beschäftigt sich mit der Ursache von Erkrankungen und ihren auslösenden Faktoren

Triggerpunkte werden im Rahmen dieser Untersuchung durch den Patienten unmittelbar als schmerzhaft angegeben, so dass der Arzt genau weiß, welche Punkte entsprechend in der Folge zu therapieren sind. Jeder schmerzhafte Triggerpunkt wird alsdann mit einer Akupunkturnadel versehen, wobei der Arzt die Akupunkturnadel wiederum in die dicke transparente Gummimatte unmittelbar über der entsprechenden Abbildung im Anatomieatlas sticht. Darüber hinaus schickt er mit Hilfe einer 432 Hertz Stimmgabel heilende Informationen gezielt in die jeweiligen anatomischen Bereiche. Dazu hält er die Akupunkturnadel mit der einen Hand, nimmt mit der anderen Hand die Stimmgabel, schlägt sie an einem festen Gegenstand an und hält sie vibrierend so lange an die Akupunkturnadel, bis der Vibrationston verklungen ist. Diese Prozedur führt zur Relaxation der therapierten Muskel-Sehnenbereiche, so dass der Patient bei erneutem Bewegen der Akupunkturnadel im Muskelsehnenansatz oder auch bei erneuter Punktion mit einer Präpariersonde in der Aura angibt, keinen Schmerz mehr im entsprechenden Areal zu spüren. Dies beschreibt den binären Charakter in der Resonanzbildung, wie er bereits beschrieben wurde.

Schmerzgedächtnis: Intensive, wiederholte oder länger andauernde Schmerzen verändern, wie alle anderen Lebenserfahrungen auch, in den Nervenzellen des Gehirns die Aktivität von Genen. Infolgedessen kommt es zu Veränderungen von Verschaltungen (Synapsen) und zum Umbau von Nervenzell-Netzwerken. Durch aurachirurgische Maßnahmen an den Schmerz verursachenden Organen, z.B. einem arthrotischen Kniegelenk, kann sich nicht nur die Schmerzsymptomatik im Bereich des Kniegelenks zurückbilden, sondern es verschwinden auch die synaptischen Verschaltungen im Gehirn, ohne dass der Arzt hier weitere Maßnahmen einleiten müsste. Es ist immer wieder überraschend, dass sich durch eine einmalige aurachirurgische Behandlung nicht nur der lokale Befund auflösen lässt, sondern auch das chronifizierte Schmerzerleben im Schmerzgedächtnis sich schnell und vollständig verflüchtigt. Besonders beeindruckend ist der Rückgang der Schmerzsymptomatik noch während der Behandlung, z.B. im Rahmen einer aurachirurgischen Intervention an der Wirbelsäule. Hier berichtet der Patient noch während der Behandlung von einer deutlichen Schmerzreduktion und einem Nachlassen der radikulären Symptomatik.

Kapitel 4
Bewusstseinsebenen

Bereits in einem früheren Kapitel wurde der Unterschied zwischen Energie und Information erläutert. Energie fungiert als Übermittler von Information an die Materie, ist aber per se keine Information. Information entsteht erst, wenn die Energie im Sinne einer Codierung strukturiert übermittelt wird, um konkrete Aussagen auszudrücken.

Für die Aurachirurgie hat diese Unterscheidung wichtige Konsequenzen: Während eine reguläre Akupunkturbehandlung in der TCM oder auch das Handauflegen Energie ohne strukturierten Informationsinhalt vermittelt und damit „nur" energetische Regelkreise reguliert, sendet Aurachirurgie gezielte Informationen zur materiellen Umsetzung in die jeweiligen Organstrukturen als Impulse zur Heilung im Sinne der Quantenphysik. Wie auch in anderen energetischen Heilverfahren, z.B. Shiatsu oder Reiki, fehlt der Akupunktur und dem Handauflegen die für die Aurachirurgie charakteristische Intentionalität, welche schließlich zur Materiebildung führen soll.

Energetische Verfahren eignen sich insbesondere für die Behandlung funktioneller Störungen, um durch die Regulation des Qi im weiteren Verlauf unter Umständen auch organische Veränderungen auszulösen, wie dies in einem vorherigen Kapitel bereits beschrieben wurde. Demgegenüber sind informatorische Verfahren wie die Aurachirurgie nicht primär auf die Regulation des Qi und damit funktionelle Verbesserungen ausgerichtet, sondern bewirken nach Möglichkeit unmittelbar auch organische Veränderungen.

Somit repräsentiert Aurachirurgie eine höhere Bewusstseinsebene als die Akupunktur der TCM oder das Handauflegen. Entsprechend sind auch Störungen, die sich auf einer höheren, psychischen Ebene befinden oder gar durch eine karmische Verstrickung bedingt sind, durch Akupunktur oder Handauflegen nicht zu lösen, zumal hier die Intentionalität der Aurachirurgie benötigt wird.

Vergleicht man die Aurachirurgie mit den erwähnten Methoden, so kennzeichnet sich die Aurachirurgie durch folgende Eigenschaften:

- Schneller: Die organische Veränderung erfolgt unmittelbar und geht nicht den Weg über die zunächst „nur" energetisch-funktionelle Regulation.

- Zielgenauer: Durch die Verwendung von Surrogaten kann der Aurachirurg wesentlicher präziser an den jeweils betroffenen Organstrukturen therapeutisch ansetzen.

■ Nachhaltiger: Im Rahmen der Auflösung von karmischen Mustern wird das zugrunde liegende Problem korrigiert und nicht etwa nur die dadurch verursachten energetischen Störungen reguliert.

Resonanz in der Aurachirurgie repräsentiert eine rein energetische Verbindung zwischen Arzt und Patient und steht damit wie die Akupunktur auf einer niedrigen Bewusstseinsstufe. Der Arzt tritt mit Hilfe der Resonanz mit dem Patienten in Kommunikation, ohne ihm in dieser initialen Phase der Behandlung bereits konkrete intentionale Informationen zu übermitteln. Die Resonanz liefert dem Therapeuten zunächst nur die entscheidende Aussage, ob der Patient für die aurachirurgische Behandlung empfänglich ist. Resonanz bildet die Grundvoraussetzung für eine Behandlung.

Die Therapie an sich erfolgt erst im nächsten Schritt, wenn der Arzt durch die im Folgenden beschriebenen aurachirurgischen Maßnahmen und Bewusstseinstechniken zu erreichende Ziele „formuliert" und unter Einsatz von chirurgischem Instrumentarium in der Aura umsetzt, beispielsweise Knorpelgewebe injiziert, Knorpel mit dem Laser härtet und Gelenkbänder durch Anbringen von virtuellen Schrauben und Drähten strafft. Aurachirurgie beschreibt letztlich die Maximierung des quantenphysikalischen Beobachtereffekts durch die virtuelle Operation mit chirurgischen Instrumenten an anatomischen Surrogaten. Die damit verbundene geistige Intention des Arztes realisiert sich über das Geist-Materie-Konzept am Patienten.

Die Unterscheidung zwischen dem energetischen Konzept der Resonanzbildung auf der einen Seite und dem informatorischen Konzept der Aurachirurgie auf der anderen Seite mag an dieser Stelle etwas akademisch oder gar spitzfindig erscheinen, ist aber für das tiefere Verständnis von entscheidender Bedeutung.

Kapitel 5
Energiesteuerung

Die Energiesteuerung in der Aurachirurgie beruht auf der emotional-intuitiven Kommunikation zwischen Arzt und Patient. Doch was versteht man darunter genau? Wie sieht emotional-intuitive Kommunikation in der Praxis aus? Ist emotional-intuitive Kommunikation ein bewusst steuerbarer Vorgang oder unterliegt sie dem Unterbewusstsein, so dass es mehr oder weniger eine Frage des Glücks oder der Begabung ist, ob der Arzt mit dem Patienten in Resonanz treten kann? Lassen sich geistige Energien in einer wie auch immer gearteten Weise bewusst steuern? Und sollten diese bewusst steuerbar sein, so stellt sich die Frage: Kann man die entsprechenden Prinzipien beschreiben, lernen und trainieren, um sie in der Praxis entsprechend einzusetzen?

Emotional-intuitive Kommunikation bezeichnet zunächst die Kommunikation mit Bildern und Emotionen. Sie steht in Abgrenzung zur logisch-abstrakten Kommunikation, die mit Worten arbeitet. Menschen aus dem westlichen Kulturkreis fällt es gewöhnlich schwer, in emotional-intuitiven Kategorien zu denken bzw. zu kommunizieren. Sie sind auf die logisch-abstrakte Welt der sprachlichen Kommunikation ausgerichtet (linkshemisphärisch dominant bei Rechtshändern bzw. rechtshemisphärisch bei Linkshändern). Emotional-intuitive Kommunikation (rechtshemisphärisch dominant bei Rechtshändern bzw. linkshemisphärisch bei Linkshändern) ist ihnen auf Grund ihrer Ausbildung und der damit verbundenen rationalen Denkweise eher fremd oder fremd geworden. Ganz anders verhält es sich diesbezüglich in den fernöstlichen Kulturen. Um das besser zu verstehen, empfiehlt sich ein Blick in das „Busbishi", ein in Teilen erstmals 1934 in Japan veröffentlichtes Buch über alte chinesische Kampf- und Selbstverteidigungstechniken. Ursprung und Verfasser sind unbekannt. Der schwer zu übersetzende, in altchinesischer Schrift gehaltene Text wurde über Jahrhunderte nur im Geheimen weitergegeben und fand schließlich den Weg von China über die Insel Okinawa nach Japan. Die auf Okinawa entwickelten Kampfstile wie z.B. „Karate" werden auf das Bubishi zurückgeführt.

Inzwischen gibt es zahlreiche Buchpublikationen zum Bubishi in verschiedenen Sprachen. Die darin beschriebene Kampfkunst „Kyusho Jitsu" schildert den sog. Sekundenkampf. Hier wird der Gegner durch gezieltes Schlagen, Reiben oder Drücken von Vitalpunkten (identisch mit Akupunkturpunkten) ohne großen

Kraftaufwand innerhalb von Sekunden kampfunfähig gemacht.[1] Die Japaner sprechen in diesem Zusammenhang vom sog. Atemi (jap.: Körpertreffer), was einen Stoß, Stich, Schlag oder Tritt auf empfindliche Körperpunkte des Gegners bezeichnet. Kyusho Jitsu ist jedoch viel mehr als das Schlagen, Reiben oder Drücken von Vitalpunkten. Es finden sich dort zahlreiche energetische Prinzipien, nach denen sich das Qi im Sinne von emotional-intuitiver Kommunikation durch entsprechende Bewusstseinstechniken verstärken lässt. Die energetischen Prinzipien lassen sich graduell steigern, indem man einzelne Bewusstseinstechniken anwendet oder miteinander kombiniert.

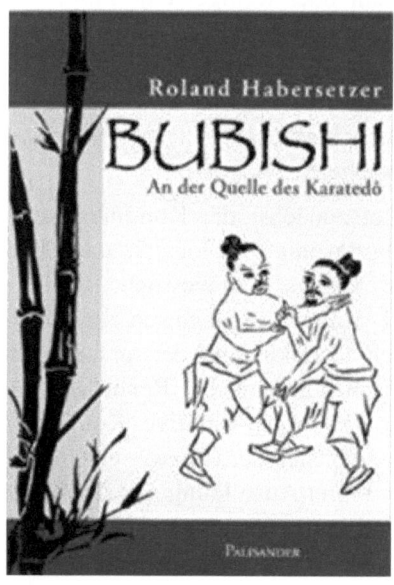

Abb. 5.1: *Deutsche Publikation über das Bubishi durch Roland Habersetzer.*

Das Energiemaximum befindet sich dabei im sog. „Hara", dem Bauchraum des Kyusho Jitsu Kämpfers ca. 2 cm unterhalb des Nabels, dem sog. „unteren Dantian". Wird dem Gegner mit entsprechenden Kampftechniken Energie entzogen, z.B. durch mehrere Schläge auf verschiedene Vitalpunkte in Serie, führt das dazu, dass er im Gesicht blass wird und kaum mehr Abwehrkräfte besitzt. Im schlimmsten Fall geht er bewusstlos zu Boden und muss wiederbelebt werden. Wird der Gegner stattdessen mit entsprechenden Kampftechniken energetisch überladen, so zeigt sich das an einer Rötung seines Gesichts und an unkoordi-

---

[1] Interessierten empfiehlt sich auch das Studium von entsprechenden Lehrbüchern sowie Lehrfilmen auf www.youtube.com, insbesondere die Lehrvideos von George Dillman, Paul Bowmann oder Evan Pantazi.

nierten, fahrigen Bewegungen, die seine Abwehrfähigkeit ebenfalls schwächen. Im Rahmen der sog. Kuatsu-Reanimationstechniken wird dem Getroffenen im ersten Fall die verloren gegangene Energie durch entsprechende Manöver wieder zugeführt, im zweiten Fall die überschüssige Energie mit entsprechenden Techniken entfernt, so dass sich der Zustand des Betreffenden wieder stabilisiert und sich sein Hautcolorit normalisiert. Interessanterweise unterscheiden sich die östlichen Reanimationstechniken des Kuatsu grundlegend von denen der westlichen Medizin, da sie nicht auf mechanischer Pumpfunktion mit Herzmassage und Beatmung basieren, sondern auf reiner Energiezu- oder abfuhr. Energetische Kuatsu-Manöver sind reproduzierbar wirksam. Viele Rettungssanitäter in den USA werden in den Reanimationstechniken des Kuatsu ausgebildet und integrieren somit östlich-energetische Verfahren in das physiko-chemische Reanimationskonzept der westlichen Schulmedizin.

Das Energiekonzept im Kyusho Jitsu zeigt sich am eindrucksvollsten, wenn es zu keinem direkten Körperkontakt zwischen den Kämpfern im Sinne des Vitalpunktekampfes kommt. Bei rein „mentaler" Kampftechnik erkennt der Gegner gar nicht, wie und wo der Kyusho-Kämpfer ihm die Energie zuführt bzw. entzieht, weil dieser beispielweise hinter ihm steht.

Entsprechend unterscheiden wir 3 Ebenen der Energiesteuerung:

1. Mit Berührung des Gegenübers

2. Ohne Berührung des Gegenübers, jedoch mit symbolischen Gesten

3. Ohne Berührung, ohne symbolische Gesten, rein mental

Um die Wirksamkeit von energetischen Prinzipien zu erfahren und insbesondere auch die Existenz einer energetischen Ausstrahlung im Sinne einer extrakorporalen Aura zu erkennen, die sich durch entsprechende Manöver aktiv beeinflussen lässt, eignen sich folgende Versuche:

Versuch 1: Dieser Versuch beschreibt eine energetische Technik mit Berührung des Gegenübers. Zwei Personen, im Folgenden A und B, stehen sich gegenüber. A streckt in der kinesiologischen Prüfung den Arm nach vorne, B versucht, dessen Arm herunterzudrücken, was A zu verhindern versucht, indem er entsprechend dagegenhält. Der Vorgang wird wiederholt, während B mit der Spitze seines Zeigefingers den Körper von A an einer beliebigen Stelle berührt. Wird nun der Arm von A nach unten gedrückt, so ist A energetisch so geschwächt, dass sie der Kraft von B nichts entgegenzusetzen hat, der Arm sinkt nach unten.

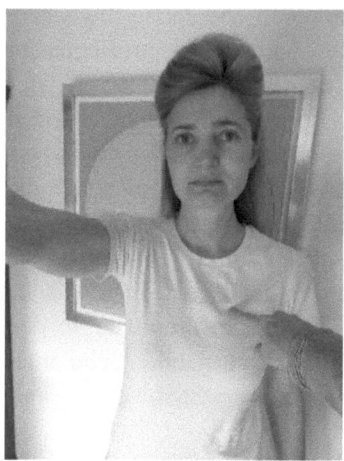

Abb. 5.2: *Die Berührung von A mit der Fingerspitze durch B führt zu einem Energieabfluss bei A.*

Fazit: Durch die Berührung mit dem Zeigefinger kommt es bei A zu einem starken Energieabfluss über B mit entsprechender Kraftlosigkeit, d.h., A verliert seine Energie an B, was bemerkenswerter Weise auch durch die Kleidung funktioniert und somit keinen direkten Hautkontakt erfordert.

Versuch 2: Dieser Versuch beschreibt eine energetische Technik ohne Berührung des Gegenübers, aber mit symbolischen Gesten. A streckt den rechten Arm nach vorne, B versucht, dessen Arm mit der eigenen rechten Hand herunterzudrücken, was A zu verhindern versucht, indem er entsprechend dagegenhält. Der Vorgang wird wiederholt, nachdem B zuvor eine diagonale Bewegung mit der rechten Hand vor der Brust von A durchführt, z.B. von rechts oben nach links unten oder umgekehrt. Dabei überkreuzt B das in der Abbildung rot markierte Konzeptionsgefäß[2] von B.

Wird nun der rechte Arm wieder nach unten gedrückt, so ist A durch das zuvor durchgeführte Manöver energetisch so geschwächt, dass sie der Kraft von B nichts entgegenzusetzen hat, der Arm sinkt nach unten. Fazit: Der Körper „verträgt" energetisch keine Diagonalbewegungen bzw. Phasenwechsel von Yin nach Yang und umgekehrt (rechte Körperhälfte = Yin, linke Körperhälfte = Yang[3]).

---

[2] Das Konzeptionsgefäß beschreibt in der TCM eine Energieleitbahn, welche vorne in der Körpermitte unpaarig von der Genitalregion bis nach oben in den Bereich der Unterlippe läuft.

[3] Nach der Vorstellung der TCM blickt der Mensch in Richtung Süden, weshalb die linke Körperhälfte nach Osten, die rechte nach Westen zeigt. Nachdem die Sonne im Osten aufgeht, repräsentiert die linke Körperhälfte die lichtzugewandte Seite (Yang), die rechte Körperhälfte die lichtabgewandte Seite (Yin).

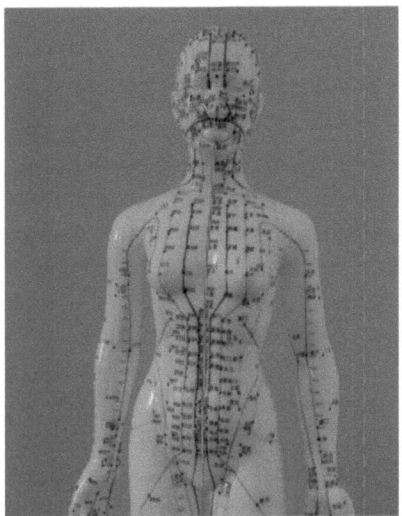

Abb. 5.3: *Konzeptionsgefäß rot markiert*

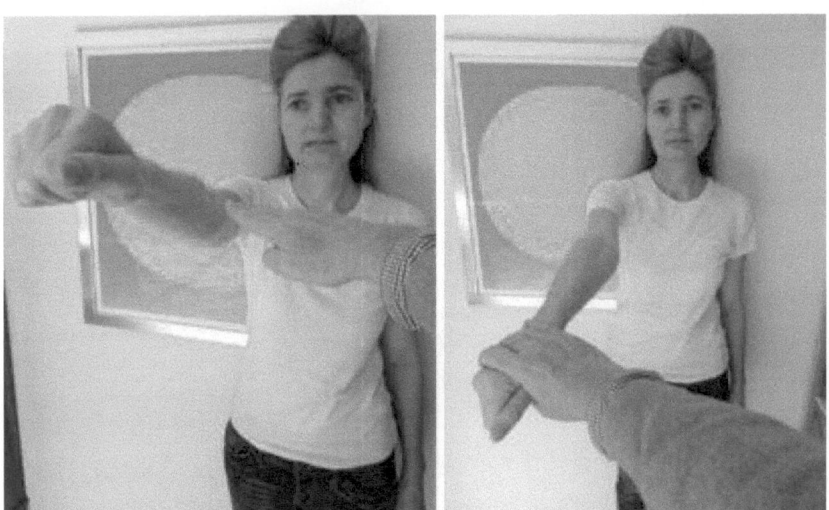

Abb. 5.4: *Kinesiologischer Armdrücktest ergibt zunächst eine reguläre Kraft bei A im rechten Arm. Danach macht B eine Querbewegung mit der Hand über das Konzeptionsgefäß von A in dessen Aura, ohne A dabei zu berühren. Bei erneuter kinesiologischer Testung hat A die Energie verloren, der Arm sinkt bei Druck nach unten.*

Das Prinzip funktioniert auch, wenn A die Augen geschlossenen hält bzw. in energetischen Prinzipien unerfahren und ohne bestimmte Erwartungshaltung ist. Zu betonen ist an dieser Stelle, dass B die Bewegung vor dem Konzeptionsgefäß von A in der Aura durchführt, ohne dabei den Körper von A zu berühren. Damit ist die Existenz eines extrakorporalen energetischen Feldes im Sinne der Aura bewiesen.

Versuch 3: Dieser Versuch beschreibt eine energetische Technik ohne Berührung des Gegenübers, aber mit symbolischen Gesten. Das gleiche Beispiel wie Versuch 1, mit dem Unterschied, dass vor dem erneuten Drücken des rechten Armes von A keine diagonale Bewegung über den Konzeptionsgefäß von B durchgeführt wird, sondern eine drehende Handbewegung, wie wenn B vor der Brust von A einen „virtuellen Schraubverschluss" aufdreht, die Drehrichtung ist dabei unerheblich. Die Brust von A wird dabei wiederum nicht berührt, sondern alles geschieht ausschließlich in dessen Aura. Wird nun der Arm nach unten gedrückt, so ist A durch das zuvor durchgeführte Manöver energetisch so geschwächt, dass sie der Kraft von B nichts entgegenzusetzen hat, der Arm sinkt nach unten. Der energetische Entzug kann rückgängig gemacht werden, indem B vor der Brust von A den „virtuellen Schraubverschluss" mit einer entsprechenden Handbewegung und damit verbundener Imagination wieder zudreht, danach bleibt der Arm von A stabil.

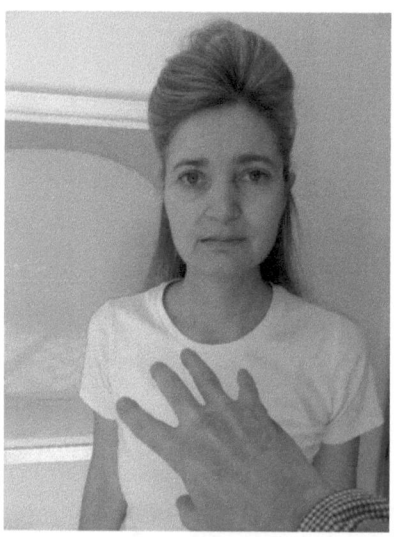

Abb. 5.5: Kinesiologischer Armdrücktest ergibt reguläre Kraft bei A im rechten Arm. Danach macht B eine drehende Handbewegung über dem Konzeptionsgefäß bei A. Bei erneuter kinesiologischer Testung zeigt A eine deutliche Kraftminderung.

Fazit: Der Körper verträgt energetisch keine Drehbewegungen im Sinne der Phasenwechsel von Yin nach Yang und umgekehrt. Auch hier funktioniert das Prinzip, wenn A die Augen geschlossenen hält bzw. in energetischen Prinzipien unerfahren und ohne bestimmte Erwartungshaltung ist.

Versuch 4: Dieser Versuch beschreibt eine energetische Technik ohne Berührung des Gegenübers, aber mit symbolischen Gesten. Das gleiche Beispiel wie Beispiel 1, mit dem Unterschied, dass vor dem erneuten Drücken des Armes von A keine diagonale Bewegung durch B durchgeführt wird, sondern eine Handbewegung entgegen der energetischen Laufrichtung im Konzeptionsgefäß, d.h. von der Unterlippe in Richtung Beckenbereich. Die Brust von A wird dabei wiederum nicht berührt, sondern alles geschieht ausschließlich in dessen Aura. Wird nun der Arm nach unten gedrückt, so ist A durch das zuvor durchgeführte Manöver energetisch so geschwächt, dass sie der Kraft von B nichts entgegenzusetzen hat, der Arm sinkt nach unten.

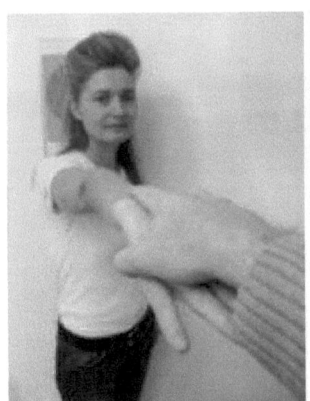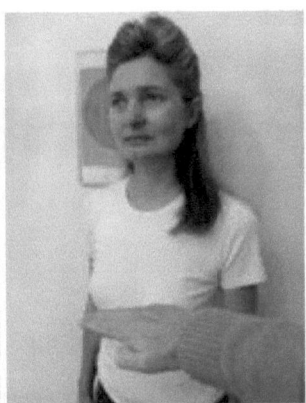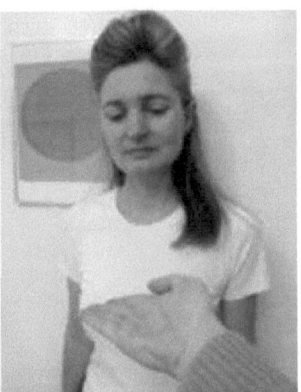

Abb. 5.6: Kinesiologischer Armdrücktest ergibt reguläre Kraft bei A im rechten Arm. Danach macht B eine symbolische Handbewegung entlang des Konzeptionsgefäßes bei A von oben nach unten (entgegen der physiologischen Energieverlaufsrichtung innerhalb des Konzeptionsgefäßes). Bei erneuter kinesiologischer Testung zeigt A eine deutliche Kraftminderung. Danach macht B eine symbolische Handbewegung entlang des Konzeptionsgefäßes bei A von unten nach oben (entlang der physiologischen Energieverlaufsrichtung innerhalb des Konzeptionsgefäßes). Bei erneuter kinesiologischer Testung zeigt A wieder die ursprüngliche Kraft.

Der energetische Entzug kann rückgängig gemacht werden, indem B vor der Brust von A eine nach oben gerichtete Handbewegung durchführt, d.h. entlang der physiologischen energetischen Laufrichtung im Konzeptionsgefäß. Bei erneuter kinesiologischer Prüfung hat A entsprechend wieder Kraft im Arm und hält dem Druck von B stand. Das Prinzip funktioniert auch, wenn A die Augen geschlossen hält bzw. in energetischen Prinzipien unerfahren und ohne bestimmte Erwartungshaltung ist.

Versuch 5: Dieser Versuch beschreibt eine energetische Technik ohne Berührung des Gegenübers, aber mit symbolischen Gesten. Person B steht hinter Person A. B schubst A zur kinesiologischen Testung von hinten an und wiederholt den Vorgang solange, bis A trotz Schubsens stabil stehen bleibt. Anschließend führt B eine Handbewegung entgegen der energetischen Laufrichtung im Lenkergefäß durch, das sich auf der Rückseite von A befindet und in der Abbildung rot dargestellt ist.

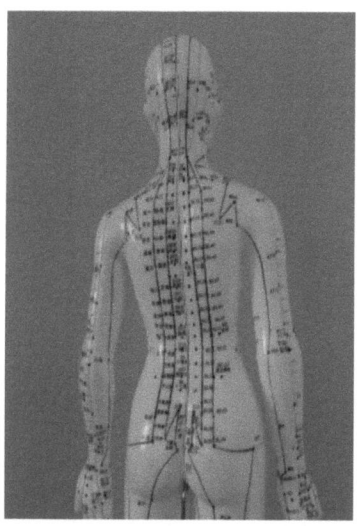

Abb. 5.7: Lenkergefäß rot markiert

Das Lenkergefäß hat seine physiologische energetische Laufrichtung von unten nach oben. Wenn also B eine Handbewegung bei A von oben nach unten vornimmt und damit entgegen der energetischen Laufrichtung, so wird A energetisch geschwächt und kippt bei erneuter Schubsbewegung nach vorne oder fällt gar um.

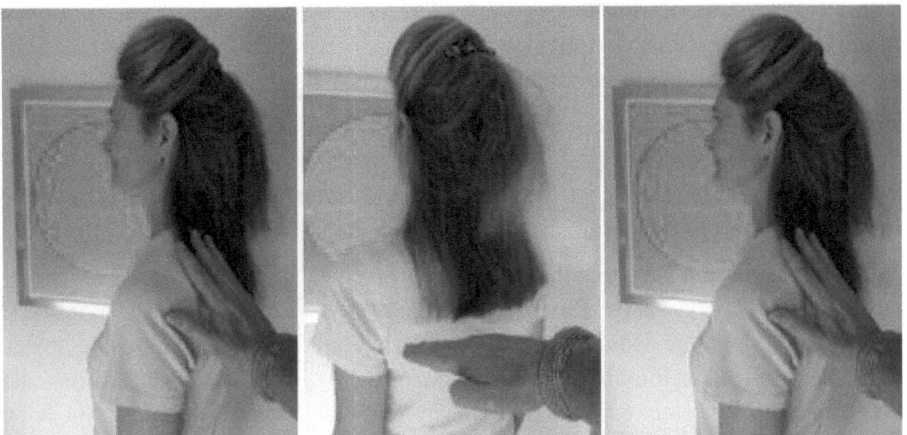

Abb. 5.8: *B steht hinter A und schubst zur kinesiologischen Testung, A bleibt stabil stehen. B entfernt Energie aus A durch eine nach unten gerichtete Handbewegung über dem Lenkergefäß von A, ohne A dabei zu berühren. B sollte zum Schluss durch eine energische Bewegung nach hinten die Energie „verwerfen", wodurch der Effekt insgesamt noch verstärkt wird. Bei erneuter kinesiologischer Testung mit Schubsen wird A instabil und kippt nach vorne.*

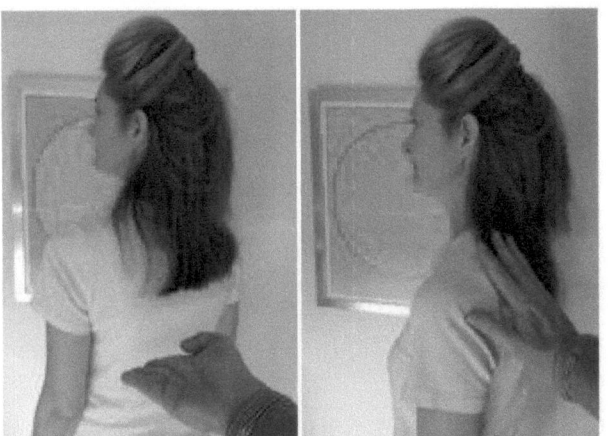

Abb. 5.9: *B führt A Energie zu durch eine nach oben gerichtete Handbewegung über dem Lenkergefäß von A, ohne A dabei zu berühren. Die Handbewegung sollte zum Schluss durch eine kreisende Bewegung über dem Kopf die zugeführte Energie noch in den Körper von A verteilen. Bei erneuter kinesiologischer Testung mit Schubsen verhält sich A nun wieder stabil und kippt nicht mehr nach vorne.*

Kehrt B den Vorgang um, indem sie eine Handbewegung von unten nach oben durchführt, d.h. entlang der physiologischen energetischen Laufrichtung im Lenkergefäß von A, so bleibt bei erneutem Schubsen A stabil stehen.

Zu betonen ist an dieser Stelle wiederum, dass B die Bewegung hinter dem Lenkergefäß von A ausschließlich in der Aura durchführt, ohne dabei den Körper von A zu berühren. Damit ist die Existenz eines energetischen Feldes im Sinne der Aura wiederum bewiesen.

Versuch 6: Dieser Versuch beschreibt eine rein mentale Technik. Er unterstreicht die Kraft geistiger Energien: A begibt sich in eine kniende Position, B steht vor A, legt die Hände an die Schultern von A und versucht, gegen den Widerstand A nach hinten zu drücken. Wichtig ist, dass das Drücken aus der Neutralposition heraus erfolgt, d.h. B darf keinen „Anlauf" nehmen, um A zu „überrennen", sondern B soll aus der hier angezeigten Position heraus mit den bereits auf den Schultern liegenden Händen zu schieben beginnen. Bei ausreichender Schubkraft durch B zeigt sich, dass A nicht ausreichend Gegenkraft aufbringen kann und entsprechend nach hinten umkippt.

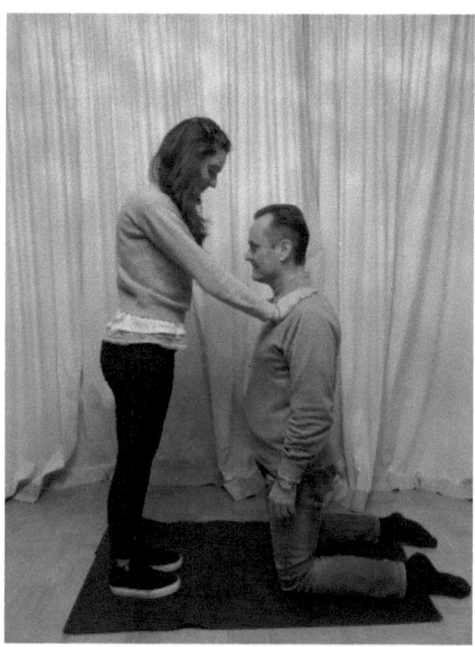

Abb. 5.10: B steht vor A, legt die Hände an die Schultern von A und versucht, gegen den Widerstand A nach hinten zu drücken.

Der Vorgang wird nun wiederholt, indem B wiederum die Hände an die Schultern von A legt. A nimmt nun beide Unterarme nach vorne und positioniert sie unter die Unterarme von B, mit den Handflächen nach oben, ohne die Unterarme von B dabei zu berühren. Es folgt eine Phase der Konzentration, indem A sich vorstellt, wie sie die Energie aus den Unterarmen von B aktiv abzieht und bei sich integriert. Sobald die Konzentrationsphase beendet ist, gibt A ein kurzes Signal und B beginnt wiederum zu schieben.

Der Unterschied ist eklatant: A steht wie ein „Fels in der Brandung", B hat keine Chance, A zum Kippen nach hinten zu bringen. Stattdessen rutscht B beim Schub nach vorne mit den eigenen Füßen nach hinten weg. Der Versuch zeigt, wie dominierend geistige Energien gegenüber der körperlichen Kraft sind und wie wirkungsvoll durch Eingriff in die Aura des anderen Energie zum eigenen Nutzen abgezogen werden kann, ohne dabei den anderen zu berühren.

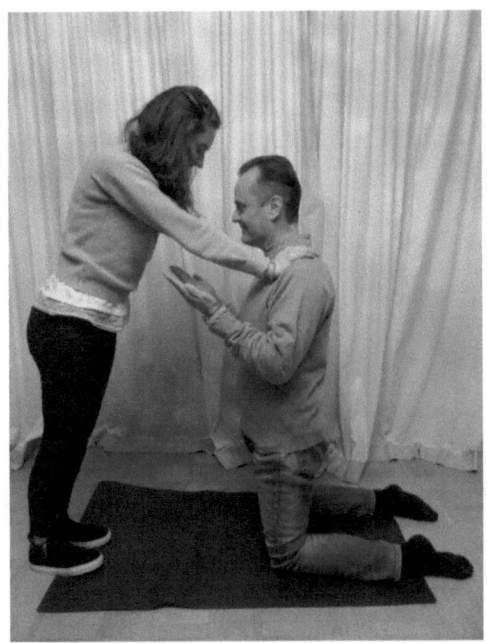

Abb. 5.11: *A nimmt nun beide Unterarme nach vorne und positioniert sie unter die Unterarme von B.*

Versuch 7: Dieser Versuch zeigt die Unterbrechung des Energieflusses im Bereich des Unterarms durch eine symbolische Energieblockade im Bereich des Handgelenks von A. B versucht, das Handgelenk von A zu beugen, A hält mit Kraft dagegen.

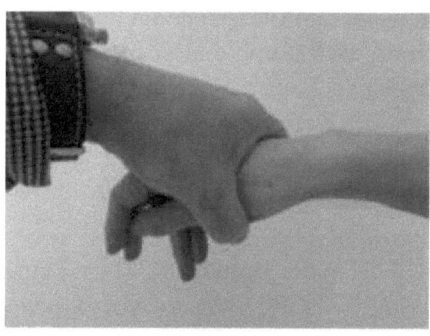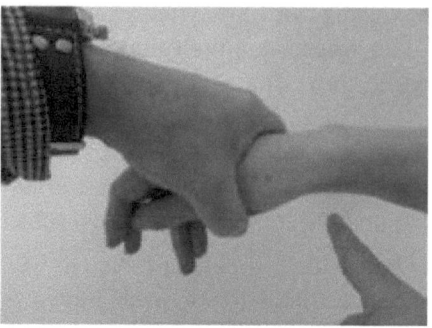

Abb. 5.12: *B versucht das Handgelenk von A zu beugen, A hält dagegen. In einem nächsten Schritt hält B den Zeigefinger der anderen Hand unter die Volarseite von A. A kann bei erneutem Versuch die Kraft nicht aufrecht erhalten, das Handgelenk knickt ab.*

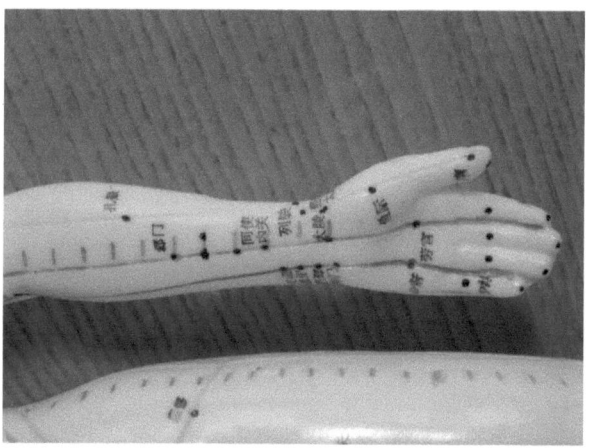

Abb. 5.13: *Darstellung der 3 volaren Meridiane (Unterarmbeugeseite)*

Als nächstes blockiert B die energetische Versorgung im Verlauf der auf der Innenseite des Unterarms (Volarseite) gelegenen Yin-Meridiane (Lunge auf der Daumenseite, Perikard in der Mitte und Herz auf der Kleinfingerseite) von A, indem sie den Zeigefinger der anderen Hand quer unter das Handgelenk von B in der Aura positioniert, ohne dabei den Unterarm oder das Handgelenk von A zu berühren. Alle drei Meridiane haben die gleiche energetische Laufrichtung, vom Thorax zu den Fingern, was durch die Zählrichtung der einzelnen Aku-punkturpunkte zu erkennen ist. Durch die Energieblockade im Bereich des

Handgelenks unterbricht B den energetischen Fluss in die Peripherie zur energetischen Versorgung des Handgelenks.

Beim erneuten Versuch, das Handgelenk von A zu beugen, hat A dem kräftemäßig nichts mehr entgegenzusetzen, das Handgelenk von A wird gebeugt. Wiederum ist hier die Energie bzw. deren Unterbrechung in der Aura von A im Bereich des Handgelenks verantwortlich.

Versuch 8: Am meisten beeindrucken energetische Effekte durch rein mentale Techniken über große Entfernungen und ohne symbolische Bewegungen oder Berührungen des Gegenübers. A steht vor B. B führt bei A eine kinesiologische Testung durch, indem B den horizontal nach vorne gestreckten Arm von A gegen dessen Widerstand nach unten zu drücken versucht. A nimmt den Arm dann herunter und bleibt am Platz stehen, B entfernt sich von A auf die Distanz von ca. 10 Metern, bleibt mit dem zu A abgewendeten Gesicht stehen und konzentriert sich. B imaginiert, wie sie Energie aus dem unteren Dantian (Unterbauch) von A in Form von einer linksdrehenden Spirale[4] zieht. Nach circa 10 Sekunden dreht sich B um, geht auf A zu und bittet sie, den rechten Arm wieder in die Horizontale zu heben. B drückt den Arm von A mühelos nach unten.

Schreit A zusätzlich „HO", wird B unter Umständen instabil und droht gar umzufallen.

Dieser Versuch zeigt das Funktionieren mentaler Beeinflussung von außen, unter Umständen in Kombination mit einem Laut. Die im Kyusho Jitsu enthaltene Disziplin des sog. Kiai Jitsu beschreibt die Art und Weise, wie die Töne zu intonieren sind. Das „äußere oder externe Kiai" ist hörbar. Es wird ausgeführt, um die Aura eines Gegners als Schockwelle direkt zu beeinflussen und ist meist ein grob ausgerichtetes Kiai. Das „innere Kiai" ist leise bzw. flüsternd. Es kann die Energie durch den Körper führen bzw. leiten. Das „geheimnisvolle Kiai" ist nicht hörbar. Seine Wirkung ist subtil und erfordert viel meditatives Training in der Fokussierung des Geistes.

---

[4] Das Prinzip der „Energiespiralen" findet sich in den sog. Inneren Kampfkunsttechniken des Bagua Chang. Das Ziel besteht darin, nicht durch äußerliche Schläge Wirkungen am Gegner zu erzielen, wie dies z.B. in Karate oder Aikido passiert, sondern Energien durch Spiralbewegungen in das Körperinnere zu leiten bzw. von dort zu entziehen, ohne dass die entsprechenden Techniken sich äußerlich in Form von blauen Flecken oder Schlagspuren kennzeichnen. Das die Energiespiralen auch als „mentale" Spiralen funktionieren, ist eine Besonderheit dieses Versuchs und zeigt die Kraft dieser Technik.

Anmerkung: Die hier vorgestellten energetischen Techniken, meist ohne Berührung des Gegners, teilweise gar nur rein mentale Techniken, bieten die ideale Plattform, um etwaige Zweifler und Skeptiker bzgl. der Existenz einer Aura und der damit verbundenen wissenschaftlichen Nachweisbarkeit zu überzeugen. Jeder Aurachirurg wird früher oder später mit diesen Fragen zur Aura konfrontiert und sollte nach Möglichkeit eine überzeugende Argumentationsführung parat haben. Es gilt, den Skeptiker von der Existenz einer feinstofflichen Welt in Kenntnis zu setzen, nicht unbedingt ihn zu überzeugen, und schon gar nicht um ihm die theoretischen Erklärungen samt etwaiger Hypothesen darzulegen. Sehr wohl sollte sich der Aurachirurg aber einer Auseinandersetzung nicht grundsätzlich entziehen, denn die feinstofflichen Therapiemöglichkeiten sind erwiesen und sollten entsprechend auch publik gemacht werden.

Statt sich in langen Schilderungen über die Theorien der Quantenphysik zu ergehen, holt sich der präsentierende Aurachirurg einfach eine Versuchsperson aus dem Publikum und zeigt am lebenden Objekt, dass die Aura existiert und wie Energiesteuerungen reproduzierbar und zur Verwunderung aller Zuschauer zuverlässig funktionieren. Der Versuch 1, bei dem die Energiesteuerung auf einer Berührung des Gegenübers basiert und die Energie wie über einen Blitzableiter durch einen Aurachirurgen vom Probanden abzogen wird, wird den Skeptiker noch nicht sonderlich beeindrucken: Er wird behaupten, dies sei eine Folge einer Heterosuggestion, die im Rahmen des geltenden Wissenschaftsbildes sehr wohl erklärbar sei, selbst wenn die energetische Ableitung durch die Kleidung hindurch stattfindet. Ganz anders verhält es sich mit den Energiesteuerungen, die auf symbolischen Bewegungen oder gar auf mentalen Techniken beruhen. Insbesondere die Versuche 6 und 8, bei denen die energetischen Effekte auf rein mentalen Techniken ohne Berührungen des Gegenübers und symbolische Bewegungen beruhen, beschreiben eine Art von quantenphysikalischer Verschränkung, wie sie beeindruckender nicht sein könnte und wo der Vorwurf einer Heterosuggestion nicht mehr überzeugend greift.

Erfahrungsgemäß entsteht im Publikum eine geradezu mystische Stimmung und alle Zweifel sind wie weggewischt. Wenn Energiesteuerungen und die in den Energien enthaltenen Informationen ganz offensichtlich über große Distanzen übermittelt werden können, dann schlägt das einen eleganten Bogen zur Aurachirurgie, in der mittels anatomischer Surrogate als energetisch-informatorische Repräsentationen die durch den Arzt initiierten Energien und Informationen direkt an den Patienten übermittelt werden.

Die Systematik der Energiesteuerung wird im Lehrbuch der Aurachirurgie im Detail beschrieben. Die Prinzipien entstammen dem Kyusho Jitsu und werden entsprechend den Elementzugehörigkeiten der Organe angewendet werden.

Kapitel 6
Karmische Muster

Definition

Karma: Ein wichtiger Teil der Aurachirurgie befasst sich mit sog. karmischen Mustern und deren Auflösung. Karma bezeichnet ein spirituelles Konzept, nach dem jede Handlung – physisch wie geistig – unweigerlich eine Folge hat. Diese Folge muss nicht unbedingt im gegenwärtigen Leben wirksam werden, sondern sie kann sich möglicherweise auch erst in einem zukünftigen Leben manifestieren. In den östlichen Religionen ist die Lehre des Karma eng mit dem Glauben an Samsara, dem Kreislauf der Wiedergeburten, verbunden und damit an die Gültigkeit des Ursache-Wirkungs-Prinzips auf geistiger Ebene auch über mehrere Lebensspannen hinweg. Im Hinduismus, Buddhismus und Jainismus bezeichnet der Begriff die Folge jeder Tat, die Wirkungen von Handlungen und Gedanken in jeder Hinsicht, insbesondere die Rückwirkungen auf den Akteur selbst. Karma entsteht demnach durch eine Gesetzmäßigkeit und nicht auf Grund einer Beurteilung durch einen Weltenrichter oder Gott im Sinne einer kirchlichen moralischen Institution. In westlichen spirituellen Lehren kommt der Begriff in der Anthroposophie Rudolf Steiners vor, dort ebenfalls in Verbindung mit dem Konzept der Reinkarnation. Karma beschreibt im Kontext der Aurachirurgie die Existenz morphischer Felder, die zu bestimmten, unter Umständen krankmachenden Konsequenzen führen, die es entsprechend mit geeigneten Maßnahmen aufzulösen gilt. Aus energetischer Sicht bilden die karmischen Muster die tiefste Schicht krankmachender Prozesse in einem Organismus, die letztlich alle anderen energetischen Funktionskreise unterlagert und kontinuierlich beeinflusst. Entsprechend wichtig ist deren Auflösung für eine dauerhafte Gesundung des Organismus. Karmische Muster liegen vielfach vor, wenn der Patient feststellt und/oder von anderen darauf aufmerksam gemacht wird, dass er

■ in bestimmten Situationen oder zu bestimmten Themen „irrational" reagiert und/oder

■ Ängste fühlt, deren Entstehung er sich nicht erklären kann und/oder körperliche Probleme bestehen, die „nicht therapierbar" erscheinen oder zu denen unterschiedliche Diagnosen gestellt werden.

Hinrichtungen: Hinrichtungen, insbesondere Hinrichtungen Unschuldiger, bleiben in der Aura gespeichert und beeinflussen unser Verhalten in diesem Leben. Die daraus entstehenden und im Universum persistierenden karmischen Muster laufen wie bei einem Computer als Hintergrundprogramme und beeinträchtigen den Betroffenen dauerhaft im täglichen Leben. Dabei ist es nicht entscheidend, ob es sich um Erfahrungen aus früheren Leben handelt oder ob diese im Sinne der Vererbung als morphische Felder von verwandten bzw. auch nicht verwandten Vorfahren übernommen wurden, ob die Hinrichtung am eigenen Leib in einem vergangenen Leben erfahren wurde oder ob es sich um grausame Szenen handelt, die im Leben von Vorfahren unmittelbar oder in grausamen Darstellungen stattgefunden haben. Selbst beim Lesen oder beim Betrachten von Hinrichtungen im Fernsehen erzeugen Darstellungen von Hinrichtungen oder Kriegen emotionale Resonanzen und bilden Muster in der Aura. Sie können als traumatische Geschehen im Bewusstsein einer betroffenen Person bestehen bleiben. Die Psychotherapie bezeichnet Beobachtungen von grausamen Szenen, die sich im Unterbewusstsein festsetzen, als „indirekte Traumata". Das Unterbewusstsein wiederum versucht diese Programme aufzulösen. Da es sich jedoch nicht der Sprache mit Worten bedienen kann, sucht es den Weg über den Körper, um so den Verstand auf diese Muster aufmerksam zu machen, damit sie letztlich aufgelöst werden können. Unterbewusste Konflikte führen zu somatischen Manifestationen.

So deuten beispielsweise chronische Halsschmerzen (Mandelentzündungen), funktionelle Herzbeschwerden, aber auch viele andere Symptome und Beschwerden auf karmische Muster hin. Durch Entfernung dieser Muster und emotionaler Lasten ergibt sich ein immer klarerer Blick auf die Seele eines Menschen.

Sowohl die Millionen der durch Hinrichtung getöteten Menschen als auch die Grausamkeit verschiedener Tötungsverfahren in Vergangenheit und Gegenwart übersteigen unser Vorstellungsvermögen. Dennoch ist es für den Arzt wichtig, sich mit der Thematik nach Möglichkeit intensiv zu befassen, da sonst nicht verstanden wird, wie sich entsprechende Informationsmuster so tiefgreifend und hartnäckig im Universum festsetzen können.

Um sich nicht selbst zu stark der Gefahr der Resonanzbildung auszusetzen, wird im Folgenden auf bildliche Darstellungen von Hinrichtungen verzichtet, sehr wohl aber werden die jeweiligen Details nach Notwendigkeit schriftlich ausgeführt. Dem Leser wird an dieser Stelle empfohlen, sich der Schilderungen von Hinrichtungsarten möglichst neutral zu nähern und mit den Informationen nicht in Resonanz zu treten, um nicht selbst von den karmischen Mustern erfasst zu werden.

Psychische Einschränkungen: Viele psychische Einschränkungen lassen sich durch das Auflösen karmischer Muster günstig beeinflussen:

- ängstlich, zurückhaltend, hypochondrisch, kraftlos.
- selbst-begrenzend, unfrei und unklar bezüglich eigener Vorstellungen.
- verunsichert, zweifelnd und sich minderwertig fühlend.
- aufgeregt, emotional aufgewühlt und ruhelos.
- ärgerlich, wütend, unkontrolliert, emotional überreagierend.
- frustriert, enttäuscht, deprimiert, traurig, depressiv.

Bioresonanzsysteme: Neben der rein kinesiologischen Diagnostik karmischer Muster durch den Arzt existieren auch technische Bioresonanz-Diagnoseverfahren der sog. nicht-linearen Systemanalyse. Zwar sind diese bioenergetischen Geräte für die aurachirurgische Tätigkeit nicht zwingend notwendig, liefern aber großen Nutzen in der täglichen Arbeit. Der Arzt gibt Namen, Vornamen, Geburtsort, Geburtsdatum, Postleitzahl und Wohnort des Patienten in das Gerät ein und erreicht dadurch die notwendige Personalisierung. So zeigt sich die Belastung durch karmische Muster für Schuld, Eide und Gelübde, aber auch karmische Muster der Schwarzen Magie insbesondere an den endokrinen Organen (Schilddrüse, Pankreas, Nebennieren) sowie am Hypothalamus[1] und den Hirnnervenkernen. Schockerlebnisse (gerade die heute gängigen Narkotika wie Propofol und Ketanest führen zu einer tiefen Narkose und Bewusstlosigkeit, mit verzögertem Wiedereintreten der Aura in den Körper, die bei externen Störungen im Rahmen der Aufwachphase zu erheblichen Schockerlebnissen und entsprechenden Spätschäden führen können: Z.B. postoperative Schockerlebnisse durch lautes „Hallo"-Rufen unter Umständen mit Schütteln des Patienten durch das Pflegepersonal, lautes Glockenläuten oder heftiges Türzuschlagen) hingegen finden sich vielfach als Markierungen im Bereich der Hirnventrikel sowie als Belastungen im Bereich der Hirnnerven. Ein weiterer Vorteil von Bioresonanzgeräten besteht darin, dass nicht jede aurachirurgische Fragestellung einzeln kinesiologisch mit großem Zeitaufwand getestet werden muss, sondern Diagnosen und mögliche Therapieansätze schnell und unkompliziert abgefragt werden können. Eine Therapie kann hinsichtlich ihres möglichen Erfolgs a priori bewertet werden, bevor sie der Arzt am Patienten konkret umsetzt, ebenso die aus der Behandlung resultierenden möglichen Nebenwirkungen. Auf diese Weise wird auch der Wert therapeutischer Ideen offensichtlich, in der Frage, ob

---

[1] Der Hypothalamus ist ein Teil des Diencephalons (Zwischenhirns) und dient als oberstes Regulationszentrum für alle vegetativen und endokrinen Vorgänge. Er steuert unter anderem Kreislauf, Körpertemperatur, Sexualverhalten, Flüssigkeits- und Nahrungsaufnahme.

die eine oder andere Therapie sinnvoll ist oder nicht. So kann der Arzt beispielsweise prüfen, ob ein Keuschheitsgelübde vorliegt und ob die Auflösung desselben den Befund beim Patienten entsprechend verbessern wird. Auch im Rahmen der beschriebenen postoperativen Schockerlebnisse kann der Arzt im Vorfeld prüfen, ob die inverse Programmierung mit (Narkoseschock * (−1)) zu einer verminderten Belastung im Bereich der Hirnventrikel führen wird. Ein weiterer Vorteil von Bioresonanzsystemen liegt in der psychologischen Wirkung auf Arzt und Patient: Das Bioresonanzgerät liefert Grafiken und numerische Prozentwerte vor und nach Therapie. Auf diese Weise lassen sich Therapieerfolge unmittelbar verifizieren und erleben. Auch können einzelne Erreger, beispielsweise Streptokokken- oder Staphylokokkenbelastungen einzelner Organe, über das Bioresonanzgerät identifiziert werden. Sie lassen sich als Liste ausdrucken, um dann durch weiterführende Therapien spezifisch z.B. homöopathisch angegangen zu werden.

Regeln zur Behandlung von Karmischen Mustern:

- **Reihenfolge:** Bevor spezifische Organtherapien wie z.B. Bandscheibenprotrusionen oder Kniegelenksarthrosen aurachirurgisch behandelt werden, gilt es, karmische Muster aufzulösen und den Patienten davon zu befreien. Viele Organmanifestationen repräsentieren unmittelbare oder auch mittelbare Konsequenzen dieser karmischen Muster, beispielsweise ein Beckenschiefstand nach missglückter Flucht, weshalb durch die Auflösung karmischer Muster entsprechende Erkrankungen häufig von sich aus verschwinden. Andererseits bleiben ohne die auflösenden Maßnahmen spezifische Organtherapien vielfach erfolglos, weil sie von den karmischen Mustern überdeckt werden. Es macht beispielsweise keinen Sinn, eine Schilddrüsenoperation wegen eines bestehenden Schilddrüsenadenoms in der Aura durchzuführen, wenn nicht zuvor geprüft wurde, ob das karmische Muster der „Eide und Gelübde" besteht und für die aktuelle Problematik der Adenombildung verantwortlich zu machen ist. Ebenso wenig macht es Sinn, eine Gonarthrose (Kniegelenksarthrose) aurachirurgisch zu behandeln, ohne vorher das karmische Muster der „Missglückten Flucht" geprüft und bei Bedarf behandelt zu haben. Dieses karmische Muster führt zu einem Beckenschiefstand und dieser wiederum über die Jahre zu einer unphysiologischen Belastung der Kniegelenke und konsekutiv zu einer Gonarthrose. Somit ist die Gonarthrose die Spätfolge einer zugrunde liegenden karmischen Belastung und nicht etwa „nur" eine isoliert zu behandelnde organische Störung.

- **Abruf in der Aura:** Um den Patienten von karmischen Mustern zu befreien, gilt es, diese zunächst der Reihe nach in der Aura abzurufen. Dazu werden zuerst Schuld, Eide und Gelübde abgefragt und aufgelöst, in der Folge dann

die verschiedenen Arten von Hinrichtungen in der Aura simuliert und aufgelöst, sofern sie sich in der Aura zeigen. Gerade die Behandlung von Schuld,
Eiden und Gelübden stellt den Arzt vor große Herausforderungen, weil sich
hier vielfach mannigfaltige Muster zu komplexen klinischen Bildern verbinden. Besteht ein Schweigegelübde, so gestaltet sich die Diagnose als besonders schwierig, zumal das Schweigegelübde per se das Muster bzw. dessen
Erscheinung nach außen hin unterdrückt. Hier sind die Wahrnehmung und
das Einfühlungsvermögen des Arztes gefragt. Erst wenn das Muster klar er-
kannt wird und der Patient darauf reagiert, indem er am Körper Druck,
Schmerz oder auch Angst verspürt, kann der Vorgang der Auflösung vorgenommen werden. Um karmische Muster beim Patienten zu beseitigen, muss
der Arzt selbst psychisch stabil sein, um nicht die Muster vom Patienten zu
übernehmen.

■ **Aktivität:** Karmische Muster lassen sich nur mit Hilfe von starken, den Patienten nachhaltig beeindruckenden und in Erinnerung bleibenden Symboliken
auflösen. Deren Auflösung hat weniger mit dem rationalen Denken als
vielmehr mit dem Bewusstsein der betreffenden Person zu tun, wobei die
Unmittelbarkeit und die Wirksamkeit der Verfahren überzeugen. Nicht das
„Ich" des Patienten wird behandelt, sondern das „Selbst", um es in der
Terminologie von C.G. Jung zu formulieren[2]. Entsprechende Symboliken
sollen den Patienten nach Möglichkeit aktiv ins Geschehen mit einbeziehen,
so dass er in der Auflösungsprozedur nicht passiv bleibt, sondern einen
eigenen bewussten Anteil zur Beseitigung der karmischen Muster beiträgt.
Nur auf diese Weise ergibt sich eine Neuprogrammierung des Bewusstseins
des Patienten. Im Umkehrschluss bedeutet dies: Der Versuch, karmische
Muster ohne Symboliken und ohne aktive emotionale Beteiligung des Patienten aufzulösen, verfestigt sich nicht im Bewusstsein, dringt nicht ins

---

[2] Ich und Selbst sind Begriffe, die im Alltagsgebrauch oft synonym gebraucht werden. Jemand hat
Selbstbewusstsein, wenn er weiß, was er ist und was er will. Dafür könnte man auch den in der
Psychologie verwendeten Begriff "Ich-Stärke" einsetzen, ohne dass es zu groben Bedeutungs-
verschiebungen käme. Schwierig wird auch die Unterscheidung zwischen Persönlichkeit und
Selbst(bewusstsein). Jemand, dem man Persönlichkeit zuschreibt, hat in der Regel auch ein ausgeprägtes
Selbstbewusstsein in dem Sinn, dass er zwischen sich und seiner Außenwelt unterscheiden kann. In der
humanistischen Psychologie hat Carl Rogers dafür den Begriff Selbstkonzept geprägt. Dieses Konzept
hat allerdings den Nachteil, dass unbewusste Prozesse nur sehr ungenügend berücksichtigt werden
können. Wer kennt nicht die Erfahrung, dass wir zwar grundsätzlich wissen (was gut und richtig ist),
dieses Wissen im Alltagskontext aber trotzdem oft nicht adäquat umsetzen können - so als gäbe es einen
Saboteur in uns, der den persönlichen Erfolg zielstrebig zunichte macht. Ein Modell, das diese
Einschränkung nicht aufweist, ist das von C.G. Jung (ausführlich dargestellt in Gesammelte Werke 6.
Band - Psychologische Typen).

Unterbewusstsein und führt damit zu keiner entsprechenden Umprogrammierung. Vergleichbar ist eine solche Situation mit einer Psychotherapie ohne emotionale Beteiligung durch den Patienten oder eine Gesprächstherapie, bei der ausschließlich der Arzt und nicht der Patient spricht. Stattdessen bleiben die karmischen Muster bestehen oder rezidivieren.

■ **Organspezifität:** Bestimmte karmische Muster betreffen bestimmte Organe bzw. im Umkehrschluss: Von der Art der Erkrankungen eines Organs kann der Arzt auf entsprechende karmische Muster schließen.

☐ Schilddrüse, Pankreas, Nebennieren: Eide und Gelübde.

☐ Weibliches Becken: Auflösen von schwarzer Magie, Beschneidung, Keuschheitsgelübde, Eide und Gelübde.

☐ Männliches Becken und Prostata: Kastration, Beschneidung, Keuschheitsgelübde, Eide oder Gelübde.

☐ Hypothalamus: Religionen, Gelübde, Schuld.

☐ Hypophyse: Gehirnerschütterungen meist aus diesem Leben.

☐ Spinalnerven: Missglückte Flucht.

☐ Halsbereich: Erhängen, Garotte, Sklavenjoch, Erwürgen, Ertränken.

■ **Mehrere Ebenen:** Dieselben karmischen Muster können in seltenen Fällen auch mehrfach vorkommen. Beispielsweise löst der Arzt ein karmisches Muster auf und stellt bei der Nachtestung fest, dass es beim Patienten immer noch vorhanden ist. Erst nach einer zweiten oder auch dritten Auflösung ist es verschwunden. Ein anderes Szenario könnte sein, dass trotz einmaliger Auflösung eines karmischen Musters der Patient weiterhin über mustertypische Beschwerden klagt, weshalb der Arzt dann zu prüfen hat, ob das karmische Muster weiterhin besteht. Letztlich gilt es, diese Muster in wiederholten Sitzungen so häufig zu behandeln, bis sie tatsächlich aufgelöst sind und verschwunden bleiben. Karmische Muster können somit in mehreren Ebenen, Zeiten und Inkarnationen bestehen, so dass eine einmalige Auflösung unter Umständen nicht sämtliche Aspekte erfasst, sondern mehrfach durchzuführen ist. Unter Umständen kann es notwendig sein, dass der Patient die Urkunde zur Lösung von Eiden und Gelübden mehrmals unterschreibt, um sich endgültig von diesem karmischen Muster zu befreien.

■ **Interferenzen:** Karmische Muster können im Sinne der morphischen Felder auch miteinander interferieren, sich verstärken oder gegenseitig auslöschen, über- und unterlagern u.v.m. Vielfach ergibt sich für den Arzt zunächst ein sehr verworrenes klinisches Bild, das durch die Wechselwirkungen verschiedener karmischer Muster entsteht und erst durch die konsequente und schrittweise Auflösung von einzelnen Mustern schließlich geklärt wird.

- **Schock:** Beim Auflösen karmischer Muster kann es passieren, dass der Patient in einen Schock fällt oder starke psychovegetative Symptome aufzeigt, weil sie die Erkenntnis um die Existenz karmischer Muster und die dadurch verursachte Symptomatik am eigenen Körper emotional tief bewegt. Notwendige Sofortmaßnahmen sind einzuleiten: Füße hochlegen, bei Bedarf medikamentös Kreislauf stabilisieren. Auf der anderen Seite bildet ein Schockerlebnis oder ein Unfallereignis auch häufig die Ursache für das Erscheinen eines karmischen Musters. Muster, die bei noch guter Gesundheitslage und immunologischer Abwehrsituation des Patienten latent blieben, kommen dann ans Tageslicht und führen zu Begleitsymptomen, die kausal in keinem erklärbaren Verhältnis zum Schockerlebnis oder Unfallereignis stehen.

  ☐ **Casuistik:** 39-jähriger Patient, Zustand nach schwerem Motorradunfall vor fünf Jahren mit Ausriss des Armnervenplexus rechts, seitdem Plexusparese mit vollständiger Immobilität des Armes und der Hände. Der Patient beschreibt zwar noch eine diskrete Sensibilität, doch motorisch sind keine Funktionen vorhanden. Unerklärlich ist für ihn die massive Gewichtszunahme von über 30 kg seit dem Unfall, nachdem er vor dem Ereignis immer sehr schlank gewesen ist. Aurachirurgisch ergibt sich das karmische Muster der Kastration, das vor dem Unfallereignis inapparent geblieben war, durch das Unfallereignis jedoch ans Tageslicht kam und zu der Gewichtszunahme führte.

  ☐ **Casuistik:** 35-jähriger Patient, früher begeisterter Basketball Spieler, musste seine Leidenschaft aufgeben wegen eines Autounfalls. Seit diesem Ereignis vor 15 Jahren kommt es immer wieder zu Einschnürungen im Halsbereich, sobald er sich sportlich betätigt. Der Patient beschreibt das Gefühl der Enge am Hals, dabei beginnt er zu würgen und übergibt sich regelrecht. Er sei bei vielen Ärzten verschiedener Fachrichtungen gewesen, um sich dort untersuchen zu lassen, aber keiner habe eine Lösung für das Problem finden können. Ein Befund im Bereich des Sternoclaviculargelenks, bei dem ein Chirurg eine vermeintlicher Asymmetrie festgestellt habe, sei von zwei Orthopäden wiederum verworfen und als normal bewertet worden. Letztlich habe man nach Ansicht des Patienten gemeint, er bilde sich das wohl nur ein. Bei der Prüfung auf das karmische Muster des Erhängens zeigt der Patient eine entsprechende Reaktion, siehe Erläuterung später. Die Erklärung für das vorliegende Phänomen: Vor dem Unfall war das karmische Muster noch kompensiert, seit dem Unfall tritt es in der beschriebenen unangenehmen Weise zu Tage.

- **Rezidive:** Eide und Gelübde wie auch die karmischen Muster können durch Resonanzbildung mit dem Patienten beim Arzt selbst immer wieder reaktiviert werden. Entsprechend muss der Arzt regelmäßig auf das erneute Auftreten entsprechender Muster untersucht und von diesen befreit werden. Beim Patienten verhält es sich anders: Einmal aufgelöste Muster bleiben in der Regel aufgelöst und müssen nicht im weiteren Verlauf nochmals getestet oder behandelt werden.

- **Persistenz:** Bei persistierenden (trotz Auflösung weiterhin bestehende Muster) Eiden und Gelübden ist auch die Frage nach einem Krankheitsgewinn zu stellen. Bei einem Krankheitsgewinn handelt es sich um gesellschaftliche Vorteile, die mit einer Erkrankung einhergehen. Entsprechend gilt es dann an dieser Stelle zunächst zu arbeiten, bevor der Arzt mit der Auflösung von Eiden und Gelübden beginnen kann.

- **Tipping point:** Nachdem eine Vielzahl von karmischen Mustern existieren, vielfach nicht alle Muster eindeutig genug in Erscheinung treten und auch der Aufwand zur Auflösung der Muster nicht unerheblich ist, stellt sich die Frage, wo hier die Grenzen zu ziehen sind. Dabei gilt das Prinzip der kritischen Masse: Von den vielen möglichen karmischen Mustern im emotionalen Universum muss der Arzt nicht alle lösen: Es reicht eine kritische Anzahl von Auflösungen, dann verschwindet in der Regel der Rest bzw. tritt die noch verbleibende Symptomatik durch etwaige nicht aufgelöste karmische Muster soweit in den Hintergrund, dass sie durch den Patienten als nicht mehr belastend empfunden werden. Im Englischen bezeichnet man ein solches Phänomen als „Tipping point", ins Deutsche übersetzt als „Umkipp-Punkt" oder „Umschlagspunkt". Ein „Tipping point" beschreibt einen Punkt oder Moment, an dem eine vorher geradlinige und eindeutige Entwicklung durch bestimmte Rückkopplungen abrupt abbricht, die Richtung wechselt oder stark beschleunigt wird („qualitativer Umschlagspunkt"). Das bedeutet in der Praxis, dass mehrere Hinrichtungen simuliert und aufgelöst werden, jedoch nicht sämtliche im Folgenden beschriebenen Hinrichtungsarten geprüft und behandelt werden müssen, sobald der Patient angibt, dass er beispielsweise keine Halsbeschwerden mehr hat oder den Kopf wieder frei drehen kann.

- **Nachtestung:** Nach erfolgreicher Auflösung der karmischen Muster ist es erforderlich, durch kinesiologische Testung nachzuprüfen, ob noch weitere karmische Muster wie z.B. Rachegelübde in der Aura des Patienten vorhanden sind. Möglicherweise wurde gegen Richter, Spitzel, Folterknechte oder Henker zum Zeitpunkt der Folterung, Verurteilung oder Hinrichtung ein Rachegelübde abgelegt, das noch im Unterbewusstsein vorhanden ist. Diese Gelübde verhindern, dass auch nach erfolgter Auflösung der karmischen Muster zwar eine gewisse Verbesserung des Wohlbefindens erzielt wird, aber geistig noch immer das Trauma festgehalten wird.

■ **Programme der Sabotage und Selbstzerstörung:** Ebenfalls in den Bereich der karmischen Muster fallen Programme der Sabotage und Selbstzerstörung. Auch Verdammung und Verfluchung fallen in diese Kategorie. Der Begriff der „Sabotage" beschreibt die absichtliche Störung eines Ablaufs innerhalb des biologischen Systems zur Erreichung eines bestimmten Ziels, ohne dass dabei das System an sich zugrunde geht. Ein prägnantes Beispiel ist hier die Beeinflussung durch z.B. religiöse Riten, die zu einer nachhaltigen Beeinflussung einer Person im negativen Sinne führen kann mit mangelhafter Selbstentfaltung, Schuldgefühlen und verringerter Lebensfreude. Die kinesiologische Prüfung auf „Selbstsabotage aller Art" zeigt hier häufig positive Befunde. Im Gegensatz dazu bezeichnet der Begriff der „Selbstzerstörung" die vollständige Vernichtung des Systems, beispielsweise im Sinne einer Tumorerkrankung. Beide Programme, Sabotage und Selbstzerstörung, bleiben im Hintergrund persistent, interferieren unter Umständen mit morphischen Feldern anderer karmischer Belastungen, „maskieren" sich auf diese Weise und können erst durch sequenzielle Auflösung der einzelnen Muster identifiziert und schließlich erfolgreich behandelt werden. Der aurachirurgisch tätige Arzt sollte in allen unklaren Fällen, in denen sich trotz Auflösung von karmischen Mustern der Eide und Gelübde noch Belastungen in der Bioresonanz finden, an Programme der Sabotage und Selbstzerstörung denken und gezielt danach suchen und therapeutisch dagegen vorgehen.

Programme der Sabotage und Selbstzerstörung richten im Patienten bleibende Schäden an und sind im Sinne der Epigenetik von Generation zu Generation als energetische Muster vererbbar. Typischerweise werden Programme der Selbstzerstörung auch durch die morphischen Felder pathogener Erreger[3] verursacht, an denen sich Vorfahren des Patienten in früheren Generationen oder der Patient in der aktuellen Generation infiziert haben. Pathogene Erreger müssen somit nicht zwingend in der aktuellen Patienten nachweisbar sein, sondern zur Auslösung von Sabotageprogrammen reichen allein die

---

[3] Gedankenkontrolle durch Parasiten ist im Tierreich nichts Außergewöhnliches. Der Tollwut-Virus versetzt seinen sterbenden Wirt in einen Wutrausch und durch einen Biss steckt das Tier auch noch andere Tiere an. Der Saitenwurm Spinochordodes tellinii manipuliert das Gehirn von Grillen und lässt sie durch einen Sprung ins Wasser Selbstmord begehen - dort kann sich der Wurm dann fortpflanzen. Wenn sich das Urtierchen Toxoplasma gondii in einem Nagetier festsetzt, wird dessen natürliche Angst vor Katzenurin umgekehrt - das Nagetier wird dann vom Geruch seines Jägers angezogen. Wenn es anschließend verspeist wird, kann sich der Parasit im Darm der Katze vermehren, Quelle: https://www.vice.com/de/article/wie-ein-katzenparasit-verhalten-psyche-und-sexualtrieb-beim-menschen-beeinflusst-596, Roc Morin, 2014

morphischen Felder solcher Erreger aus entsprechend stattgefundenen Infektionen der Vergangenheit.

So löst das Muster der Syphilis, die ein Vorfahre in der Familienlinie in Form einer Infektion durch Treponema pallidum erlitten hat, unter Umständen Prozesse der Selbstzerstörung in der Folgegeneration aus. Vermeintlich „zufällige" Verkehrsunfälle mit fast tödlichem Ausgang entpuppen sich bei Patienten der aktuellen Generation somit nicht mehr als zufällige Vorkommnisse, sondern als versteckte Impulse zur Suizidalität im Rahmen eines Selbstzerstörungsprogramms. Auch Selbstzerstörungsprogramme in Form von malignen Tumorerkrankungen werden in diesem Zusammenhang gesehen: Typischerweise findet sich bei vielen Patienten mit malignen Tumorerkrankungen das Muster der Selbstzerstörung durch Treponema pallidum (Erreger der Syphilis) in der Bioresonanzmessung. Das Miasma[4] des Treponema pallidum persistiert als karmische Belastung, bleibt bei vielen Menschen ohne Symptomatik, kann aber im Rahmen von Schockerlebnissen wie z.B. Operationen zum Ausbruch kommen. Menschen mit Depressionen, die keine positive Einstellung zum Leben finden, sollten ebenfalls auf entsprechende karmische Belastungen durch Treponema pallidum getestet werden, denn die Depressionen sind vielfach Auswirkungen eines im Hintergrund laufenden Sabotageprogramms.

In ähnlicher Weise betrifft dies den Erreger der Toxoplasmose: Auch hier kennt die Aurachirurgie miasmatische Belastungen im Sinne von morphischen Feldern, die zu Programmen der Sabotage und Selbstzerstörung führen und epigenetisch vererbt werden.[5] Eine schulmedizinische wissenschaftliche

---

[4] Miasma bedeutet so viel wie „übler Dunst, Verunreinigung, Befleckung, Ansteckung". Dabei ist der Bedeutungsumfang dieses Begriffs nicht rein auf den biologisch-medizinischen Effekt der „Krankheitsübertragung" im Sinne einer miasmatischen Infektion beschränkt, sondern wird hier auf die geistig-emotionale Ebene angewandt. Hippokrates von Kos (um 460–375 v. Chr.) gilt als Begründer der Lehre von den Miasmen, der giftigen Ausdünstungen des Bodens, die mit der Luft fortgetragen werden und so zur Weiterverbreitung von Krankheiten beitragen sollten.

[5] 2002 war Dr. Jaroslav Flegr (*1958) von der Karls-Universität in Prag der erste, der hierzu Untersuchungen anstellte. Durch die Analyse von Verkehrsdaten fand der tschechische Parasitologe heraus, dass mit Toxoplasmose infizierte Fahrer 2,6-mal häufiger in Unfälle verwickelt sind. Infizierte Männer waren „eher dazu bereit, Regeln zu brechen" und „misstrauischer, neidischer und rechthaberischer." Frauen verhielten sich genau gegenteilig: Sie waren „herzlicher, offener und anständiger." Nach einem weiteren Jahrzehnt der Forschung wurden auch noch Verbindungen zu einer Reihe von anderen Leiden wie ADHS, Zwangsneurosen, Schizophrenie und Selbstmordneigung hergestellt.

Publikation aus Dänemark[6] beschreibt die Situation: Die Forscher analysierten, ob mit dem Parasiten Toxoplasma gondii infizierte Mütter ein erhöhtes Risiko haben, sich selbst zu verletzen und Suizidversuche zu unternehmen. Untersucht wurden 45.788 dänische Frauen, die zwischen 1992 und 1995 in Dänemark ein Kind zur Welt gebracht hatten. Von den neugeborenen Kindern wurden Blutproben bewertet. Fanden die Forscher im Blut der Kinder Antikörper gegen Toxoplasmen, mussten die Mütter irgendwann im Leben einmal mit dem Parasiten infiziert gewesen sein. Mit Toxoplasmen infizierte Mütter hatten ein um 50 Prozent höheres Risiko gegenüber nicht-infizierten Müttern, einen Suizidversuch zu unternehmen. Das Risiko scheint umso größer zu werden, je mehr Antikörper gegen den Parasiten im Blut nachweisbar sind. Das Risiko für einen gewalttätigen Selbsttötungsversuch stieg gar um 80 Prozent, die Wahrscheinlichkeit eines erfolgreichen Suizids war gegenüber nichtinfizierten Frauen verdoppelt. Die Studie sagt nichts darüber aus, ob eine Vererbung der Neigung zur Suizidalität in Folgegenerationen denkbar ist, diese Frage wurde nicht näher untersucht.

Mit Hilfe eines Bioresonanzsystems lassen sich prädiktive Therapieanalysen durchgeführt, indem der Arzt testet, ob die Antagonisierung der Erregerinformation z.B. durch Eingabe von „Syphilis * (-1)" oder „Toxoplasma gondii * (-1)" zu einer Minderbelastung in der Bioresonanz, zu einer Verbesserung der Symptomatik und damit zu einer Reduzierung der Gefährdung durch Sabotage und Selbstzerstörung führt.

Auflösung von karmischen Mustern

Schuld, Eide und Gelübde

Testung

Das karmische Muster der Schuld findet sich im Sinne der moralischen Schuld häufig in Verbindung mit kirchlichen Organisationen, insbesondere in katholischen Firmungen in Abhängigkeit vom firmenden Bischof, aber auch in Taufritual, Erstkommunion oder Erste Beichte. Das „automatische Aufsagen" des Schuldbekenntnisses zu Beginn eines jeden katholischen Gottesdienstes verstärkt die Belastung mit diesem karmischen Muster. Die katholische Kirche legt den Schuldbegriff auf ewig aus, was in Begrifflichkeiten der „Erbschuld" oder

---

[6] Marianne G. Pedersen, MSc; Preben Bo Mortensen, DrMedSc; Bent Norgaard-Pedersen, DrMedSc; Teodor T. Postolache, MD in „Arch Gen Psychiatry. 2012;69(11):1123-1130": „Toxoplasma gondii Infection and Self-directed Violence in Mothers"

der „Erbsünde" zum Ausdruck kommt und damit nicht mit dem Tod des Individuums endet. Im Gegensatz dazu kennt die evangelische Kirche keine Schuldgelübde auf ewig, vielmehr endet die Schuld mit dem Ableben der Person. Nach dem Verständnis der Aurachirurgie setzt sich Schuld als feinstoffliche Belastung im Bereich des Hypothalamus fest, was für den Betroffenen massive Auswirkungen hat, zumal der Hypothalamus als übergeordnete Kontrollinstanz für sämtliche neuronalen und humoralen Aktivitäten im Körper zuständig ist. Jede Kirche, die von einem strafenden Gott predigt, verursacht somit feinstoffliche Schäden an den Gläubigen. Schuld führt zu einer psychologischen Selbstsabotage, was sich darin äußert, dass nichts im Leben so recht gelingen will, im privaten wie auch im beruflichen Bereich. Aber auch Krankheiten können durch die im Hintergrund aktiven Selbstsabotageprogramme ausgelöst werden. Mit nicht-linearen Bioresonanzsystemen prüft der Arzt, ob eine Belastung mit dem karmischen Muster der Schuld besteht und ob eine inverse Programmierung des Musters (Schuld $* (-1)$) zu einer Besserung im Befinden führt. Interessanterweise finden sich Belastungen mit Schuld z.B. auch bei Moslems, obwohl im Koran das Thema der Schuld nicht von so großer Bedeutung ist. Sehr wohl existieren aber in seltenen Fällen Schuldbelastungen aus vergangenen Leben, als die betreffende Person nicht muslimisch, sondern z.B. katholisch getauft war.

Ein Gelübde (von althochdeutsch gilubida „geloben") ist ein feierlich abgelegtes Versprechen, sich an eine Regel zu halten oder einen Vorsatz (z.B. eine Pilgerreise) zu erfüllen. Der Begriff wird im religiösen Zusammenhang verwendet, aber auch für feierliche säkulare Versprechen wie Eide oder Schwüre, besonders in der Schweiz und Österreich. Es gibt zahlreiche Gelübde: Keuschheitsgelübde, Armutsgelübde, Rachegelübde, Treuegelübde, Bußgelübde u.v.m. Der Eid (auch leiblicher Eid genannt) dient der persönlichen Bekräftigung einer Aussage und wird vor Gott geschworen. Im Alten Testament weist die Ausführung des Eides an den Hüften des Eidnehmers auf einen Gebrauch hin, der auch bei den Römern verbreitet war. Sie schworen bei den Testes – den (eigenen) Hoden. In der medizinischen Terminologie bezeichnet das lateinische Wort „testis" „Hoden", aber auch „Zeuge". Die Wortverwandtschaft von „zeugen", „bezeugen" und „Zeugung" steht ebenfalls in diesem Zusammenhang. Im Neuen Testament hingegen heißt es, man solle überhaupt nicht schwören: *„Ich aber sage euch: Ihr sollt überhaupt nicht schwören, weder beim Himmel, denn er ist Gottes Thron, noch bei der Erde, denn sie ist der Schemel seiner Füße, noch bei Jerusalem, denn sie ist die Stadt des großen Königs. Nicht einmal mit deinem eigenen Kopf sollst du dich verbürgen, wenn du schwörst, denn du bist nicht in der Lage, auch nur ein einziges deiner Haare weiß oder schwarz werden zu lassen. Euer Ja sei ein Ja, und euer Nein ein Nein. Jedes weitere Wort ist vom Bösen."* (Matthaeus 5:34-37).

Casuistik: 35-jährige Patientin mit dem karmischen Muster eines Keuschheitsgelübdes, das zu einer schnellen Alterung und Unansehnlichkeit des Körpers führt, so dass die Patientin vorgealtert erscheint.

Der Arzt schreibt den Namen des Patienten auf einen weißen Zettel, legt ihn mit der Schrift nach oben auf einen Tisch. Anschließend legt er einen vorgefertigten, in Plastik eingeschweißten Zettel oder ein handgeschriebenes Stück Papier mit der Aufschrift „Eide und Gelübde" auf den Zettel mit dem Namen, die Schriften zueinander gerichtet. Danach wird kinesiologisch getestet. Kippt der Patient nach vorne und zeigt sich instabil, ist davon auszugehen, dass das karmische Muster der Eide und Gelübde besteht. Danach legt er auf den Zettel mit dem Namen ein anderes Papier, diesmal mit der Aufschrift „Auflösung von Eiden und Gelübden". Bleibt der Patient bei der erneuten kinesiologischen Testung stabil, zeigt dies, das die Auflösung erfolgversprechend ist und durchgeführt werden sollte.

Auflösung

- **Aufklärung**: Zunächst erfolgt die ausführliche Aufklärung des Patienten durch den Arzt: Solange Schuld besteht, ist der Mensch manipulierbar und nicht offen für weitere aurachirurgische Behandlungen. Das Urprinzip des Lebens ist nicht die Schuld, sondern die Verantwortung, mit der ein Mensch sein Leben gestalten soll. Im Universum gibt es keine Schuld, sondern nur Ursache und Wirkung, eine moralische Bewertung ist nicht vorgesehen. In diesem Sinne soll sich keine Polarität im Sinne von Gut und Böse ausbilden. Schuldgedanken und moralische Bewertungen sind menschengemacht, durch die weltlichen Kirchen oder andere Organisationen als Druckmittel propagiert, jedoch nicht Bestandteil des Universums. Beispielsweise führt die katholische Kirche mit dem regelmäßig vorgetragenen Schuldbekenntnis zu einer Einbindung der Menschen in das morphische Feld der Schuld und erzeugt damit eine Polarität, aus der sich der Gläubige selbst vielfach nur schwer befreien kann. Jesus sagt: *„Richtet nicht, damit ihr nicht gerichtet werdet. Denn mit welcherlei Gericht ihr richtet, werdet ihr gerichtet werden; und mit welcherlei Maß ihr messet, wird euch gemessen werden...."* (Matthaeus 7,1). Dieser Satz versinnbildlicht die Situation treffend: Das „Nicht-Richten" führt dazu, dass es keine Schuldzuweisung bzw. Schuld gibt und keine Polaritäten ausgebildet werden.

- Der Arzt lässt den Patienten folgenden Satz sagen: „Ich sage Ja zu meiner Vergangenheit, lasse sie dankbar los und segne sie." Währenddessen hält der Arzt den Finger seiner Hand wie eine „Antenne zur Ableitung" auf das ISG des Patienten, was sich im Bewusstsein des Patienten entsprechend festsetzt.

- Kinesiologisch nachtesten: Der Patient sagt: „Ich habe Schuld." Der Arzt schubst von hinten, der Patient bleibt stabil. Sollte der Patient noch nicht stabil sein, macht es keinen Sinn, in dieser Prozessliste fortzufahren, denn erst eine Stabilität in der kinesiologischen Testung zeigt dem Bewusstsein des Patienten an, dass die Schuld aufgelöst und der Patient damit für weitere Auflösungsprozeduren offen ist.

- Wichtig ist, dass sich der Patient durch den oben beschriebenen Lösungssatz selbst aus der Schuld löst, nicht der Arzt. Entsprechend soll der Arzt auch keine intransparenten Manipulationen am Patienten durchführen, sondern der Patient im Rahmen einer karmischen Musterauflösung etwaige Schritte in die Unabhängigkeit oder Freiheit selbst vornehmen. Das steht in deutlicher Abgrenzung zum Schuldbekenntnis beispielsweise der katholischen Kirche, wenn der Gläubige seine Schuld im Glaubensbekenntnis automatisch bekennt und vom Priester die Absolution dafür erhält.

- **Urkunde:** Der Arzt überreicht dem Patienten eine entsprechend vorbereitete Urkunde (siehe im „Lehrbuch der Aurachirurgie") und fordert ihn auf, diese in Ruhe zu studieren. Der Patient unterschreibt die Urkunde zur Befreiung von Eiden und Gelübden. Mit Angabe von Ort, Datum und seiner Unterschrift sagt er sich von all diesen Belastungen aus der Vergangenheit los. Die Urkunde wird dem Patienten mit nach Hause gegeben, damit dieser regelmäßig einen Blick darauf werfen und die Inhalte verinnerlichen kann. Der Patient soll den im Rahmen der kinesiologischen Testung verwendeten Zettel mit seinem darauf handgeschriebenen Namen in einem ruhigen Moment verbrennen. Dieser Verbrennungsvorgang symbolisiert, dass der „alte" Mensch nicht mehr existiert, sondern nur noch der von Eiden und Gelübden befreite und somit „neue" Mensch, der vor externen Manipulationen gefeit ist. Nach Durchführung dieser Maßnahmen erfolgt erneut die kinesiologische Testung, um zu prüfen, ob alle Muster für Eide und Gelübde vollständig aufgelöst sind. Sollte dies nicht der Fall sein, so wiederholt der Arzt die Prozeduren und lässt unter Umständen die Urkunde auch mehrfach unterschreiben. Diese Situation wurde bereits im Abschnitt „Mehrere Ebenen" beschrieben.

- **Anmerkung:** Als Arzt ist man immer wieder beeindruckt, wie tief die Loslösungsprozedur von karmischen Mustern der Schuld und Sühne, der Eide und Gelübde die Seele der Menschen berührt. Viele Patienten, selbst kräftige junge Männer, die nichts umzuwerfen scheint, beginnen spontan zu weinen, werden bei kinesiologischen Prüfungen hochgradig instabil und fallen fast um. Das Gleiche gilt, wenn sie die Urkunde studieren und unterschreiben. Das geht soweit, dass sie gar beim Lesen einzelner Formulierungen regelrecht am Körper zu zucken beginnen, ohne dass dies logisch rational begründbar wäre. Gleichzeitig erfasst sie eine tiefe Dankbarkeit, Zuversicht und strahlende Freude, sobald sie sich aus den Schuldgelübden befreit und sich der schweren Bürde der karmischen Belastungen entledigt haben. Für den Arzt sind dies Momente, die man im Rahmen der klinischen Tätigkeit am Krankenhaus, z.B. in der Psychiatrie, so nie erfahren hat und die einen immer wieder von Neuem nachhaltig beeindrucken und Erfüllung in der aurachirurgischen Arbeit schenken.

Schlussfolgerung

Die Auflösung von Schuld, Eiden und Gelübden führt bei den Patienten zu einer Zunahme der „wahrgenommenen Kontrolle", ein Begriff aus der Sozialpsychologie. *Wahrgenommene Kontrolle* wird dort definiert als die Überzeugung, dass wir unsere Umwelt auf eine Weise beeinflussen können, die darüber bestimmt, ob wir gute oder schlechte Folgen erleben. Dieses Erleben steht in unmittelbarem Zusammenhang mit physischer und psychischer Gesundheit.[7] Es existieren in diesem Zusammenhang interessante Forschungsarbeiten von Averill 1973, Burger 1982, Skinner 1995 und Thompson 1999, die auf diese Zusammenhänge hinweisen.[8] Zum Beispiel wurden Patienten, die sich wegen ihrer erkrankten Arterien einer Koronarangioplastie unterzogen hatten, untersucht. Diejenigen Patienten, die eine stark wahrgenommene Kontrolle über ihre Zukunft hatten, erlebten in der Folge weniger häufig Herzprobleme als diejenigen, die ein niedrigeres Kontrollempfinden hatten.[9] Insbesondere in westlichen Kulturen, in denen Individualismus und persönliche Leistung viel zählen und in denen Menschen leiden, wenn sie das Gefühl haben, ihr Schicksal nicht in der Hand zu haben, ist dieser Effekt besonders stark ausgeprägt. Deutlich mehr als in asiatischen Kulturen, in denen größerer Wert auf Gemeinschaften gelegt wird und entsprechend die soziale Gruppe vor den individuellen Zielen rangiert. Die Befreiung von karmischen Mustern erhöht in diesem Sinne das *Kompetenzgefühl* bzw. das Gefühl, Kontrolle über das eigene Leben zu erhalten: Die Überzeugung, dass man tatsächlich bestimmte Verhaltensweisen entwickeln kann, mit denen man erreicht, was man will. Man spricht in der Sozialpsychologie in diesem Zusammenhang von der „Selbstwirksamkeit": Der Glaube an die eigenen Fähigkeiten, bestimmte Handlungen auszuführen, die ein erwünschtes Ergebnis erzielen.

---

[7] Quelle: Elliot Aronson, Timothy D. Wilson, Robin M. Akert – 2008 – Social psychology

[8] Quelle: Journal of Personality and Social Psychology. 1996, Vol. 7 I. No. 3. 549-570

Copyright 1996 by the American Psychological Association. Inc. 0022-3514/96

[9] Quelle: Cognitive adaptation as a predictor of new coronary events after percutaneous transluminal coronary angioplasty. Helgeson VS(1), Fritz HL, www.ncbi.nlm.nih.gov/pubmed/10443757

Sobald der Mensch von der Fremdbestimmung durch Eide, Gelübde und Schuld im Sinne der karmischen Muster befreit ist, wird er offen für Selbstwirksamkeit und entledigt sich der von außen aufgebürdeten und somit *erlernten Hilflosigkeit.* Er entwickelt als nunmehr gestärkte Persönlichkeit Bewältigungsstrategien, die ihm zuvor unter dem Einfluss der fremdbestimmten Kräfte nicht zur Verfügung standen. Insbesondere die Befreiung von Schweigegelübden ermöglicht dem Betreffenden die freie persönliche Entfaltung, um auf diese Weise mit anderen zu kommunizieren und traumatische Ereignisse aktiv zu verarbeiten.

Casuistik:

Alexander F., 55, massive Schuldgefühle, hat das Gefühl, sich selber im Weg zu stehen. Bei der Prüfung der Hypophyse (chromophile Adenozyten) zeigt sich eine massive Belastung in Form von zahlreichen schwarzen Quadraten und Rauten, wie im oberen Bild der folgenden Abbildung zu erkennen.

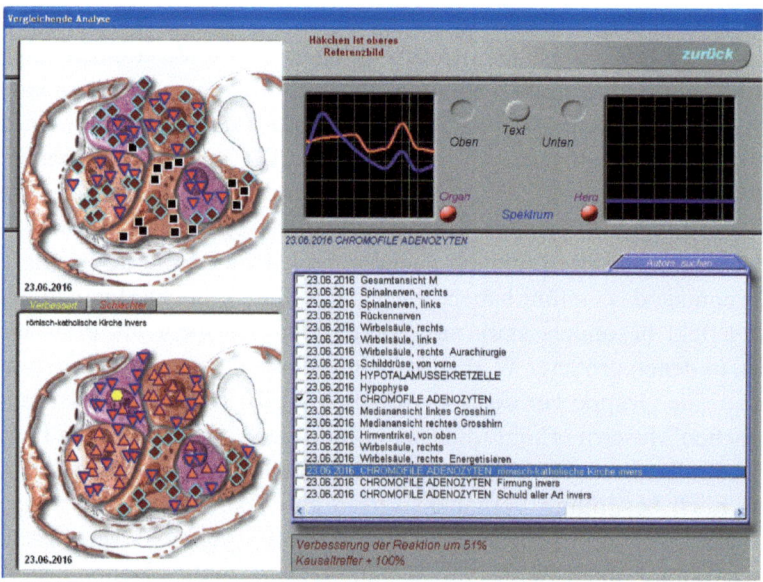

Abb. 6.1: *Belastung der Hypophyse.*

Bei Eingabe von „Römisch-katholische Kirche invers" bessert sich der Befund deutlich um 51%.

Bei Eingabe von „Firmung invers" bessert sich der Befund um gar 62%, die schwarzen Quadrate und Rauten werden durch rote Kreise und Dreiecke ersetzt.

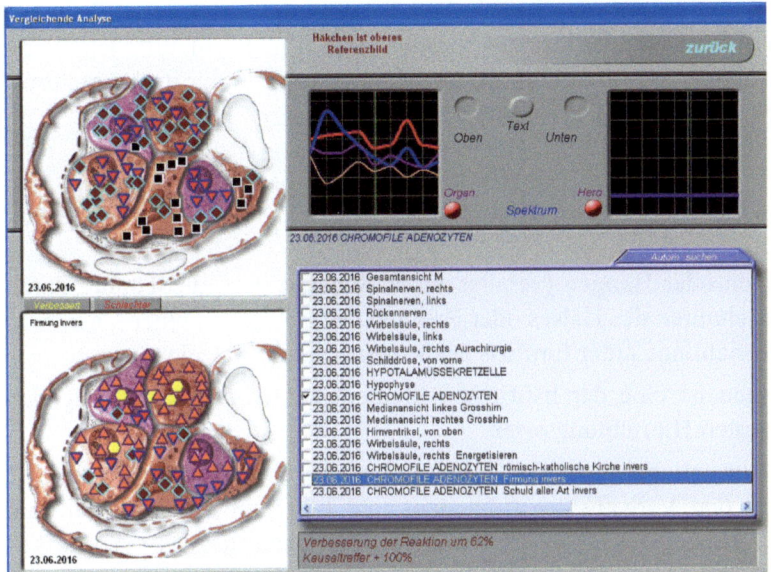

Abb. 6.2: *Besserung des Befundes.*

Bei Eingabe von „Schuld aller Art invers" bessert sich der Befund um 77%.

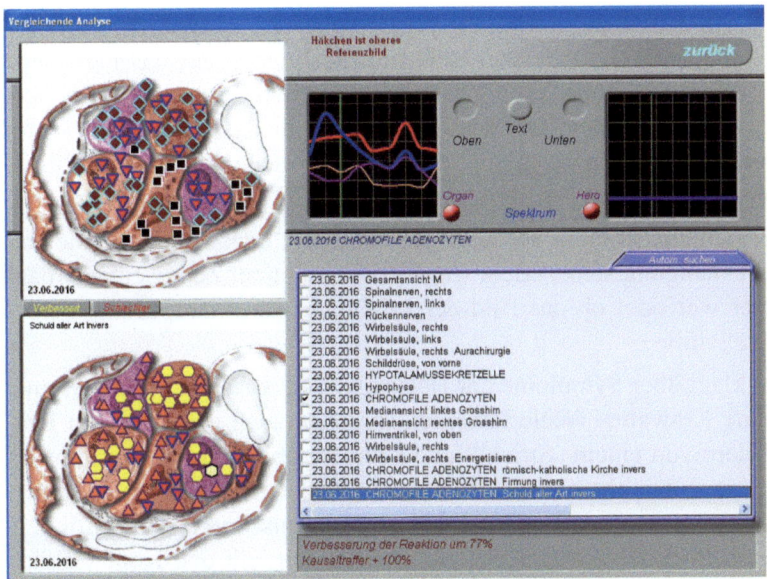

Abb. 6.3: *Deutliche Besserung des Befundes um 77%.*

Im folgenden wird anhand des karmischen Musters des Erhängens illustriert, wie eine aurachirurgische Auflösungsprozedur in der Praxis abläuft. Detaillierte Darstellungen finden Sie im „Lehrbuch der Aurachirurgie" oder in „Aurachirurgie – Praktische Anwendungen".

Erhängen

Definition:

- Als Erhängen oder Hängen (veraltet auch: Henken) wird die Tötung durch Zusammenschnüren des Halses oder Brechen des Genicks in einer – meistens laufenden – Schlinge unter Einfluss des Körpergewichts bezeichnet.

- Das Erhängen ist eine der häufigsten Methoden des Suizids und zugleich eine der ältesten Hinrichtungsarten.

- Auch die Umschlingung mit der Nabelschnur während der Schwangerschaft symbolisiert den Vorgang des Erhängens und führt unter Umständen zum karmischen Muster mit all seinen Symptomen. Gleichzeitig lässt sich diskutieren, ob morphische Felder des Erhängens aus der Vergangenheit per se zu einer Umschlingung mit der Nabelschnur führen können.

Befund:

- Erhängen bildet in der Aurachirurgie das häufigste karmische Muster.

- Der Mechanismus, wie das karmische Muster zustande kommt, ist weder für Diagnostik noch für Therapie von Relevanz, vielmehr trägt das karmische Muster an sich die Lösung durch eine aurachirurgische Behandlung in sich. Auch ist es nicht entscheidend, dass der Patient an das karmische Muster bzw. dessen Zustandekommen glaubt oder nicht. Entscheidend ist ausschließlich, dass er das Symptom der Enge am Hals spürt.

- Es befindet sich ein Strick in der Aura des Patienten, unabhängig, ob die entsprechende Erhängung selbst erlebt wurde, ob der Patient Zeuge einer Erhängung anderer war oder ob das Bild der Erhängung über morphische Felder übernommen wurde.

- Der Patient klagt über Symptome der Halsenge, trägt stets ein offenes Hemd, verträgt keine Krawatten (viele Patienten sprechen auch gar nicht von Krawatten, sondern von einem „Strick") und keine geschlossenen Krägen, leidet typischerweise unter chronischen Mandelentzündungen, Schluckbeschwerden ohne erkennbare organische Erkrankung, chronische Nackensteifigkeit, chronischer Schwindel unklarer Genese. Der Patient hält den Kopf vielfach in einer etwas sonderbaren Position nach vorne unten geneigt, so dass in der Regel der Arzt die klinische Blickdiagnose stellen kann.

- Der Patient reagiert sehr empfindlich auf Ungerechtigkeiten und leidet unter Klaustrophobie.

Therapie:

- Der Arzt tastet die Aura ab, stellt sich dazu rechts vom Patienten, hält seine Hände bei ausgestreckten Armen über den Kopf des Patienten und gleitet langsam vor und hinter dem Patienten mit den Armen nach unten, seine rechte Hand bleibt auf Höhe des Halses beim Patienten „hängen". Dies bezeichnet die Blockade in der Aura durch den Erhängungsstrick.

- Der Arzt steht vor dem Patienten und greift von vorne den imaginären Strick im Halsbereich des Patienten in der Aura, ohne dabei dessen Hals zu berühren. Das Arzt fragt: „Spüren Sie das?", und nicht etwa „Spüren Sie den Strick?". Dadurch gibt der Arzt zu diesem Zeitpunkt dem Patienten absichtlich nicht zu erkennen, was an dieser Stelle getestet wird. Der Patient zeigt im positiven Fall (wenn das karmische Muster besteht) an, eine Empfindung zu spüren, und beschreibt den Vorgang vielfach auch als akute Engesymptomatik am Hals, unter Umständen beginnt der Patient zu husten oder zu würgen.

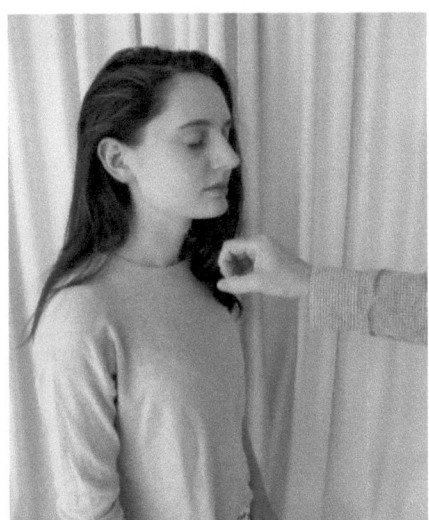

Abb. 6.4: Patientin spürt eine Halsenge beim Griff nach der Schlinge.

- Bei Instabilität in der kinesiologischen Prüfung oder bei Beschreibung der Engesymptomatik beim Abtasten der Aura folgt optional eine weitere Untersuchung: Der Arzt fragt den Patienten nach Unverträglichkeit von Enge am

Hals, Patient berichtet über häufige Verspannungen im Nacken sowie über Ablehnung von Ungerechtigkeiten.

■ Der Arzt fasst hinter dem Kopf des Patienten einen virtuellen Strick und zieht ihn nach oben, dabei fragt er den Patienten, ob er das spürt. Dabei sieht der Patient nicht, was der Arzt hinter seinem Rücken tut, wird aber erfahrungsgemäß genau angeben, dass es am Hals eng wird, sobald der Arzt den virtuellen Strick nach oben zieht. Dies ist ein interessantes Erlebnis für jeden Aurachirurgen, zumal hier klar wird, dass es sich nicht um einen Hetero-Suggestiveffekt handeln kann.

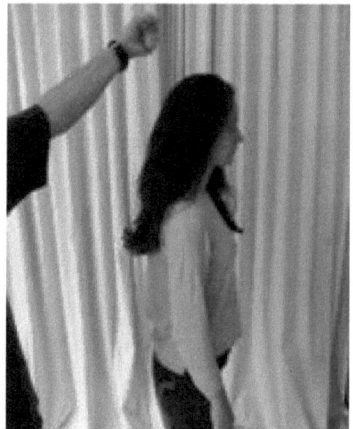

Abb. 6.5: Patientin spürt eine Halsenge beim Zug am Strick.

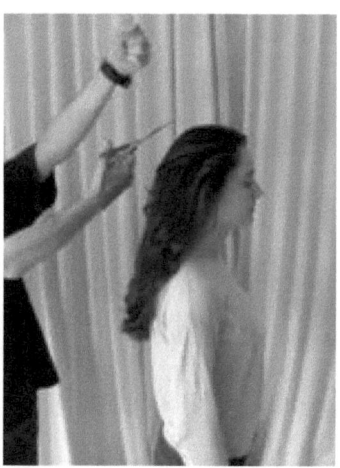

Abb. 6.6: Der Strick wird durchgeschnitten.

- Wird die Frage durch den Patienten bejaht, schneidet der Arzt den Strick mit einer realen Schere deutlich hörbar durch. Die deutliche Hörbarkeit des Scherenschnitts ist wichtig, denn sie erhöht die Chance auf eine erfolgreiche Umprogrammierung im Bewusstsein des Patienten.

- Zusätzlich schneidet der Arzt auf der Rückseite des Patientenhalses auch symbolisch den Knoten durch.

- Der Arzt stellt sich vor den Patienten, greift von vorne seitlich des Patientenhalses mit beiden Händen nach hinten durch, nimmt den Strick, zieht ihn nach vorne ab und verwirft ihn ins Universum. Das Verwerfen des Stricks bzw. der damit verbundenen „schlechten" Energie soll in den leeren Raum erfolgen, am besten zu Boden oder in den Himmel, keinesfalls jedoch in Richtung irgendwelcher Personen oder gar in Richtung des Patienten, zumal die Energie sonst von den betreffenden Personen übernommen wird und bei diesen entsprechende Probleme verursacht. Dies gilt für alle folgenden energetischen Ableitungen, die im Rahmen weiterer karmischer Muster beschrieben werden.

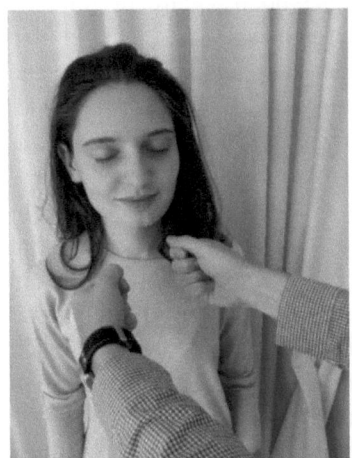

Abb. 6.7: *Der Strick wird abgenommen.*

Casuistik: Das „Ausleiten" und „Verwerfen" der Energie ins „Universum" hat einen tieferen Sinn: In den Kampfkünsten des Kyusho Jitsu bzw. im Rahmen der darin beschriebenen Wiederbelebungsmaßnahmen des Kuatsu wird immer wieder betont, wie wichtig es sei, „schlechte" Energie vom Reanimierten vom getroffenen Areal „auszumassieren", von proximal (körpernah) nach distal (körperfern) „abzustreifen" und mit einer deutlichen symbolischen Geste in den leeren Raum zu „verwerfen". Wie wenn der Reanimierende etwas in der Hand hält und dies entschieden beispielsweise zu Boden wirft. Diese Empfehlung mag zunächst irritierend und nicht nachvollziehbar wirken, ist jedoch wichtig, zumal nicht verworfene „schlechte" Energie beim Reanimierten nachwirkt und unter Umständen mit Zeitversatz zu erheblichen gesundheitlichen Problemen führt. Auch wird immer wieder darauf hingewiesen, dass die schlechte Energie auch auf einen selbst übergehen kann, wenn man sie nicht energisch genug verwirft. Bekannt sind aus eigener Erfahrung zahlreiche Fälle, in denen die Energie nicht ordentlich abgeleitet und verworfen wurde. So erlitt eine Frau (42) einen vermeintlichen Schlaganfall mit einer Parese des linken Armes (3/5), was ihr erstmals beim Bügeln auffiel. Es folgten die Einweisung und die Untersuchung in der Klinik, sie erbrachten jedoch in allen durchgeführten technischen Untersuchungen einen unauffälligen Befund. Bei weiterer Exploration kam schließlich heraus, dass die Armparese durch einen Schlag auf den Arm verursacht worden war, den sie während eines drei Tage zuvor stattgefundenen Kyusho Jitsu Lehrgangs erlitten hatte, bei dem die zugeführte Energie nicht im Rahmen eines sachgemäßen Kuatsu-Manövers ausmassiert, abgeleitet und verworfen worden war. Bemerkenswerterweise trat die Armparese erst mit einem zeitlichen Versatz von drei Tagen auf, während in den Tagen zuvor alles noch regelrecht gewesen war. Etwaige Einblutungen in den getroffenen Bereich des Arms, die für den Zeitversatz hätten verantwortlich sein können, wurden ausgeschlossen. Die Parese bildete sich in der Folge über den Zeitraum von zwei Wochen wieder vollständig zurück.. Eine andere Frau (27) erlitt kurzzeitig Sprachstörungen, klinisch als TIA (transitorisch ischämische Attacke) imponierend, die trotz intensiver medizinischer Exploration und Untersuchung nicht zu klären waren, spontan auch wieder verschwanden, und die sich im Nachhinein als Folge eines nicht ordentlich durchgeführten Kuatsu-Manövers entpuppten. Die Konsequenzen nicht sachgemäß abgeleiteter und verworfener „negativer" Energie können somit klinisch durchaus heterogen imponieren und ernsthafte Konsequenzen nach sich ziehen. Insofern ist es für den Arzt wichtig, den Vorgang des energetischen „Verwerfens ins Universum" bewusst und deutlich durchzuführen. Welch' große Auswirkungen solch schädlichen Energien besitzen können, beschreibt Willigis Jäger: *„Jesus war Heiler. Einmal schickte Jesus die lebensfeindlichen Energien, die einen Besessenen banden, in eine Schweineherde, die sich dann in den See stürzte."* (Mk 5,9; Lk 8,30)[10].

Casuistik: 35-jähriger Patient, früher begeisterter Basketball Spieler, musste seine Leidenschaft aufgeben wegen eines Autounfalls. Seit diesem Ereignis vor 15 Jahren kommt es immer wieder zu Einschnürungen im Halsbereich, sobald

---

[10] Willigis Jäger, „Wohin unsere Sehnsucht führt"

er sich sportlich betätigt. Der Patient beschreibt das Gefühl der Enge am Hals, dabei beginnt er zu würgen und übergibt sich regelrecht. Er sei bei vielen Ärzten verschiedener Fachrichtungen gewesen, um sich dort untersuchen zu lassen, aber keiner habe eine Lösung für das Problem finden können. Ein Befund im Bereich des Sternoclaviculargelenks, bei dem ein Chirurg eine vermeintlicher Asymmetrie festgestellt habe, sei von zwei Orthopäden wiederum verworfen und als normal bewertet worden. Letztlich habe man nach Ansicht des Patienten gemeint, er bilde sich das wohl nur ein. Bei der Prüfung auf das karmische Muster des Erhängens zeigt der Patient eine heftige Reaktion, die therapeutisch aufgelöst wird und zu einer entsprechenden Erleichterung führt. Die Erklärung für das vorliegende Phänomen: Vor dem Unfall war das karmische Muster noch kompensiert und somit klinisch inapparent, seit dem Unfall tritt es in der beschriebenen unangenehmen Weise zu Tage.

- Wenn der Patient über Selbstmordgedanken in der Vergangenheit berichtet, soll er den Strick selbst abnehmen, um die ehemalige Intention aktiv zu antagonisieren. Dies geschieht unabhängig davon, ob er seinerzeit im Rahmen einer endogenen Depression oder durch exogene Faktoren mit psychischem Druck in den Selbstmord getrieben wurde.

- Als Nächstes führt der Arzt Untersuchungen der Beweglichkeit der Halswirbelsäule beim Patienten durch, mit der Grundannahme, dass durch die Erhängung die Halswirbel des Patienten noch verschoben sind. Der Arzt fordert den Patienten auf, den Kopf möglichst weit nach links und rechts zu drehen und schaut nach Ungleichheiten, entweder objektiv oder subjektiv durch den Patienten beschrieben.

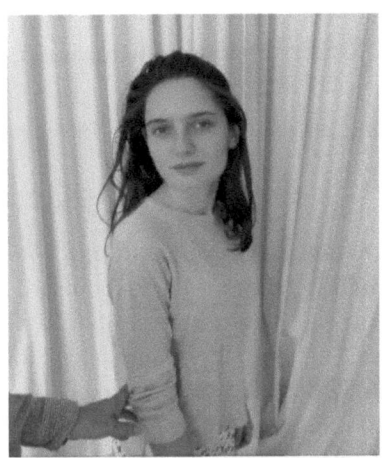

Abb. 6.8: Prüfung auf Kopfbeweglichkeit.

- Wenn Ungleichheiten im Bewegungsausmaß vorhanden sind, fordert der Arzt den Patienten auf, den Kopf nach hinten zu beugen.

- Der Arzt drückt mit der Präpariersonde von hinten die Dornfortsätze der einzelnen Halswirbel des Patienten in der Aura nach unten.

- Der Arzt hebelt am Übergang von HWS (Halswirbelsäule) zu BWS (Brustwirbelsäule) den 7. Halswirbel nach oben weg und richtet ihn ein.

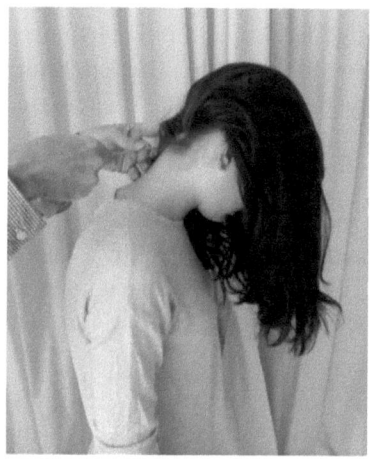

Abb. 6.9: *Ausrichten der Halswirbel.*

- Der Arzt richtet mit den Fingern im Bereich der HWS die Wirbel von unten nach oben gerade.

- Der Arzt zieht den Atlaswirbel des Patienten mit den Fingern nach unten.

- Typischerweise hält der Patient nach der Auflösung des karmischen Musters den Kopf wieder gerader, nicht mehr so stark nach vorne gebeugt.

- Im Rahmen der kinesiologischen Nachtestung ist das Gefühl der Halsenge entsprechend verschwunden.

Viele weitere karmische Muster werden im „Lehrbuch der Aurachirurgie" beschrieben. Typische behandelbare Symptome anderer Muster sind sehr heterogen: Regelmäßige Halsschmerzen, eingeschränkte Kopfbeweglichkeit, Schluckbeschwerden, Schmerzen in den Extremitäten, häufige Verspannungen im Nacken, große Empfindsamkeit für Ungerechtigkeiten, Unverträglichkeit von Enge am Hals, Tinnitus, Schwindel mit Schwarzwerden vor den Augen wegen anhaltender Durchblutungsstörungen im Kopf, Angst vor freier Rede bzw. Reden vor großen Menschenansammlungen, Schüchternheit in der Schulzeit,

Lampenfieber, Unsicherheit, Höhenangst, Schweregefühl oder Schmerzen auf den Schultern und in den Extremitäten, Enge am Hals, schmerzhafte Verspannungen im Nacken, Stiernacken, kalte Füße und Hände, Angst vor Hunden und Katzen, Angst vor tiefem Wasser, Venenprobleme, Erschrecken bei Knall und große Schreckhaftigkeit, schlechte Haltung und wenig Halt im Leben, Schmerz zwischen den Schulterblättern, Hämorrhoiden, unklare Beschwerden im Unterbauch, Kältegefühl und Schmerzen im Bauchbereich, Angst vor Spritzen, Problemen im Bereich der Nasennebenhöhlen, chronische Blasenleiden, Sodbrennen, Würgen beim Zahnarzt, häufiges Nasenbluten, funktionelles Herzstechen oder Herzrasen, unklare Leber- und Gallenbeschwerden, Menstruationsbeschwerden, Zysten, Myomen, Depression, Dyspareunie, PMS, Endometriose, Uterus- und Ovarialcarcinomen, Eileiterschwangerschaften, chronisch rezidivierende Adnexitis (Entzündung der Eileiter), Migräne, unerfüllter Kinderwunsch, Abort, Komplikationen bei schulmedizinischen Bauchoperationen im Rahmen von Laparatomien und Laparaskopien, chronische Müdigkeit mit vermehrtem Schlafbedürfnis u.v.m.

Kapitel 7
Aurachirurgische Therapiebeispiele

Krankheiten ergeben ein bestimmtes Bild. Mit Hilfe dieses Bildes kann der Arzt mit der Krankheit imaginativ in Beziehung treten. Die Kommunikation erfolgt dabei nicht rational verbal, sondern intuitiv-emotional. Im Folgenden werden einzelne Krankheitsbilder entsprechend der Schulmedizin einzelnen Fachrichtungen zugewiesen und entsprechende aurachirurgische Maßnahmen präsentiert. Die dargestellten Prinzipien erheben keinen Anspruch auf Vollständigkeit. Stattdessen handelt es sich um therapeutische Konzepte, die im Sinne der energetisch-informatorischen Interpretation laufend verfeinert werden sollten. In der Aurachirurgie existiert keine „Richtlinienmedizin", bei der definierte Krankheitsentitäten nach fest vorgegebenen Schemata zu behandeln sind. Stattdessen soll an zahlreichen Beispielen vermittelt werden, wie Diagnosen gestellt werden, welche energetisch-informatorischen Möglichkeiten der Annäherung existieren und ob Krankheiten bzw. Störungen durch aurachirurgische Operationen zu behandeln sind.

Biomechanische Prinzip der Aurachirurgie: Generell gilt die Regel, dass alles, was in der Schulmedizin operativ behandelt wird, auch in der Aurachirurgie operativ versorgt werden kann. Das „Biomechanische Prinzip der Aurachirurgie" besagt, dass der Aurachirurg stets überlegen sollte, ob bei der zu therapierenden Krankheit biomechanische Vorgänge beteiligt sind, z.B. die Straffung von Sehnen. Biomechanische Vorgänge sind konkret und lassen sich durch den Arzt besser imaginieren als nicht-biomechanische: Eine bessere Imaginierbarkeit führt zu einer größeren geistigen Energie und damit auch zu einer größeren Wirkung bzw. Heilungserfolg. Ein gutes Beispiel liefert hier auch die Behandlung der Migräne mit Triptanen (siehe später), die zu einer Verengung der cerebralen Gefäße führen, was eine biomechanische Wirkung beschreibt. Und so kommt es unter Triptanen, die in der Aura injiziert werden, zu einer Verringerung der Schmerzsymptomatik, die deutlich über der von virtuell applizierten Analgetika liegt, bei denen ein biomechanischer Aspekt fehlt. Es gibt viele weitere Krankheitsbilder, insbesondere im Bereich der Inneren Medizin oder der Neurologie, die in der Schulmedizin konservativ behandelt werden, in der Aurachirurgie aber auf Grund des biomechanischen Prinzips einer virtuellen Operation zugänglich sind. Insofern ist der Begriff der „Aurachirurgie" durchaus sinnvoll und mit Bedacht gewählt, denn er beschreibt angesichts des biomechanischen Prinzips den Schlüssel zum Erfolg.

Operationen in der Aura: Aurachirurgische Operationen geschehen grundsätzlich im Energiekörper (Aura) des Patienten, d.h. nach Möglichkeit ohne Berührung des somatischen Patientenkörpers, mit oder ohne Verwendung eines Anatomieatlas oder eines anatomischen Modells oder eines Meridianmodells im Sinne eines anatomischen Surrogats. Die Operation bzw. die Akupunktur am anatomischen Surrogat bietet den Vorteil, dass der Arzt sehr viel präziser und bewusster die Aufmerksamkeit auf einzelne Strukturen richten kann, insbesondere wenn es sich um komplexe Organstrukturen wie z.B. ein Kniegelenk handelt, wo der Arzt bei Operation am Patienten von außen entsprechend keine inneren Strukturen erkennen kann. Arbeitet der Arzt hingegen an einem Anatomieatlas oder an einem anatomischen Modell eines Kniegelenks, so sind sämtliche Vorgaben wie bei einer realen Operation vorhanden und können entsprechend wirkungsvoll behandelt werden. Je fokussierter die Aufmerksamkeit, desto höher die dabei entstehende Energie: „Die Energie folgt der Aufmerksamkeit."

Bewusstseinsebene: Aurachirurgische Operationen stehen im Bewusstsein eine Stufe über z.B. Akupunkturbehandlungen der TCM, zumal Akupunkturbehandlungen energetisch ungerichtete Verfahren sind, die ganz allgemein in energetische Regelkreise Einfluss nehmen, ohne spezifische Intentionalität oder Informationsaustausch mit dem Zielorganismus. Aurachirurgische Operationen beschreiben dagegen energetisch strukturierte Verfahren und erfüllen damit den Sachverhalt der gezielten Informationsübertragung zur Heilung des Organismus. Energetische Verfahren eignen sich insbesondere bei Entzündungen zur Ableitung von Energien oder bei Schwächezuständen zur Aufladung mit Energien. Hier stehen entsprechende Bewusstseinstechniken zur Verfügung, wie sie im Kapitel „Energiesteuerung" im Rahmen der Zyklenlehre beschrieben wurden. Informatorische Verfahren im Sinne von aurachirurgischen Eingriffen finden ihren Einsatz bei regenerativen Operationsverfahren, z.B. beim Aufbau von Knochen- oder Knorpelsubstanzen, sowie bei operativen Gewebsentfernungen, z.B. von Gallensteinen.

Resonanz: Für den Erfolg einer aurachirurgischen Therapie ist es entscheidend, dass sich zuvor zwischen Arzt und Patient eine Resonanz einstellt. Fehlt eine solche, so stehen zur Realisierung entsprechende Bewusstseinstechniken zur Verfügung, wie sie im Kapitel „Energiesteuerung" beschrieben wurden. Dabei wird nicht der Patient an sich energetisch adressiert, sondern dessen Organe und Gewebe, und diese wiederum in ihrer jeweiligen energetischen Individualität nach den Prinzipien der TCM. Stellt sich dann schließlich eine Resonanz ein, dann ist die Indikation zur aurachirurgischen Behandlung gegeben. Dabei bleibt die Resonanz per se während der Behandlung nicht unbedingt bestehen. Viele, aber keineswegs alle Patienten spüren, wenn an ihnen eine aurachirurgische Operation vorgenommen wird. So berichten manche Patienten während der Behandlung in der Aura, wie sie spüren, dass ihre Wirbelsäule aufgerichtet wird, sobald der Aurachirurg eine sog. Strickleiter in der Aura anbringt. Die Wirkung einer aurachirurgischen Therapie setzt somit instantan ein, analog dem beschriebenen Beobachtereffekt im Versuch von Davis in der Ausrichtung von Elektronenspins. Die Behandlung erfolgt intuitiv in vollkommener Resonanz mit dem Universum und dem jeweiligen Heilprinzip: Auflösen, Nachfüllen, Absaugen, Unterstützen, Stärken, Heilen – jede Maßnahme erfordert ihr spezifisches chirurgisches Instrument.

Therapieerfolg: Aurachirurgische Eingriffe können vorab hinsichtlich ihres zu erwartenden Erfolgs mittels kinesiologischer Tests bewertet werden, was die therapeutische Arbeit im Rahmen der Diagnosestellung präzisiert und eine posttherapeutische Erfolgsmessung zulässt. Der Therapieerfolg bemisst sich ausdrücklich nicht an der morphologischen Befundänderung, sondern ausschließlich an der Verbesserung des klinischen Befindens. Selbst wenn z.B. im Rahmen einer aurachirurgischen Gallensteinoperation in der postoperativen Sonographie noch Gallensteine nachweisbar sind und damit die Operation nach schulmedizinischem Verständnis als erfolglos zu bewerten ist, so kann es sich aurachirurgisch durchaus um eine erfolgreiche Therapie handeln, sofern die Gallensteine ihre energetische Potenz verloren haben und damit keine klinische Symptomatik mehr verursachen. Diese Denkweise ist einem Schulmediziner zunächst völlig fremd, zeigt aber, das nicht Morphologien, sondern Energien für vitale Prozesse entscheidend sind. Das Gleiche gilt für die Tumorbehandlung: Auch wenn aurachirurgische Maßnahmen unter Umständen adjuvant im Rahmen einer schulmedizinischen Chemotherapie angewendet werden, so besteht das Ziel einer solchen Therapie nicht in der Reduktion der Tumormasse unter Inkaufnahme von erheblichen Nebenwirkungen, sondern stets in einer nach Möglichkeit friedlichen Koexistenz zwischen Tumor und Wirtsorganismus mit der Absicht, für den Patienten ein möglichst langfristiges Überleben bei guter Lebensqualität zu erreichen. Für den aurachirurgischen Therapieerfolg ist es entscheidend, dass der Patient die Verbesserung seiner Symptomatik noch während der Behandlungssitzung erfährt, denn dies ist beweisend für die erfolgreiche Umprogrammierung in seinem Bewusstsein. Anders formuliert: Erst die erfolgreiche Umprogrammierung im Bewusstsein des Patienten erlaubt es, eine aurachirurgische Therapie als beendet zu erklären. Ist keine eindeutige Verbesserung zu erkennen, so wird auch der Behandlungserfolg nicht von Dauer sein, denn die Umprogrammierung im Bewusstsein des Patienten geschieht entweder sofort oder gar nicht. So bietet der negative Befund in der kinesiologischen Testung nach Auflösung von karmischen Mustern den Beweis für eine erfolgreiche Umprogrammierung. Objektiv ist der Unterschied unmittelbar erkennbar: Ein Patient, der nach Auflösung eines karmischen Musters einen negativen kinesiologischen Testbefund aufweist, kippt nicht mehr, sondern steht in sich gefestigt und geradezu unerschütterlich fest verankert auf dem Boden. Eine Situation, die nicht nur den Patienten verblüfft, da sie sich vom Charakter her grundlegend von der ursprünglichen Situation unterscheidet und nicht etwa nur als „leicht verbesserte Stabilität im Vergleich zum Ausgangsbefund" abgetan werden kann. Ebenso verhält es sich mit z.B. aurachirurgischen Therapien des Bewegungsapparats: Hier sollte der Patient immer wieder in der laufenden Sitzung durch den Arzt aufgefordert werden, aufzustehen, herumzugehen, sich nach vorne zu beugen, in die Knie zu gehen etc., um zu überprüfen, ob sich der gewünschte Behandlungserfolg bereits eingestellt hat. Auch hier ist im Fall einer erfolgreichen Behandlung der Unterschied zum Ausgangsbefund klar und deutlich verifizierbar. Die aurachirurgische Behandlung sollte grundsätzlich so lange fortgesetzt werden, bis eine Besserung der Symptomatik subjektiv und objektiv erkennbar ist. Ist keine Besserung vorhanden, so ist dies weniger ein Hinweis, dass der Patient auf die aurachirurgische Behandlung nicht reagiert, als vielmehr, dass der Arzt den Auslöser des Problems noch nicht identifiziert oder adäquat therapiert hat. Statt an dieser Stelle die Therapie abzubrechen, sollte der Arzt entsprechend überlegen, welche Kausalitäten noch in Frage kommen, und weiter nach einer geeigneten energetisch-informatorischen Lösung suchen. Für den Schulmediziner ist dies eine gänzlich unorthodoxe Überlegung: Auf Grund seiner Erfahrungen rechnet er nicht mit unmittelbaren Heilungserfolgen, sondern bestenfalls mit einer erfolgreichen Therapie, die sich im Lauf der Zeit einstellt, beispielsweise in Folge einer eingeleiteten Medikation oder einer durchgeführten Operation. Dass es dagegen auf Grund nur einer einzigen Behandlungssitzung zu einem unmittelbaren Erfolg kommt, ist im Weltbild der Schulmedizin nicht vorgesehen.

Behandlungsdauer: Üblicherweise dauert eine aurachirurgische Behandlung etwa eine Stunde. Nicht dass der Aurachirurg erschöpft wäre, vielmehr lässt die die Aufmerksamkeit vieler Patienten in dieser Zeit kontinuierlich nach, so dass die Patienten zu verkrampfen beginnen und keine klare Aussage mehr abgeben können, ob sie im Rahmen der Resonanzbildung etwas spüren. In vielen Fällen meinen die Patienten etwas zu spüren, was in der Realität aber dann nicht zutrifft. Auch hier gilt das Prinzip des Tipping point, wie dies bereits bei der Auflösung der karmischen Muster beschrieben wurde. Wurden im Rahmen der einstündigen Behandlung ausreichend energetisch-informatorische Impulse durch den Aurachirurgen gesetzt, um die Selbstheilung im Körper des Patienten zu aktivieren, so wirkt dieser Impuls über die eigentlich Behandlungsdauer noch nach und erstreckt sich im weiteren Verlauf auf den ganzen Körper.

Kniegelenksarthrose

Definition:

- Mit Kniegelenksarthrose oder Gonarthrose bezeichnet man einen vorzeitigen Verschleiß der knorpeligen Gelenkflächen des Kniegelenkes.

- Das Kniegelenk besteht aus drei Gelenkabschnitten, die allesamt betroffen sein können (Pangonarthrose), oder einzeln. Bei Verschleiß im Kniescheibengelenk (Femoropatellargelenk) wird oft von einer Retropatellararthrose gesprochen. Ist das innere oder mediale Kompartment des Femorotibialgelenks betroffen, liegt eine mediale Gonarthrose, oder bei oft gleichzeitiger O-Bein-Fehlstellung eine Varus-Gonarthrose vor. Die Arthrose des äußeren oder lateralen femorotibialen Kompartments ist die laterale Gonarthrose, oder bei gleichzeitiger X-Bein-Fehlstellung die Valgus-Gonarthrose.

- Knieschmerzen senden vielfach die Information von Problemen mit Vorgesetzten oder Entscheidungsschwächen: „Solange es nicht schmerzt, tue ich nicht den ersten Schritt".

Therapie:

- Aurachirurgie:

  ☐ Häufig findet sich das Miasma der Gonorrhoe (Tripper), daraus noch vorhandene morphische Felder lassen sich durch QR-Code-Programmierung entsprechend antagonisieren.

  ☐ Der in der Aurachirurgie durchgeführte Knorpelaufbau entspricht im Prinzip den allopathischen Verfahren von Knorpeltransplantation und Stammzelltherapie, wenngleich nicht nach dem mechanistischen Verständnis der Schulmedizin, sondern im Sinne der geistig-informatorischen Ansätze der Aurachirurgie.

  ☐ Informatorische Behandlung: Desinfektion, Skalpell, Schnitt am Knie medial, Spreizen mit Klemme, mit Präpariersonde in den Gelenksspalt, Debridement (als Debridement bezeichnet man die Sanierung des Wundbettes durch Entfernung nekrotischer und fibrinöser Beläge; es dient der Herstellung eines physiologischen Wundmilieus zur Förderung der Heilung und Prophylaxe einer Wundinfektion): Ausräumen, ausspülen, absaugen. Kniegelenksflächen mit chirurgischer Feile glatt feilen, Knorpelaufbau durch Imagination von Knorpelsubstanz in der Spritze mit Injektion auf die Gelenkflächen, „Gelenkschmiere" einspritzen, Wunde schließen, Hautwunde klippen, Patient aufstehen und das Knie bewegen lassen, Patient setzt sich wieder, grüner Laser: Knorpel härten, Patient herumgehen lassen. Bei noch bestehender Symptomatik entsprechend weiterbehandeln. Es sollten immer mehrere Ansichten im Anatomieatlas verwendet und behandelt werden, z.B. Kniegelenk Frontalansicht, was sich gut zur Straffung der Bankstrukturen und zur Behandlung der Muskel-Sehnenansätze eignet. Aber auch die Kniegelenksinnenansichten mit der Perspektive von oben auf die Knorpelstrukturen des vorderen und hinteren Teils des medialen und lateralen Meniskus, zusätzlich noch die Retropatellarknorpelzone. Alle Bereiche sollten entsprechend getestet und bei Bedarf behandelt werden. Patienten berichten intraoperativ vom Gefühl des „Tobens" innerhalb des Kniegelenks.

☐ Patellarsehne und Bänder medial und lateral straffen: Dies ist ein wichtiges und immer durchzuführendes Manöver, zumal Schmerzen im Bereich des Kniegelenks fast immer durch instabile Bandkonstellationen bedingt sind.

☐ Als energetische Komplikation beschrieben sind Schocksymptome, die beim Patienten auftreten, wenn noch karmische Belastungen von früher durchgeführten Amputationen existieren. Obwohl keine Manipulationen an den Gefäßen oder Nerven durchgeführt wurden, kommt es zum Phänomen der „energetischen Verblutung" mit Tachykardie, kaltem Schweiß, Tachypnoe, Blässe. Die aurachirurgische Behandlung bei karmischen Amputationen besteht in dem symbolischen Ersetzen der fehlenden Gliedmaße und dem sorgfältigen Vernähen von Gefäßen (Arteria poplitea) und Nerven (Nervus ischiadicus) im entsprechenden Areal.

Casuistik: Ein Mann, 55 J., kommt in die Behandlung wegen einer seit vielen Jahren bestehenden Gonarthrose (Kniegelenksarthrose) beidseits, die während des vergangenen Jahres zunehmend Beschwerden verursachte. Darüber hinaus leidet er unter dem Gefühl, seiner Lebenssituation nicht mehr gewachsen zu sein, neben den Schmerzen in den Knien verspüre er eine zunehmende körperliche Last und Druck auf den Schultern, was seiner Meinung nach wohl mit dem zunehmenden Alter zusammenhänge. Auch habe er nach dem Aufstehen in der Früh immer Rückenschmerzen, die manchmal den ganzen Tag hindurch bestehen bleiben, insbesondere die Halswirbelsäule bereite Probleme. Befund: Gonarthrose beidseits, Coxarthrose beidseits, Skoliose, Beckenschiefstand. Wie im Folgenden noch näher beschrieben werden wird, handelt es sich hier um eine Reihe unterschiedlicher karmischer Muster, die in Kombination zu der vom Patienten geschilderten Symptomatik führen. Der aurachirurgisch arbeitende Arzt stellt folgende Diagnose: Karmisches Muster der missglückten Flucht mit funktionellem Beckenschiefstand, Fehlstellung in den Kniegelenken mit konsekutiver Gonarthrose und beginnender Coxarthrose (Hüftgelenksarthrose), karmisches Muster des Sklavenjochs mit schmerzhafter Einschränkung der Kopf-beweglichkeit und Schmerzen an der Halswirbelsäule, karmisches Muster der Schuld mit Rückenschmerzen im Lumbalbereich. Im Sinne der Kybernetik geht es in der Therapie darum, die karmischen Muster als dem morphologischen Er-gebnis vorgelagerte Prinzipien zu erkennen, um sie durch die im Folgenden ge-schilderten aurachirurgischen Strategien entsprechend aufzulösen. Würde sich der Arzt nur auf die organischen Befunde in Form von Gonarthrose, Cox-arthrose, Skoliose, Halswirbelsäulendysfunktion etc. konzentrieren, diese als ge-geben hinnehmen, ohne deren Zustandekommen im Weiteren zu hinterfragen, und sie dann konservativ mit Physiotherapie oder auch operativ behandeln, so blieben die die Beschwerden verursachenden karmischen Muster davon unbe-rührt, würden persistieren und weiterhin entsprechende Probleme bereiten. Aura-chirurgie leistet jedoch an dieser Stelle mehr als nur die Auflösung der zugrunde liegenden karmischen Muster. Nach entsprechenden Verfahren und Methoden, die ebenfalls später noch im Detail geschildert werden, operiert der Arzt die entsprechenden Organstrukturen aurachirurgisch, fixiert die Wirbelsäule und die Gelenke, reformiert Gelenkstrukturen, regeneriert Knorpelgewebe, injiziert Ge-lenkflüssigkeit u.v.m., was in der Folge zu erheblichen Symptomlinderungen und in vielen Fällen sogar zu einer nachhaltigen Heilung führt. All diese Maß-nahmen repräsentieren geistige Verfahren im Sinne des übergeordneten Geist-Materie-Konzepts.

Casuistik: Eine Patienten, 47 J., aus dem arabischen Raum muslimischen Glaubens kommt in die Behandlung wegen einer Kniegelenksarthrose. Sie will sich im Rahmen der Behandlung aus Schamgefühl nicht entkleiden, was im Rahmen der aurachirurgischen Intervention jedoch kein Problem darstellt, da geistige Heilung auch ohne Ausziehen funktioniert und somit gegenüber der konventionellen Operation in diesem Punkt einen großen Vorteil darstellt. Erst nach Aktivierung des Elements „Wasser" durch den Arzt kommt es zu einer Resonanzbildung im Kniegelenksbereich und die Operation kann wie beschrie-ben durchgeführt werden.

Gallensteine

Definition:

■ Ein Gallenstein ist ein festes, kristallisiertes Ausfallprodukt der Galle (Gal-lenflüssigkeit). Gallensteine entstehen durch ein Ungleichgewicht löslicher Stoffe in der Galle. Allgemein wird das Vorhandensein eines Gallensteins als Gallensteinleiden oder Cholelithiasis bezeichnet. Findet sich der Gallenstein in der Gallenblase, so spricht man von einem Gallenblasenstein(leiden); fin-det er sich im Gallengang (Ductus choledochus), so spricht man von einem

Gallengangsstein(leiden) (Choledocholithiasis). Gallensteine sind häufig und verursachen oft keine Beschwerden. Wenn Gallensteine sich einklemmen und den Abfluss der Galle behindern, kann es allerdings zu heftigen Koliken und Entzündungen (Cholezystitis) kommen. Mit Gallensteinen verwandt ist der Gallengries.

Therapie:

- Aurachirurgie:

  □ Der Patient sitzt dem Arzt gegenüber auf dem Stuhl, hält mit beiden Händen den Anatomieatlas mit der Ansicht von Leber und Gallenblase auf dem Schoß.

  □ Testung: Der Arzt drückt auf die Leber und die Gallenblase im Anatomieatlas und fragt den Patienten, ob er das spürt. Der Patient beschreibt entweder einen Druck oder sogar Übelkeit. Alternativ kann der Arzt auch direkt in der Aura des Patienten arbeiten, indem er in unmittelbarer Nähe des Körpers über der Gallenblase in der Aura die Hand auf und ab bewegt. Bei bestehender Gallenblasenproblematik berichten viele Patienten, dass sie diese Bewegung in der Aura im Bereich der Gallenblase spüren.

  □ Wenn der Patient den Druck spürt, besteht die Indikation zu einer Gallenblasenoperation.

  □ Operation an der Gallenblase: Ductus cysticus abklemmen, mit Wattetupfer und Teebaumöl oder Desinfektionsmittel Operationsbereich desinfizieren, mit Skalpell die Gallenblase längs aufschneiden und Wundränder mit der Pinzette auseinanderziehen, die Steine und den Gries in Richtung des Gallenblasenkopfes mit einer Kürette zusammentragen und mit Spritze abziehen, Gallenblase säubern und klippen, Wundränder mit rotem Laser verschweißen, Ductus-cysticus-Klemme entfernen.

  □ Testung: Auf die Leber und Gallenblase drücken und Patienten fragen, ob er das spürt.

  □ Im Gegensatz zur Schulmedizin kann die Gallenblase in der Aurachirurgie organerhaltend operiert werden. In der Schulmedizin wäre dieses Verfahren nicht möglich, weil das Gallenblasengewebe für eine solche Maßnahme nicht ausreichend stabil ist und sich entsprechend entzünden und zu einer lebensbedrohlichen Peritonitis führen würde. Der Vorteil der organerhaltenden Operation ist offensichtlich: Die Reservoirfunktion für die Galle bleibt erhalten, der Patient kann auch größere Portionen Essen zu sich nehmen und muss nicht wie im anderen Fall die Nahrung auf viele kleine Portionen über den Tag hinweg verteilen. Auch leidet der Patient nicht unter Verdauungsproblemen und Durchfällen, wie sie bei gallenblasenoperierten Patienten typisch sind.

Synovialzyste

Definition:

■ Als Synovialzyste oder Ganglion bezeichnet man einen zystischen Pseudotumor im Bereich einer Gelenkkapsel oder einer Sehnenscheide. Das Ganglion ist in der Regel Ausdruck einer mechanischen Überbeanspruchung des entsprechenden Gelenks oder der jeweiligen Sehnenscheide im Sinne einer chronischen Entzündung, unter Umständen in Kombination mit einer bereits degenerativen organischen Veränderung.

Casuistik:

■ Patient, männlich, 69 Jahre alt, klagt seit einem Jahr über Rückenschmerzen im unteren Lumbalbereich und Schmerzen auf der Rückseite des Oberschenkels mit Gefühlsstörungen und Taubheit.

■ Der Termin bei einem Physiotherapeuten mit dem Versuch des „Einrenkens" der Wirbelsäule verschlechtert die klinische Symptomatik erheblich, die Schmerzen werden schier unerträglich und bilden sich erst nach 3 Woche allmählich wieder zurück. Es besteht ein dauerhaft brennendes Gefühl auf der Rückseite des Oberschenkels, zusätzlich Taubheit und passagere Schmerzhaftigkeit in der Wirbelsäule.

■ Die kernspintomographische Untersuchung ergibt den Befund einer Raumforderung im Spinalkanal mit Zeichen der Einblutung, mit Kompression der Nervenwurzel und des Rückenmarks, ausgehend von einem Facettengelenk in Höhe L5/S1 rechts. Die Einblutung ist wohl sekundär auf Grund der mechanischen Irritation durch den Physiotherapeuten.

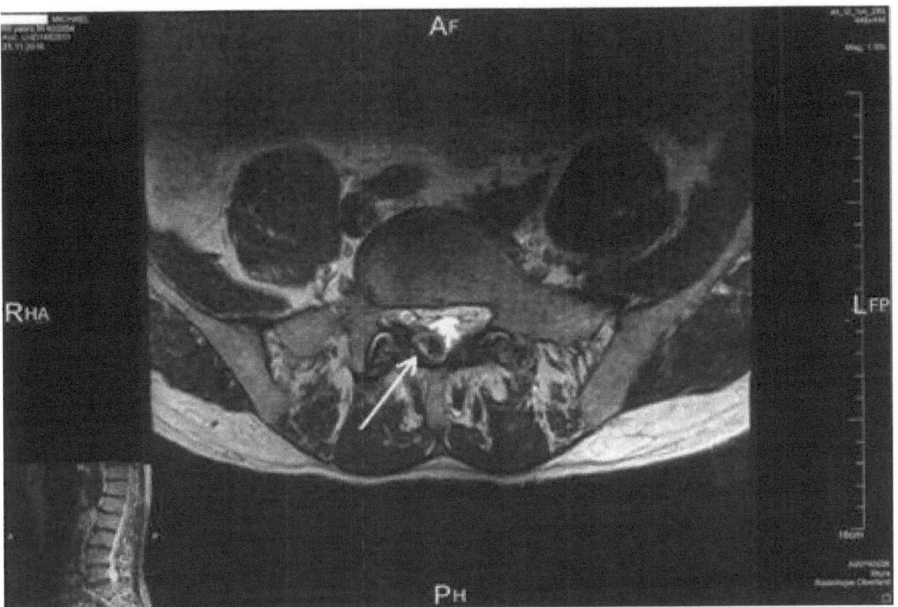

Abb. 7.1: *Zystischer Tumor rechts auf Höhe L5/S1 von 4*1,5 cm Größe, mit Einblutung, als Auslöser der Synovialzyste findet sich eine Facettengelenksarthrose mit einer chronischen raumfordernden Entzündung, welche die Austrittsstelle des Spinalnerven komprimiert. Die Zyste ist durch den Pfeil markiert, links unten Darstellung des MRT-Schnitt-Niveaus in Höhe von L5/S1.*

■ Der Befund bildet nach Ansicht des Neurochirurgen angesichts der nur diskreten klinischen Symptomatik keine Operationsindikation.

Therapie:

■ Aurachirurgie:

   □ Als Initialbefund zeigt sich eine radikuläre Hypästhesie im Segment S1 auf der Rückseite des Oberschenkels, Anästhesie über dem Sitzhöcker, darüber hinaus klagt der Patient über Schmerzen im unteren Rückenbereich. Keine motorischen Paresen, keine Ausstrahlung über die Wurzel S1 in den Unterschenkel.

   □ Nachdem im MRT eine Facettengelenksarthrose beschrieben ist, besteht der Hinweis auf einen chronisch degenerativen Umbau, möglicherweise bedingt durch einen Beckenschiefstand. Entsprechend erfolgt die Testung auf das karmische Muster der „Missglückten Flucht", was jedoch keinen positiven Befund ergibt.

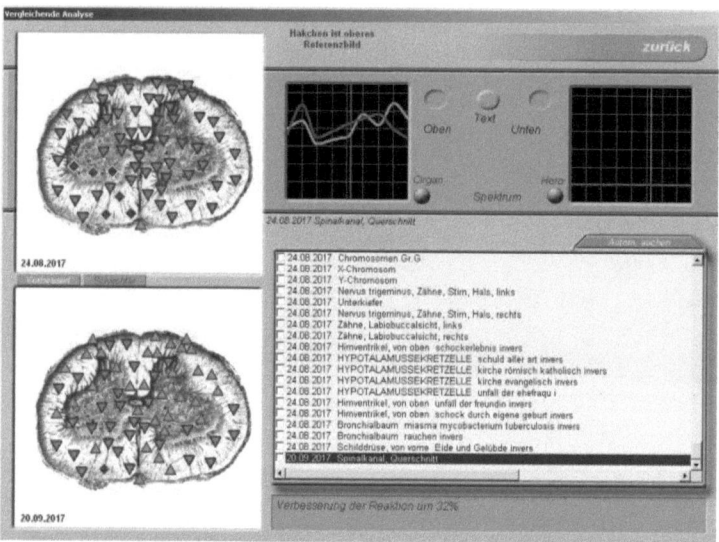

Abb. 7.2: *Spinalkanal Querschnitt: Rechts, passend zur Klinik und zum MRT-Befund, zeigt sich ein energetisches Defizit, das bei Nachuntersuchung einen Monat später kaum mehr vorhanden ist, Verbesserung um 32%.*

☐ Aurachirurgische Resonanzbildung bei mechanischer Manipulation am Wirbelsäulenmodell mit Angabe einer Schmerzhaftigkeit auf Höhe L5/S1 rechts. Darüber hinaus Zunahme der Parästhesien auf der Oberschenkelrückseite bei Druck mit der Präpariersonde auf die Zyste im MRT-Bild.

☐ Behandlung der Zyste im MRT-Bild: Exstirpation der Zyste (operative Entfernung) am Anatomieatlas, Absaugen des Zysteninhalts mit einer Spritze, Ausschneiden der Zyste mit einem Skalpell, Absaugen der Zystenkapsel mit einer Spritze. Verödung der Restzyste mit rotem Laser. Heilende Energie durch virtuelle Akupunkturbehandlung mit Stimmgabel im Operationssitus, d.h. auf dem MRT-Bild.

☐ Stabilisierung der Wirbelsäule auf Höhe L5/S1 und in den darüber liegenden Segmenten mittels Strickleiter am Wirbelsäulenmodell. Patient bemerkt beim Probegehen, dass die Schmerzhaftigkeit in der Wirbelsäule nun nach oben gewandert ist, auf Höhe L1/L2. Entsprechend wird die Strickleiter auf diese Segmente erweitert. Beim erneuten Gehen und aktivem Bewegen der Wirbelsäule gibt der Patient an, dass die Schmerzen verschwunden sind. Jedoch bestehen noch Schmerzen und Hypästhesien im Bereich der Oberschenkelrückseite, im Bereich des Sitzhöckers fehle immer noch jegliche Sensibilität.

- Behandlung der Facettengelenksarthrose mit Injektion von Knorpelsubstanz, Härtung mit grünem Laser, Aktivierung des Hemmungszyklus zur Linderung der Gelenksentzündung: Entzündung gehört zum Element „Feuer", entsprechend aktiviert der Arzt sein Element „Erde".

- Ausschluss eines häufig vorkommenden zusätzlichen Engpasssyndroms des N. ischiadicus: Suche nach Resonanzbildung am Anatomieatlas im Bereich der Mm. gemelli und des M. piriformis. Häufig zeigt sich bei Punktion mit der chirurgischen Sonde tatsächlich eine Resonanz, insbesondere im Bereich des Sitzhöckers und der Muskelsehnenansätze. Behandlung mit Akupunkturnadeln und Stimmgabel.

- Resultat: Deutliche Verbesserung der klinischen Symptomatik, im Sitzen wie auch beim Gehen und bei komplexen Bewegungen der Wirbelsäule. Die Schmerzen im Rücken sind vollständig verschwunden. Die Anästhesie im Bereich des Sitzhöckers hat sich deutlich verändert, der Patient gibt an, in diesem Bereich nun seit Monaten wieder zum ersten mal etwas zu spüren. Nach 8 Wochen erneute Untersuchung des Patienten, die klinische Symptomatik ist weiterhin deutlich verbessert.

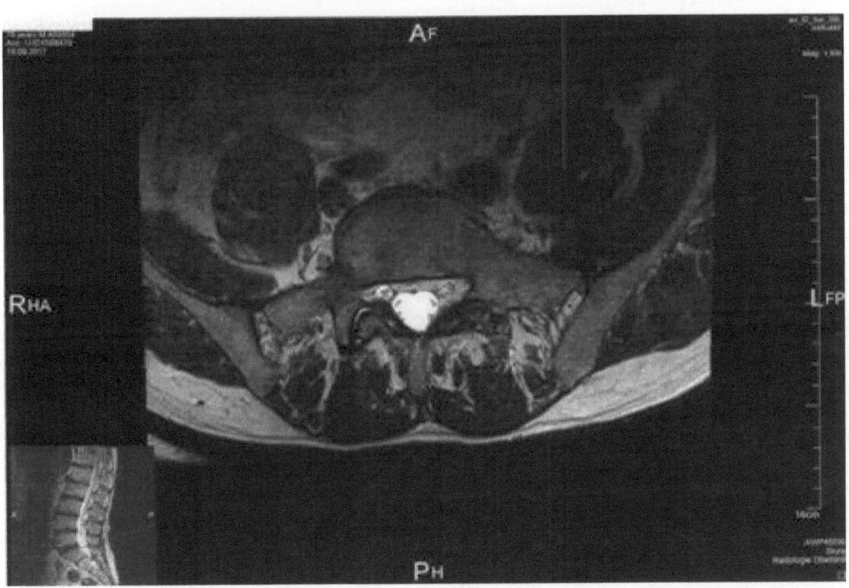

Abb. 7.3: *Erneute MRT -Untersuchung 4 Monate nach aurachirurgischer Operation, die Zyste ist vollständig verschwunden, es finden sich keine Beschwerden mehr. 6 Monate nach der Operation geht der Patient wieder seine gewohnten hochalpinen Skitouren ohne Probleme.*

Tonsillitis

Definition:

- Als Tonsillitis bezeichnet man eine Entzündung der Tonsillen. Dabei handelt es sich um eine Entzündung der paarig angelegten Gaumenmandeln (Tonsillae palatinae) im Bereich der Mundbögen oder der unpaarig angelegten Rachenmandel (Tonsilla pharyngea) im Nasenrachenraum.

- Die Tonsillitis ist eine Infektionskrankheit. Die akute Form wird in den allermeisten Fällen durch Viren (z.B. Adenoviren), selten durch Bakterien ausgelöst. Die chronisch rezidivierende Form ist dagegen vorwiegend bakteriell bedingt. Typische bakterielle Erreger sind: Beta-hämolysierende Streptokokken (v.a. Streptococcus pyogenes), außerdem Staphylokokken, Pneumokokken, Haemophilus influencae, Moraxella catarrhalis oder Neisseria gonorrhoeae. Viele dieser Keime gehören zur residenten Mundflora. Die Infektion wird jedoch meist durch neue Serotypen der Erreger ausgelöst, gegen die keine Immunität besteht. Bei chronischer Tonsillitis liegt meist eine Mischinfektion mit anaeroben und aeroben Erregern vor.

- Typische Symptome sind geschwollene, gerötete Gaumenmandeln, Schluckbeschwerden (Verengung des Isthmus faucium), Schleimhautulzerationen, Eiter- bzw. Fibrinbelag ("Stippchen"), foetor ex ore (Mundgeruch) sowie Lymphknotenschwellung. Bei schwererem Verlauf können weitere Symptome hinzutreten wie Fieber, Kopfschmerzen, Abgeschlagenheit und scarlatiniformes Exanthem (Scharlach).

- Differentialdiagnose: Angina Plaut-Vincenti (einseitige, nekrotisierende Tonsillitis), Mononucleosis infectiosa, Diphtherie, Scharlach, Syphilitischer Primäraffekt, Herpangina, Agranulozytose, Tonsillenkarzinom, Tuberkulose.

- Komplikationen: Peritonsillarabszess, Retropharyngealabszess, Sepsis, rheumatisches Fieber, Endokarditis, Myokarditis, Perikarditis, Glomerulonephritis.

Therapie:

- Aurachirurgie:
  - ☐ Karmisches Muster des Erhängens prüfen und bei Bedarf auflösen. Die Aurachirurgie geht davon aus, dass das karmische Musters die Anfälligkeit zur Entwicklung einer Tonsillitis steuert, und dass die Erreger, die die Mandanten infizieren und deren Entzündung verursachen, letztlich nur die durch die karmischen Muster ausgelöste Prädisposition nutzen, ohne an sich in letzter Konsequenz kausal zu sein.

☐ Die virtuelle Operation erfolgt entweder am Anatomieatlas oder direkt in der Aura des Patienten im Bereich der Mund- Rachenhöhle.

☐ Skalpell am oberen seitlichen Hals ansetzen, Schnitt durchführen, mit der Schere die Mandeln herausschneiden, Wunde mit rotem Laser verschweissen und mit Klammern verschließen. Operation auf beiden Seiten durchführen. Die Rachenmandel wird am einfachsten über eine Abbildung im Anatomieatlas entfernt.

Casuistik: Patientin, 36 Jahre alt, chronische Tonsillitis mit Schluckbeschwerden und rezidivierenden akuten und äußerst schmerzhaften Entzündungen beider Tonsillen mit Fieber und schwerem Krankheitsgefühl. Zustand nach wiederholter schulmedizinischer, antibiotischer Therapie nach Antibiogramm, die stets nur zu einer passageren Verbesserung führte, bis dann nach wenigen Wochen die Entzündung und die damit verbundenen Beschwerden erneut auftauchten. Zu einer regulären Operation habe sich die Patientin bislang nicht entscheiden können, weil sie Angst vor dem Krankenhaus habe. Nach Durchführung der aurachirurgischen Tonsillektomie beidseits deutliche Verbesserung des Befundes, keine Schluckstörungen, keine Schmerzen. Die aurachirurgische Interpretation dieses Befundes verhält sich wie folgt: Der Arzt setzt durch die feinstoffliche Operation eine Information, der Körper in Form der Tonsillen folgt dem nach, was durch die Feinstofflichkeit vorgegeben wird. Die grobstofflichen Tonsillen besitzen ihre Struktur und Eigenschaft nicht von sich heraus, sondern werden somit im Sinne der Resonanz prozessgesteuert durch die Feinstofflichkeit beeinflusst. Eine feinstoffliche Veränderung führt zu einer grobstofflichen Neuausrichtung, vorhandene Organe können auf diese Weise gar verschwinden oder auch nachwachsen. Letztlich verändert die Aurachirurgie die Informationsmatrix des operierten Organs, sei es im Sinne eines Ab- oder auch eines Aufbaus.

Blasenentzündung

Definition:

■ Eine Zystitis ist eine Entzündung der Harnblase. Sie kann mit einer Entzündung der Harnröhre (Urethritis) vergesellschaftet sein.

■ Am häufigsten sind Frauen von einer Zystitis betroffen, da ihre Harnröhre kürzer ist und die anatomischen Verhältnisse eine Keimbesiedelung der Blase begünstigen.

■ Eine Zystitis entsteht in der Regel als aszendierende Infektion über die Harnröhre, d.h., der Zystitis geht eine Urethritis voran. In den meisten Fällen können gram-negative Bakterien (z.B. Escherichia coli) als Auslöser identifiziert werden. Weitere mögliche Erreger sind: Mykoplasmen (z.B. Mycoplasma genitalium, Ureaplasma urealyticum), Chlamydien, Hefepilze, Viren.

■ Neben einer Infektion durch Krankheitserreger kann eine Zystitis auch durch chemische Reize, z.B. Toxine wie Cyclophosphamid, oder mechanische Einflüsse ausgelöst werden.

■ Die Keimbesiedelung der Blase kann durch eine ganze Reihe verschiedener Risikofaktoren begünstigt werden. Dazu zählen: Geschlechtsverkehr („Flitterwochenkrankheit"), Schwangerschaft, Östrogenmangel, Harnabflussstörungen, Anomalien der ableitenden Harnwege (z.B. Harnröhrenstriktur), Harnblasensteine, vesikoureteraler Reflux, Immundefizienz, Diabetes mellitus, Unterkühlung.

■ Das Leitsymptom der Zystitis ist ein Schmerz oberhalb der Symphyse am Ende der Miktion, der auch als endmiktioneller suprasymphysärer Schmerz bezeichnet wird. Als weitere Symptome treten auf: Dysurie bzw. Algurie, Pollakisurie, Blasentenesmen.

■ Aurachirurgische Interpretation: Auch wenn es sich bei den angegebenen Infektionen um ein klares Ursache-Wirkungs-Prinzip mit einer entsprechenden bakteriellen Keimbesiedelung handelt, so bleibt doch die Frage offen, warum manche Personen so anfällig sind und manche nicht, obwohl keine der beschriebenen Risikofaktoren zur Ausbildung einer Zystitis vorhanden sind. Die Disposition ist durch das karmische Muster erklärbar und in vielen Fällen auch gut behandelbar. Gerade bei chronisch rezidivierenden Blaseninfekten, die trotz mehrmaliger Antibiose immer wieder auftauchen und bei denen anderweitige Ursachen ausgeschlossen sind, empfiehlt es sich, eine aurachirurgische Behandlung durchzuführen.

Therapie:

■ Aurachirurgie:

☐ Karmisches Muster der medizinischen Versuche mit Blasenkatheter untersuchen und bei Bedarf behandeln.

☐ Operative Entfernung einer Harnröhrenstriktur bei entsprechendem Befund

☐ Operative Entfernung von Harnblasensteinen bei entsprechendem Befund

Casuistik: 48-jährige Patientin, verheiratet, seit Jahren chronisch rezidivierende Blaseninfektionen im fast monatlichen Rhythmus, schulmedizinisch ohne Befund, Zustand nach multiplen antibiotischen Therapien, jedoch ohne Nachhaltigkeit. Bei Prüfung auf karmische Muster der medizinischen Versuche zeigt sich eine deutliche Resonanz in der Prüfung des Blasenkatheters. Bis ein Jahr nach Auflösung des karmischen Musters kam es zu keiner erneuten Infektion.

Dupuytren Kontraktur

Definition:

- Das Krankheitsbild findet sich gehäuft bei Menschen nordeuropäischer Abstammung und befällt Männer doppelt so häufig wie Frauen. Der Altersgipfel liegt zwischen 40 und 60 Jahren, jedoch können auch jüngere Menschen erkranken. Die Dupuytren'sche Kontraktur wird zu einem hohen Anteil vererbt. Lebererkrankungen, Diabetes mellitus und Herzerkrankungen können im Zusammenhang stehen.

- Krankheitssymptome: Schmerzlose Strang- und Knotenbildung der Palmaraponeurose mit und ohne Hauteinziehungen in der Hohlhand und den Fingerbeugeseiten, manchmal mit Jucken, leichtem Brennen und Ziehen einhergehend. Im fortgeschrittenen Stadium können die Finger bis zum vollständigen Einschlag in die Hohlhand gebeugt sein.

- Karmisch gesehen die Unfähigkeit des Loslassens und des Vergebens. Insofern beschreibt die Vererbung das bereits früher beschriebene Phänomen, dass karmische Muster wie auch Verhaltensweisen auf weitere Generationen epigenetisch übertragen werden können.

Therapie:

- Aurachirurgische Dehnung oder Exzision der Palmaraponeurose, Freischneiden der Fingergefäße und Fingernerven. Gelenklockerung mit Spreizung und Lockerung der Bandstrukturen, weil durch Kontrakturen verfestigt.

- In der NLS-Analyse finden sich nicht selten energetische Belastungen auf den chromophilen Adenozyten durch Eide und Gelübde, insbesondere Treuegelübde oder Armutsgelübde. Diese gilt es entsprechend aurachirurgisch mit den dafür vorgesehenen Methoden aufzulösen.

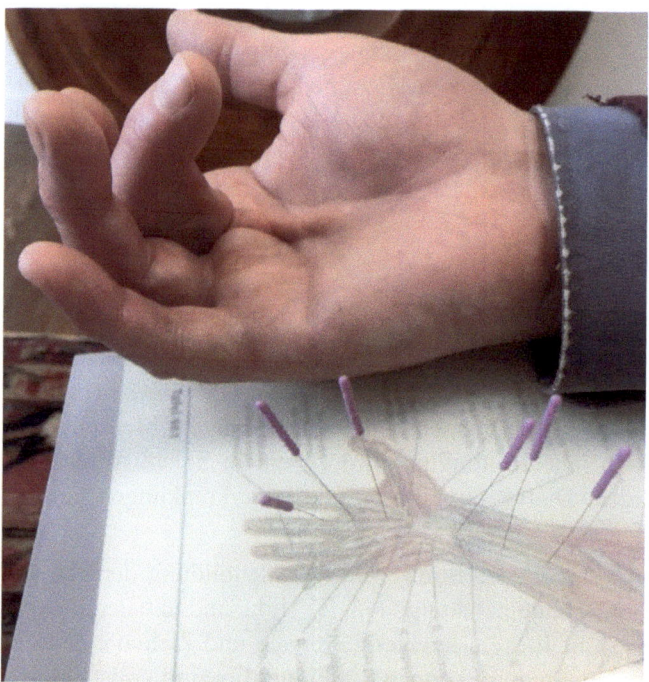

Abb. 7.4: *Dupuytren'sche Kontraktur mit Akupunkturbehandlung der Beuge-muskeln mit Hilfe der Stimmgabel, Injektion von Gleitmittel in die Sehnenschei-den. Der Patient gibt während der Behandlung an zu spüren, wie sich die Mus-keln entspannen, tatsächlich lässt die Kontraktur in ihrer Stärke nach. Neben-befund: Ausgeprägtes Armutsgelübde, sichtbar nicht nur an den chromophilen Adenozyten in der NLS-Analyse, sondern auch an den abgestoßenen Ärmeln und dem alten ausgefransten Pullover.*

Müdigkeit, Schwindel und Schwerhörigkeit

Ein Patient, 82 Jahre alt, kommt in die Praxis wegen Müdigkeit, Schwindel und Schwerhörigkeit seit Jahren. Er habe schon viele verschiedene Therapien ausprobiert, bislang jedoch leider ohne Erfolg.

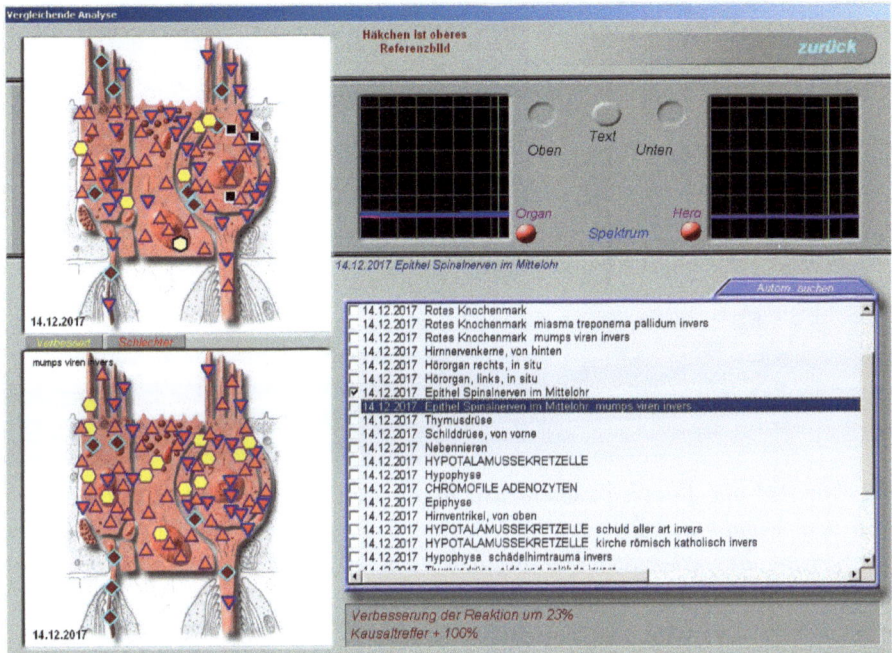

Abb. 7.5: *Auf den Epithelien der Spinalnerven im Mittelohr findet sich eine energetische Belastung durch den Mumps-Erreger, bei Invertierung von „Mumps" kommt es zu einer Verbesserung des energetischen Befundes um 23%.*

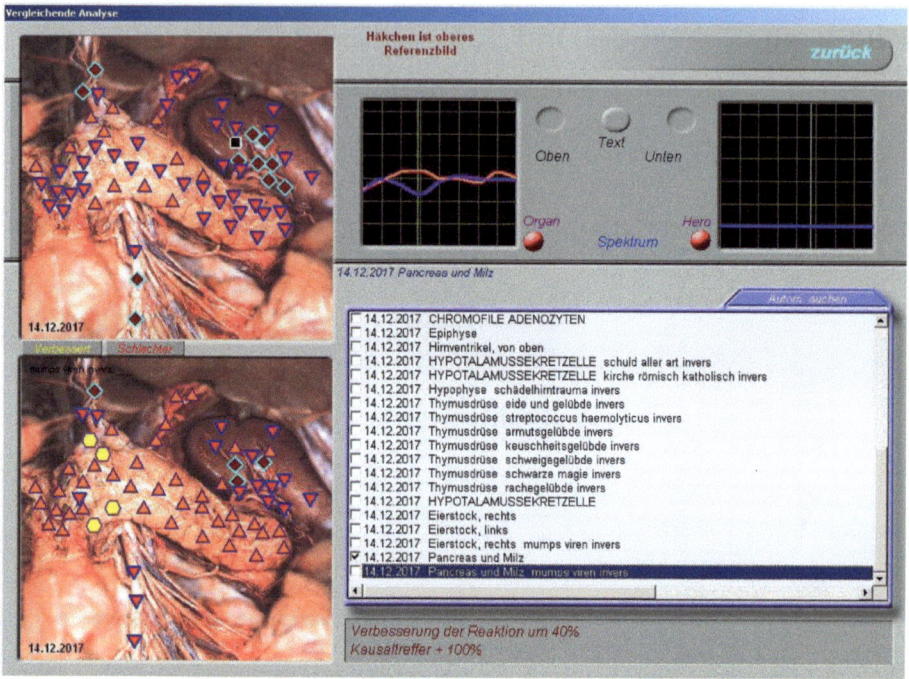

Abb. 7.6: *Auf der Bauchspeicheldrüse findet sich eine energetische Belastung durch den Mumps-Erreger, bei Invertierung von „Mumps" kommt es zu einer Verbesserung des energetischen Befundes um 40%. Es ist bekannt, dass der Mumps-Erreger manchmal auch die Bauchspeicheldrüse befällt, was nicht selten zu einer Entzündung und konsekutiv zu einem Diabetes mellitus Typ 1 führt.*

Ergebnis:

Nach einigen Wochen erfolgt die Rückmeldung durch die Patientin:

Lieber Dr. Künlen! Ich fühle mich gut, glaube mein Schwindel besser, ist ja das Problem Nr. 1, nachdem ich diese Beeinträchtigungen nun genau 4Jahre schleppe und man sich an Gegebenheiten anpasst, d.h. gewöhnt, kann ich vielleicht nicht objektiv sein. Also : Schwindel besser, Hören besser.

Schlusswort

„Alles, was wir sind, ist das Ergebnis dessen, was wir gedacht haben." Dieser Satz von Buddha aus dem Jahr 623 v. Chr. beschreibt prägnant, was die Aurachirurgie zu leisten imstande ist. Willigis Jäger schreibt dazu: *„Das alte Paradigma lautete: Wir sind menschliche Wesen, die eine spirituelle Erfahrung machen. Das neue Paradigma sagt: Wir sind spirituelle Wesen, die eine menschliche Erfahrung machen."*[1]

Sobald der Arzt seine Aufmerksamkeit mit der hierfür notwendigen Intensität und unter Anwendung der hier vorgestellten Methoden auf einen Heilungsprozess lenkt, wird dieser im Patienten energetisch-informatorisch initiiert. Um mit dem Patienten im Sinne der emotional-intuitiven Kommunikation in Resonanz zu gelangen, wendet der Arzt definierte Bewusstseinstechniken aus der asiatischen Kampfkunst des Kyusho Jitsu an. Dabei gibt es zahlreiche energetische Varianten, die der Aurachirurg erlernen und trainieren kann. Ist die Resonanz hergestellt, gilt das Prinzip: „Die Energie folgt der Aufmerksamkeit." Um die nötige Aufmerksamkeit zu erreichen, benutzt der Arzt entsprechende Surrogate wie Anatomieatlas oder Organmodelle und folgt definierten Prinzipien und Leitlinien. Mittels herkömmlichen chirurgischen Instrumentariums führt der Arzt virtuelle Operationen in der Aura des Patienten durch und realisiert damit nicht nur die Umprogrammierung im Bewusstsein des Patienten, sondern eine Änderung in der organischen Materialisierung nach dem Geist-Materie-Konzept.

Aurachirurgie hat nichts mit „magischer Esoterik" zu tun, sondern ist eine auf wissenschaftlichen Erkenntnissen der Quantenphysik basierende Methode, die nachhaltige therapeutische Erfolge zeigt und sich in der Praxis seit Jahren bewährt. Betrachtet man die Möglichkeiten, die sich mit der Aurachirurgie bieten, so blickt man hoffnungs- und erwartungsvoll in die Zukunft. Die Prinzipien der Quantenphysik stehen erst am Anfang ihrer konkreten Umsetzung in der Medizin, und es gilt, was Werner Heisenberg einst gesagt hat: *„Der erste Trunk aus dem Becher der Naturwissenschaft macht atheistisch, aber auf dem Grund des Bechers wartet Gott."* Gerhard Klügl meint dazu: *„Diese Erkenntnis macht mich auch ehrfürchtig in meiner täglichen Arbeit. Wenn ich Gott begegnen will, muss ich ihn nicht in Büchern und den alten Schriften suchen. Er begegnet mir in dem Menschen, der mir gerade in diesem Augenblick der Behandlung gegenüber sitzt."* Dazu schreibt Willigis Jäger: *„Unser Glaubensbekenntnis*

---

[1] Willigis Jäger: Die Welle ist das Meer

wurde im 5. Jahrhundert festgeschrieben. Seither hat sich unsere Welt und unser Weltbild rasant verändert. Die Vorstellung von einem übermächtigen Gott, der belohnt und straft, ist für viele Menschen in der heutigen Zeit nicht mehr nachzuvollziehen. ‚Gott' ist eine Bezeichnung für das Unendliche, rational nicht Begreifliche, er ist kein Wesen und keine Person und keine Substanz. Das Wort Gott ist ein Symbol, nicht ein höchster Seiender. Natürlich brauchen wir Menschen Bilder. Aber Bilder sind Hinweise auf das Eigentliche. Ein Porträt ist das Bild einer Person, doch nicht die Person selber.[2]

Die hier vorgestellte Liste der Therapien umfasst nur einen kleinen Ausschnitt aurachirurgischer Behandlungsmöglichkeiten. Jeder Therapeut ist dazu eingeladen, weitere Indikationsbereiche zu entdecken, entsprechende Therapiekonzepte zu entwickeln und die Erfahrungen dem Autor mitzuteilen. Das Ziel besteht darin, aus den inzwischen erprobten Konzepten der Aurachirurgie eine breite aurachirurgische Bewegung zu machen, zum Wohle der Patienten. Die in diesem Buch gemachten Aussagen erscheinen für viele paradox, wenn nicht gar abstrus oder provokativ, und verweisen auf das Mysterium. Wirklichkeit ist nichts Festes und nichts Abgeschlossenes, sondern ein Prozess, der sich dem wachsenden Bewusstsein immer umfassender erschließt. Max Planck schreibt: *„Eine neue wissenschaftliche Wahrheit pflegt sich nicht in der Weise durchzusetzen, dass ihre Gegner überzeugt werden und sich als belehrt erklären, sondern dadurch, dass die Gegner allmählich aussterben und dass die heranwachsende Generation von vornherein mit der Wahrheit vertraut gemacht ist.*[3]

Die Deutung der aurachirurgischen Konzepte, welche aus der Erfahrung der Wirklichkeit und des klinischen Alltags erwachsen, kann durchaus verschieden sein. Ein schulmedizinisch orientierter Psychiater wird vermutlich ein vernichtendes Urteil über ein aurachirurgisches Setting ausstellen, denn von wahnhaften Denkstörungen im Sinne von Allmachts- und Weltrettungsphantasien (Beispiel: Arzt kann durch Versenden von heilenden Informationen Materialisierungen auslösen und Knorpelgewebe regenerieren, ist geistig mit dem Universum verbunden), zoenästhetischen Halluzinationen (Beispiel: Der Patient spürt ein Kribbeln im Bauch oder hat ein unklares Druckgefühl am Hals), Ich-Störungen mit Fremdbeeinflussungserlebnissen (Beispiel: Die Kopfhaltung des Patienten begradigt sich, sobald der Arzt den Strick aus der Aura des Patienten entfernt) bis zu Affekt- und Antriebsstörungen (Beispiel: Der Patient kommt geradezu euphorisch und mit deutlich beschleunigten Schritten aus der Behandlungs-

---

[2] Quelle: Willigis Jäger, „Die heilende Kraft unseres tiefsten Wesens", http://www.oberberg-stiftung.de/ tl_files/content/buch%20edition%202009/edition%202009-4_Die%20heilende%20Kraft.pdf

[3] Max Planck, Wissenschaftliche Selbstbiographie, Leipzig 1948

sitzung) finden sich zahlreiche psychopathologische Befunde, die die Diagnose einer „Induzierten wahnhaften Störung" F24 oder einer „Vorübergehenden akuten psychotischen Störung" F23 nach ICD 10 (ICD=International Classification of Diseases nach WHO) nahelegen.

Und doch existieren solche Phänomene in der Realität. Aurachirurgie funktioniert, bewährt sich und liefert hohen Nutzen, wie an Tausenden von Patienten gezeigt werden konnte. Die Nachhaltigkeit und das klinische Befinden des Patienten sind dabei die einzig messbare Größe, nach der sich die Aurachirurgie orientiert. Willigis Jäger schreibt in diesem Zusammenhang eindrucksvoll: *„Die Erkenntnisse der Naturwissenschaft und auch die der Psychologie führten zu einer ganz neuen Anthropologie, und die Astrophysik verweist Erde und Mensch an einen absolut unbedeutenden Rand des Kosmos. Wir sind an einer Grenze angelangt, die ein rationales Begreifen des Universums zutiefst erschüttert. Gleichzeitig entdeckt die Transpersonale Psychologie Bewusstseinsräume, aus denen uns Menschen ganz neue Erkenntnisse über uns und die Welt zuwachsen. Wir werden deutlich auf das verwiesen, was wir Transzendenz nennen. Der Kosmos und unsere menschliche Existenz lassen sich aus der Ratio allein nicht erklären. Die Evolution scheint uns in transpersonalen Bewusstseinsräumen neue Möglichkeiten des Verstehens zu erschließen.*[4] *Es sind Räume, die der Mystik seit Jahrtausenden bekannt sind.*"[5]

Die Aurachirurgie liefert hier einen für beide Seiten, Arzt wie Patient, befriedigenden Ansatz, indem sie die metaphysischen Reflexionen in einem persönlichen Ganzheitsdenken integriert und damit die hippokratische Idee des Berufes wieder verwirklicht. Der Schweizer katholische Theologe und Schriftsteller Josef Vital Kopp schreibt bereits 1964: *„Der Schwund an metaphysischem Denken in der Schulmedizin ist auch für den Arzt persönlich ein Verlust. Die Frage nach dem transzendenten Grund alles Seins ist für jeden wirklich reflektierenden Menschen unausweichlich. So muss auch der Arzt selbst nach einer metaphysischen Deutung des Krankheitsgeschehens und damit nach einem tieferen Sinn seines beruflichen Bemühens verlangen. Dass heute viele Vertreter der Heilkunst auch in diesem Sinne Gefahr laufen, nur noch Mediziner und nicht mehr Ärzte zu sein, gehört mit zu den gegenwärtig vielfach geführten Klagen über die Bedrohung der Idee des Arztes. In der Praxis behilft man sich mit dem*

---

[4] Aurachirurgie erfordert Mut, doch der Weg dorthin wird leicht, wenn man dem folgt, was in der Bibel steht: „Geht durch das enge Tor, denn das weite Tor und der breite Weg führen ins Verderben, und viele sind auf diesem Weg. Doch das enge Tor und der schmale Weg führen ins Leben, und nur wenige finden diesen Weg." (Matthaeus 7,13+14)

[5] Willigis Jäger, „Wohin unsere Sehnsucht führt"

Hinweis auf die Religion. Der Schulmediziner entschuldigt sich, es sei Sache der Theologie oder Philosophie, den naturwissenschaftlich nicht klärbaren ‚metaphysischen Rest' zu lösen. Auch der Patient hilft sich über die mangelnde transzendente Durchdringung des Krankheitsgeschehens hinweg, indem er bei irgendwelchen Philosophemen Zuflucht sucht oder, sofern er gläubig ist, von religiösen Praktiken Heilung und, falls sich diese nicht einstellt, für das innerlich nicht bewältige Leiden im Jenseits Vergeltung erwartet. So wird das Fehlen des transzendenten Elements in der ärztlichen Betreuung in vielen Fällen psychologisch kompensiert, doch in Wirklichkeit nicht aus der Welt geschafft."[6]

Und so ermöglicht es die Aurachirurgie dem Arzt, auf der Ebene des Bewusstseins mit der Seele des Patienten aktiv zu kommunizieren. Sie verleiht ihm die exalterierende Kraft, um sowohl in funktionaler als auch in organischer Hinsicht Heilung zu bewirken. Albert Einstein formuliert: *„Das schönste und ergreifendste unserer Gefühle ist die Empfindung des Mystischen. Diese Empfindung ist die treibende Kraft hinter jeder wahren Wissenschaft"*. Aurachirurgie rührt an der Essenz menschlichen Lebens und an menschlichen Sinnfragen. Letztlich gibt es kaum eine Thematik, die die tiefe Sehnsucht der Menschen nach Erkenntnis so tief berührt und erfüllt wie die der Aurachirurgie.

---

[6] Der Arzt im kosmischen Zeitalter, Josef Vital Kopp, Luzern 1964

Über den Autor

Dr. med. Mathias Künlen.

Studium der Humanmedizin an der LMU in München.

Studium der Informatik an der Hochschule München.

Deutsches medizinisches Staatsexamen 1988.

US amerikanisches medizinisches Staatsexamen FMGEMS 1989.

Facharzt für Neurologie seit 1994.

Gründer und Vorstand der Softmark AG Grünwald, Softwareentwicklung im Bereich des Cognitive Computing.

Gründer des IFA Institut für Aurachirurgie AG, Fürstentum Liechtenstein.

Shotokan Karate 2. DAN im DKV Deutscher Karateverband.

Kyusho Jitsu 1. DAN im DKV Deutscher Karateverband.

Für eine Kontaktaufnahme schicken Sie bitte eine E-Mail an

info@aurachirurgie.me.

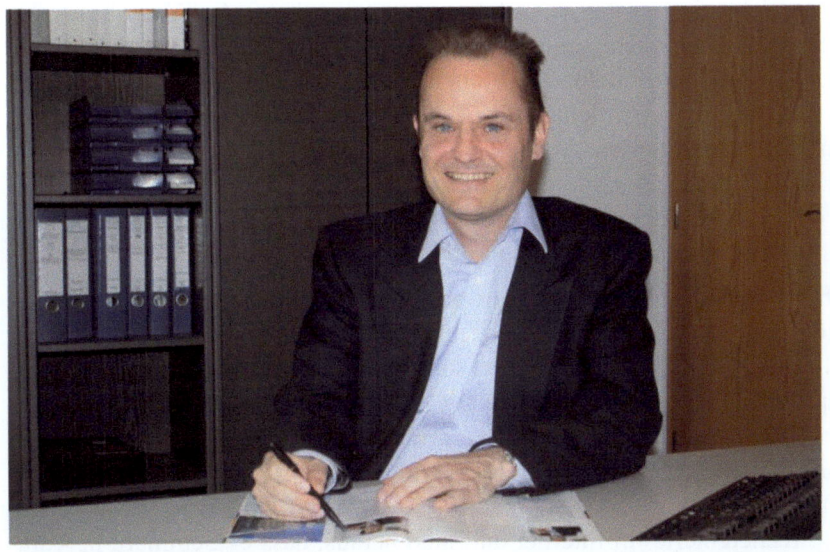

Anmerkung des Autors

Auf die Aurachirurgie kam ich durch einen puren Zufall. Meine Frau litt seit vielen Jahren unter einer Lumbago: Chronische Rückenschmerzen ohne Ausstrahlung der Schmerzen in die Beine. Das Problem war allgegenwärtig und bestimmte ihr Leben. Bereits morgens beim Aufstehen, bei ihrer Arbeit als Journalistin im Sitzen am Schreibtisch, beim Sport. Das von ihr so geliebte Joga konnte sie nur noch eingeschränkt praktizieren. Die Schmerzen waren in allen Lebenslagen vorhanden. Sie ließ sich von Experten untersuchen: Die kernspintomographische Untersuchung beim Radiologen ergab eine Bandscheibenprotrusion auf Höhe L4/L5. Ein beeindruckend klares Bild, leider jedoch ohne therapeutische Konsequenz. Es folgten Termine beim Orthopäden, krankengymnastische Behandlungen, Termine beim Osteopathen. Die Behandlung dauerte Monate und blieb am Ende leider doch ohne Erfolg. Auch der Kauf einer neuen Matratze brachte keine Lösung. Die Schmerzen waren unverändert präsent, und die Stimmungslage meiner Frau wurde zunehmend schlechter.

Bei einem Gespräch mit einer Freundin fiel irgendwann der Begriff der „Aurachirurgie". Es gebe da eine Methode, da bräuchte man gar nicht mehr „richtig" operieren, sondern da würde einer in der Aura am Anatomieatlas operative Eingriffe vornehmen. Was die Freundin eher belustigt meinte, interessierte meine Frau indes sehr. Als neugierige Journalistin setze sie sich an den Computer und recherchierte: Tatsächlich gab es da einen Aurachirurgen namens Gerhard Klügl in der Schweiz, der dieses Verfahren entwickelt hatte. Auf Youtube fanden sich mehrere höchst interessante Filme, die die Methode beschrieben. Kurz entschlossen vereinbarte meine Frau einen Behandlungstermin in der Schweiz, fuhr dorthin und ließ sich behandeln. Und was soll ich sagen: Seither ist die Symptomatik verschwunden. Von einem auf den anderen Tag, nach sage und schreibe einer einzigen Stunde der aurachirurgischen Behandlung. Meine Frau hat seit einigen Jahren keine Rückenschmerzen mehr, sie kann wieder in ihr geliebtes Joga gehen und ihren Alltag erledigen.

Für mich als gelernten Schulmediziner und Neurologen, der stets ein doch eher morphologisch orientiertes und skeptisches Weltbild vor Augen hatte, war der Sachverhalt sehr bemerkenswert. Wie sollte es möglich sein, einen kernspintomographisch objektivierten Befund mit erheblicher klinischer Symptomatik, der über Jahre hinweg Beschwerden verursacht und sich allen therapeutischen Bemühungen widersetzt hatte, durch eine kurze und rational nicht erklärbare Intervention nachhaltig zu heilen? Ich war zugegebenermaßen verdutzt und neugierig, recherchierte im Internet und fand heraus, dass es Seminare in Aurachirurgie gab. Spontan entschloss ich mich, eine entsprechende Ausbildung zu absolvieren. Mehrfach fuhr ich in die Schweiz und ließ mir die Methode zeigen.

Sie war durchaus überzeugend, konsistent und höchst interessant, aber auch reproduzierbar wirkungsvoll, wie ich es an mehreren klinischen Fällen noch während der Ausbildung selbst erleben konnte.

Der Beginn meiner eigenen aurachirurgischen Tätigkeit war zunächst durchwachsen: Manchmal funktionierte die Methode, manchmal nicht, ohne dass ich hierfür schlüssige Erklärungen fand. Ich studierte, las viele Publikationen und Bücher, probierte verschiedene Ansätze praktisch aus, und dokumentierte alles. Je länger und intensiver ich die aurachirurgischen Verfahren anwendete, je mehr ich die Hintergründe erforschte, desto mehr kam ich in die Systematik und fand heraus, womit der Erfolg in der Aurachirurgie letztlich zusammenhing. Ich gewann zunehmende Sicherheit in meiner energetisch-informatorischen Arbeit und die Erfolge konnten sich sehen lassen. Ich operierte schulmedizinisch als nicht therapierbar klassifizierte Akustikusneurinome. Ich stabilisierte erfolgreich Wirbelsäulen bei Patienten, die seit Jahrzehnten unter chronischen Lumbo-ischialgien und degenerativen Veränderungen der Bandscheiben gelitten und keine befriedigende Lösung auf konventioneller Basis gefunden hatten. Ich operierte Gallenblasen nach energetisch-informatorischen Prinzipien, wie ich es bei Gerhard Klügl gelernt hatte. Bemerkenswerterweise behandelte ich in Fachgebieten, mit denen ich in meiner früheren Tätigkeit als Facharzt für Neurologie nie Berührung hatte, was ich aber als Herausforderung und gleichzeitig als große Bereicherung im Rahmen meiner ärztlichen Tätigkeit empfand.

Über die Zeit hinweg erkannte ich, dass vitale Prozesse im menschlichen Organismus binären Prinzipien folgen, wie ich es von der TCM und auch aus der Informatik bereits kannte. Meine Arbeit glich in vielerlei Hinsicht der Programmierung eines Computers. Eine Erkenntnis, die sowohl diagnostisch als auch therapeutisch erfolgreich angewendet werden konnte, und die ich in einem hohen Maße spannend fand. Auch meine Kenntnisse über energetische Steuerungsprinzipien, die ich durch meine jahrelange Übung in Karate und Kyusho Jitsu kennengelernt hatte, konnte ich elegant in das energetisch-informatorische Behandlungskonzept der Aurachirurgie integrieren.

Ich löste karmische Muster auf und war immer wieder beeindruckt, wie sehr bestimmte Themen die Menschen berührten, insbesondere die Auflösung von Schuld, Eiden und Gelübden. Regelmäßig passierte es, dass Patienten im Lauf der Auflösungsprozedur spontan zu weinen begannen, ohne dass man zuvor lange miteinander gesprochen hatte. Sobald die karmischen Muster aufgelöst waren, stabilisierten sich auch die Beschwerden und die Patienten waren von vielfach jahrelangen chronischen Leiden befreit. Und all das noch in der laufenden Behandlungssitzung.

Im Gegensatz zu früher musste ich als Arzt nicht mehr auf eine Besserung der klinischen Symptomatik hoffen, nicht wissend, ob die von mir verordnete Therapie überhaupt einen positiven Effekt haben würde. Stattdessen erkannte ich, dass sich der Erfolg meiner aurachirurgischen Behandlungen unmittelbar einstellte und die Patienten erleichtert, erlöst und überglücklich die Praxis verließen.

Ich bin froh und dankbar, dass ich diesen Weg der Medizin und der geistigen Heilung kennenlernen durfte. Eine Situation, die ich mir vor ein paar Jahren nicht hätte vorstellen können, und die letztlich nur durch den Mut meiner Frau zu einer unkonventionellen Lösung offenbar wurde.

Angebote

IFA Institut für Aurachirurgie AG

Internet: www.aurachirurgie.me

E-mail: info@aurachirurgie.me

Persönliche Termine und Fernanalysen:

Anfragen unter info@aurachirurgie.me

Ausbildungsseminare:

Das IFA Institut für Aurachirurgie veranstaltet Ausbildungsseminare.

Folgende Inhalte werden angeboten:

- Theoretische Grundlagen der Aurachirurgie.
- Energetisch-informatorische Steuerungsprinzipien.
- Bewusstseinstechniken in der Zyklenlehre.
- Aurachirurgische Techniken, Strategien und Prinzipien.
- Karmische Muster und deren Auflösung.
- Fallbeispiele aus den verschiedenen Fachrichtungen unter besonderer Berücksichtigung der energetisch-informatorischen Interpretationen in Abgrenzung zu schulmedizinischen Überlegungen.
- Eigenständige Behandlungen unter Aufsicht der Ausbilder.
- Zertifizierung.

Anfragen unter info@aurachirurgie.me

Index